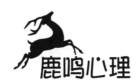

鹿鸣心理

情绪聚焦的
过程体验疗法

LEARNING EMOTION-FOCUSED THERAPY:

THE PROCESS-EXPERIENTIAL APPROACH TO CHANGE

[美] 罗伯特·埃利奥特 Robert Elliot

[加] 珍妮·C.沃森 Jeanne C. Watson

[美] 朗达·N.戈德曼 Rhonda N.Goldman

[加] 莱斯利·S.格林伯格 Leslie S.Greenberg / 著

贾喜锋
万　萍
伍菱佳 / 译

重庆大学出版社

谨以此书献给每天给我们启发和挑战的学生和来访者

前言

　　写作此书的主要目的在于让更多的治疗师更广泛地了解过程体验疗法（PE）。在过去的15年中，我们发现，无论是对刚刚从事治疗行业的新手还是对从事其他疗法的——比如认知行为疗法和心理动力疗法——经验丰富的专业人士，过程体验疗法都是颇为令人兴奋和具有挑战性的一种疗法。

　　自《促进情感变化》（Greenberg, Rice & Elliott, 1993）一书出版以来，我们曾经跟学生和同行做过多次讨论。该书详细阐述了理论知识和治疗任务，尽管我们依然推荐先前出版的那本书，但是我们认为有必要通过本书帮助读者对这一疗法有更多的了解。而且，在先前的那本书中，我们也强调了治疗任务的重要性，以及我们认为在构建治疗师-来访者关系时最具创新的原则和方法。在本书中，我们试图通过提供更多关于治疗关系的篇幅来矫正这二者的失衡之处。

　　此外，过程体验疗法在过去的10年中迅猛发展，其理论也持续发展、演变（Greenberg，2002a；Greenberg & Paivio，1997），被用于新的更多的临床人群（Elliott，Greenberg ，& Lietaer，2003；Greenberg，Watson，& Lietaer，1998）。越来越多的研究过程体验疗法的成果被发表，尤其是对抑郁症和精神创伤的治疗（Elliott et al.，in press）。在最初6个治疗任务的基础上又增加了新的任务（Elliott，Davis，& Slatick，1998；Elliott & Greenberg，2002）。我们对新的任务也有了更多的研究。同时，通过讲授研究生课程、实践和专业培训班，我们四个人一直从事面向心理治疗新手和专业人士的过程体验疗法的课程培训。在身体力行的同时，我们积极反思最好的教学方法，一套最佳的过程体验疗法教学实践和学习模式日渐成型。本书也是对一些尚不成熟的想法的尝试。在本书中，我们尽可能清晰地描述我们认为的过程体验疗法实践中的精髓。

目录

第三部分 过程体验疗法的实践问题

第一章

引 言

过程体验疗法（Greenberg, Rice, & Elliott, 1993）是一种情绪聚焦疗法（Greenberg, 2002a），旨在帮助来访者开发情绪智力（Feldman Barrett & Salovey, 2002；Greenberg, 2002a；Salovey & Mayer, 1990）、解决心理问题、与自己和他人和谐共处。过程体验疗法的基本理念是情绪具有适应性，但由于以往的心理创伤没有处理，或总是有人告诉我们"没事儿！不要放在心上"，情绪反而可能会出现问题。情绪告诉我们在一个情境中什么是重要的，进而像向导一样引导我们追求所需要的东西，并帮助我们理解什么是适当的行动。久而久之，觉察情绪、学着掌控情绪、利用情绪，就会给人一种一致性和完整性。然而，光了解情绪还远远不够，对来访者而言，更重要的是，当处于治疗期时，去体验情绪，发现更多意识觉察的价值，更灵活地掌控情绪。也就是说，过程体验疗法是一种情绪聚焦疗法，可以系统而灵活地帮助来访者觉察并有效利用他们的情绪。

过程体验疗法的精髓和实践

过程体验疗法（Greenberg et al., 1993）是一种有实证支撑的、聚焦情绪的、以人为本的心理治疗方法。它整合了以来访者为中心的治疗、完形疗法和存在主义疗法的治疗理念，并紧跟当代心理学思维的最新趋势，是基于一项长达 25 年的心理治疗研究项目（Elliott & Greenberg, 2002; Elliott & Greenberg, 1984）发展起来的。过程体验疗法为我们审视作为意义、指向和成长源头的情绪提供了独特的视角。它最独特的地方就在于它的新人文主义视角、研究依据、以来访者为中心并重视以过程为导向的人际关系取向，以及治疗师所采用的探索性反应模式和标记导向型任务策略。

新人文主义视角

过程体验疗法是多种人文主义视角的独特结合，它既将人性、机能障碍、个人成长同当代情绪理论结合起来（Frijda, 1986; Greenberg & Johnson, 1988; S.M.Johnson, 1996; Lazarus, 1991），又包含了我们称之为"辩证建构主义"的哲学观点（源自皮亚杰著作中关于人的发展理论；见 Greenberg & Pascual-Leone, 1995, 2001; Greenberg & Van Balen, 1998; Pascual-Leone, 1991）。之所以说它是一种"新人文主义"疗法，是因为过程体验治疗师认为：体验是核心的；人的整体大于部分的总和；人是能够自决的；所有来访者都存在一种成长趋势，治疗师必须真诚地和来访者共处。然而，过程体验疗法以现代术语，主要运用"情绪理论"和"辩证建构主义"重新架构所有概念。总之，过程体验治疗师认为人是由多个部分或多种声音构成的，将该疗法视为一种典型的包含稳定和变化的辩证关系的疗法。这样，在与更具主导性的负面声音——试图维持熟悉但负面的稳定性——相冲突时，过程体验疗法常常支持成长导向的声音（见第二章）。

研究依据

过程体验疗法由对治疗过程和效果的研究发展而来，由当前多位作者积极参与的研究项目陆续推动了该研究的发展（e.g., Elliott, Davis, & Slatick, 1998; Goldman, 1991, Greenberg, 1984a; Watson & Rennie, 1994），其他的学者包括帕维奥（e.g., Paivio & Nieuwenhuis, 2001）、S.M. 约翰逊（e.g., S.M. Johnson & Greenberg, 1985）、克拉克（Clarke, 1996）、托克曼尼安（Toukmanian 1992）、雷尼（Rennie, 1992）、萨克森（Sachse, 1998）等。这些研究帮助我们逐渐完善目前的治疗任务和新任务，将过程体验疗法应用到新的治疗人群，比如童年期被虐待幸存者和边缘型人格障碍患者。过程体验疗法试图"忠实于数据"，这些数据包括来自来访者的直接体验、治疗过程和疗效的研究结果（见第三章）。

以来访者为中心并重视以过程为导向的人际关系取向

过程体验疗法是一种基于具体实践所需的独特的与来访者交流的方式。可以用不同方式来描述这种观点：可以说治疗师将"存在"和"行动"跟来访者整合起来，就像"跟进"和"引导"来访者一样是有区别的。治疗师根据即时即地的发展变化来跟进来访者的内在体验。然而，接下来治疗师要做的并不是去机械地阐释来访者的话语，而是共情来访者的直接内心体验并验证对此体验的理解。治疗师基本上会跟进来访者的体验，因为治疗师承认来访者和自己同样都是人，有着相似的体验方式：都是真实存在的人，体验的来源相同，都有一种试图构建意义的源动力，都要实现目标，都想影响和帮助他人。治疗师重视来访者的主观能动性，试图帮助来访者弄清自己所处的情景，或者解决其难题。

然而，治疗师也是治疗过程中积极的引导者。引导并不是对来访者进行说教、提供建议、控制或者操纵，也不是越俎代庖，亲自解决来访者的问题，甚至直接给予启发。治疗师是深谙主观领域和情绪加工的体验引导者。实际上"过程引导"这个字眼可以更好地描述治疗师的工作：他们与来访者协同努力，正如马赫尔（Mahrer, 1983）指出的那样，治疗师所说的一切同时也是为了达到以下目的：

● 获取即刻的反应意图（比如，交流彼此的理解，鼓励来访者进行种种情绪探索）；

● 完成治疗期内的任务（比如，帮助来访者理解对某个情境迷惑性的过度情绪反应）；

● 实现全面治疗的目标（比如，帮助来访者解决由离婚引发的抑郁症）。

治疗师的反应会源源不断地给来访者提供种种体验的机会；德国的人本主义治疗师瑞纳·萨克森（Rainer Sachse, 1992）认为这为促进意义构建提供了"加工方案"。

跟进和引导听起来有点自相矛盾，但过程体验治疗师认为它是辩证的（创造性张力），是同一疗法中两个极其重要的方面。没有引导的跟进会导致治疗没有进展、效率低下，或循环往复、没有出路。没有跟进的引导也是无效的，达不到预期目标，甚至可能削弱帮助来访者成为具有自主权的、自组织的个体的意图。因此，过程体验治疗师试图将跟进和引导结合起来，以便使二者的区别不是很明显，类似于舞蹈中的领舞和伴舞，二者互相呼应，交替轮流。过程体验疗法中乐观的情形莫过于来访者和治疗师二者之间的配合协作，每个人的情绪既不由另一方引导，也不简单地跟随。相反，理想状态就是一种轻松的共同探索感，治疗师要经常监测治疗同盟的状态和当前的治疗任务，以判断反应性调节和主动刺激的最佳平衡。

但是，一旦出现机能障碍、冲突或者有分歧时，治疗师便要将来访者视为自身体验的专家，顺从来访者自己的体验。而且，治疗师的干预是非强加性的、非试探性的，更像是揣摩猜测，表述不同的观点，各种"实验"或者尝试的机会，而不是什么专家声明或真理的陈述（这种关系原则在本书第七章和第八章均有详述）。

治疗师的探索性反应模式

具体地说，过程体验疗法以明显的治疗师反应模式为标志，完全不同于非体验的反应模式。它的特征显著，只需听几分钟便可大体判断出这种治疗是不是体验式的；它的互动方式是始终如一的。我们将这类反应称为"共情探索"，它有几种呈现方式。通常，这种方式利用探索式反省，如下面的例子所示：

> **来访者**：我过去是什么样子的，我想知道更多，这样才能活得像一个人。
>
> **治疗师**（像来访者一样说）：是不是这种感受，就像是说："现在我活得不像个人。我感觉就像是别的什么东西，而不像是个人。"
>
> **来访者**：你知道，就像一个患有偏执狂的小女孩。

探索性问题也很重要，例如，"你的内心感受怎样""你现在体验到了什么"，甚至是"你身体内部哪里产生了不同寻常的感受"。这种独特的治疗师反应模式是主动的、参与式的，常常也是唤醒式的、激活体验的或富于表情的，但它同时又是尝试性的，甚至有时候故意不明确说出，旨在塑造、提高来访者对当前感受到的体验的自我探索

（第五章涉及一系列的治疗师反应知识，在第七章会论及更多有关共情探索的问题）。

标记导向型任务策略

过程体验疗法的特征是对治疗过程中的标记和任务有清晰的描述，将其中跟进和引导的关系和工作原则结合起来。"标记"是指治疗过程中的行为，标志着来访者准备好了要解决某个问题。一个例子是自我批评的分裂标记，个体的一部分（批评者）批评另一部分（体验者）。任务包含治疗期内的直接目标，诸如解决自我批评分裂的内在冲突。过程体验疗法还包含了治疗师用来帮助来访者解决任务的特殊治疗方法。例如，治疗师可以建议来访者轮流以批评者和体验者的身份发言，在两把椅子之间来回移动（可称之为"双椅对话"法）。治疗师聆听来访者提出任务标记，然后进行干预以匹配出现的任务。在此过程中，治疗师使用跟进和引导性语言。治疗师首先跟进由来访者以标记形式提出的任务，然后引导来访者用创造性的方法解决这些任务（更多关于常见治疗任务见第六章）。

过程体验的治疗原则

另一种描述过程体验疗法基本性质的方法是制定治疗原则，来引导治疗师的关系原则和行动（Greenberg et al., 1993）。过程体验治疗师所做的一切都是源自这些治疗原则，在表1.1中有所总结。此外，关系和疗法的任务要素之间的平衡体现在对这些治疗原则的划分中，可分为两组原则，每组包含三个。正如它们的排序所表明的，关系原则是第一位的，任务原则是第二位的。

表1.1　过程体验疗法的治疗原则

治疗原则的类型	原则	原则界定	活动
关系原则：促进安全、富有成效的治疗关系	共情调节	在场并跟踪来访者即刻和形成中的体验	治疗师的体验：摒弃预设，融入来访者体验并与其产生共情，筛选、捕捉重要的或核心的信息
	治疗关系	以共情、关怀、在场（同盟中的关系层面）的方式同来访者进行交流	通过反省和其他反应方式表达对来访者的共情调节；与来访者验证其准确性 通过接纳（无条件的宽容）、重视（主动关怀）、对来访者的信任来培养和表达关怀 通过真实关系中的情感交流表达在场 在治疗师自我意识的基础上，突出真诚性（一致性、完整性）、透明性（有助于促进自我表露）
	任务协作	促进治疗目标和任务的参与度（同盟中的任务和目标层面）	通过确认、理解、支持来访者的目标来制定目标协议（做什么） 通过体验指导和协商来制定任务协议（如何做） 用合作的、非专家式的语气 通过发展语言、体验指导和对治疗障碍的探索帮助来访者完成具体的任务
任务原则：促进特定治疗任务中的治疗工作	体验加工	帮助来访者在不同时段以不同的方式进行加工	鼓励特定的来访者对目前的任务，比如体验搜索、主动表达等进行适当的微加工
	任务完成和聚焦	促进来访者完成关键的治疗任务	任务导向：倾听以获取任务，帮助来访者确定核心任务 模式呈现：了解每一项任务中的步骤和死胡同 适当的坚持：偏离任务后要帮助来访者回到既定任务上来 灵活性：可与来访者协商是继续当前任务还是转移到更重要的任务

续表

治疗原则 的类型	原则	原则界定	活动
	自我 发展	培养来访者 的责任意识 和自主意识	共情选择：倾听并选取成长型来访者 的体验（新鲜感、可能性、精神力 量、进展、想改变的欲望、自我肯 定、自我呵护、个人力量的觉察） 提供选择：允许来访者选择要解决的 问题及方式 来访者的自主意识：鼓励来访者将自 己视为研究自身的专家

关系原则

按最通俗的说法，过程体验疗法建立在真正重视共情的关系原则之上。关系原则是基于治疗师完全在场的、高度尊重来访者的、对来访者的体验能做出敏锐反应的原则，它包含促进共同参与的安全、任务聚焦型的治疗关系，这种关系是足够安全和聚焦个人的，鼓励来访者表达和探索自己的个人问题和情感痛苦。

共情调节：在场并跟踪来访者即刻和形成中的体验

共情能再次受到持各种理论取向的心理治疗师的广泛关注令人称奇（Bohart & Greenberg, 1997b）。与以人为本和注重个人体验的人本主义价值观一脉相承的是，共情调节是过程体验疗法的基石。在治疗师看来，共情调节产生于治疗师的在场和对来访者经历的好奇心。它要求治疗师做出一系列的内在反应（见 Greenberg & Elliott, 1997；Greenberg & Geller, 2002；Vanaerschot, 1990），包括摒弃以前形成的对来访者的成见，积极地参与来访者的精神世界，与来访者的经历产生共情，筛选、捕捉在某些时刻对来访者而言至关重要，让来访者急剧痛苦的情感和意义。

　　随着来访者内心体验的发展，治疗师应在场且和来访者的内心体验保持交流。对于来访者所传达的信息，治疗师不必评估其真实性、恰当性和心理病理，而且不要试图阐释这些模式、基本驱力或防御机制，也不要挑战其非理性信念。同时，共情调节是个涉及在数个不同的"轨迹"中做出选择的复杂过程，像内容（来访者表达的主要意思）、情绪（痛苦的情绪）、过程（来访者的直接体验）、人（成为来访者会是什么样的）和内隐的含义（什么是显性的，什么是隐性的；见第七章）。

　　治疗关系：以共情、关怀、在场的方式同来访者进行交流

　　自罗杰斯（Rogers，1957）和其他心理学家以来，治疗关系被看作过程体验疗法中一个关键的治疗因素。正因为如此，治疗师才跟来访者培养强有力的治疗关系，体现在三个相互交错的关系因素中：理解和共情，接纳和重视，在场和真诚。

　　首先，治疗师试图进行共情调节，双方都可验证共情调节的准确性，给来访者一种有人在乎的体验。共情可以用多种方式表达，比如反省、探索反应，也可以用其他更体贴、更善解人意的方式传达其他反应，比如自我表露、恰如其分的语气语调和面部表情。

　　其次，治疗师设法培养、保持并表达对来访者的接纳、重视和信任。接纳是一致性、真诚性、非指责性态度的基准线，也是对来访者方方面面的包容。罗杰斯（1957）和其他的人本主义疗法的治疗师（e.g.，Barrett-Lenard，1962）将这种态度称为"非占有性"或"无条件性"。重视则超越了接受，延伸为直接的、主动的关怀意识，对来访者的肯定、欣赏，特别是在他们非常脆弱时，将他们看作我们的同胞（Greenberg et al.，1993）。接受和重视也可融为一体产生对来访者的信

任感，相信他们有自我理解和做出主动改变的应变能力（Harman，1990；Peschken & Johnson，1997），比如自我的完整性、个人自由和成长趋势。

最后，对来访者传达治疗师的真正在场（Geller，2001；Greenberg & Geller，2002）非常重要，来访者知道有人和他进行情感交流，愿意真诚交流（即情感上的契合性/一致性、整体性），同来访者的关系保持恰如其分的透明度和公开性（Jourard，1971；Lietaer，1993；Rogers，1961）。与此理念一致的是，治疗师将治疗关系视为人与人之间真正的交往，每一方都是体验和行动的源头，其中每一方的个体都会获益。这样，治疗师就避免了角色扮演，也不必以专家的身份自居。作为真诚有时又是透明的治疗师的在场会鼓励来访者变得开放、乐于冒险，有助于打破来访者的孤立境遇（May & Yalom，1989）。交流、真诚、透明度有利于治疗师的共情调节和重视态度，也让来访者对治疗师的这些品质深信不疑（我们所指的是基于治疗师准确的自我觉察，有助益的透明度，而不是治疗师一时冲动的自我表露，或者治疗师别有用心的表露）。

任务协作：促进治疗目标和任务的参与度

有效的治疗关系也需要来访者和治疗师双方同时参与全面的治疗目标、治疗期内的任务、治疗中需要完成的具体治疗活动（Bordin，1979）。这一治疗原则部分源自促进自由、自决、多元主义和平等主义等人文主义价值观。它表明治疗师应当作为合作者而不是专家，让来访者在治疗中成为一名积极的参与者。

这样，在开始几期的过程体验疗法中，治疗师要了解来访者对目前出现的困难的看法，阐明来访者主要的治疗目标。总体而言，当来访者提出目标和任务时，治疗师会接受并积极地协同来访者一起描述这些任务中的情绪转变过程（Greenberg, 2002a; Greenberg & Paivio, 1997）。有关过程体验疗法的研究发现，通过五期治疗，有了明确、共同的治疗焦点后便可预测后期的治疗效果（Watson & Greenberg, 1996b）。

此外，从第一期治疗开始，治疗师就要帮助来访者参与到与他们的困难、目标和任务相关的一般性情绪探索和体验活动中来。培养这种探索习惯需要治疗师非专家的合作式的语气，提供多种治疗任务供来访者选择。而且，治疗师要给来访者提供关于情绪和治疗过程的信息，以便使其了解情绪体验的重要性，对于某种治疗活动比如"双椅技术"，还需要讲解一些基本理论知识。

任务原则

这三种关系原则提供了一种过程体验疗法中最佳的治疗师-来访者关系模式。与之相匹配的三种原则引导完成来访者提出的治疗任务，引导对建立在假设之上的原则的理解。也就是说，假设人都是积极主动的、有目的、有意图的有机体，并有着探索和掌握外部环境的内在需求。通过解决个人目标和治疗期内任务，这些原则表现在治疗师试图帮助来访者解决内在的、与情绪相关的问题中。

体验加工：帮助来访者在不同时段以不同的方式进行加工

对过程体验疗法的一个深刻认识就是来访者有不同的创造性工作方式，制定不同的治疗任务能有效帮助他们取得进展。这一观点跟多元主义的人本主义价值观是相吻合的：治疗中有不止一种创造性的工作方式。这一治疗原则来源于过程体验的情绪理论，有别于情绪过程的不同方面、情绪反应的不同种类和不同的情绪调节策略。因此，治疗师必须注意来访者的即时心理状态，帮助他们在不同的时间以不同的方式工作。在本书中，我们将这些不同的工作方式称为体验微加工

（Leijssen，1990），同时也被称为"参与模式"（Greenberg et al，1993）。

体验微加工是针对个体内在体验的卓有成效的、即时即地的处理方式。例子如下：

● 注意觉察到的内容（倾听）；

● 主动搜索自己的内心体验，加以识别，对模糊的、刚出现的体验诉诸文字表达（体验搜索）；

● 积极表达自己的内心体验（主动表达）；

● 允许别人了解自己的内心体验（人际交往）；

● 反思体验，理解并创建新的意义（自我反省）；

● 展望自己的行动、思维或感受在将来有何不同（行动规划）。

这些微加工在第三章有充分的描述。每一个微加工，特别是在治疗期间，都是最具成效的。随后，治疗师不断地使用微标记（即用以标志微加工的标记）做出瞬间的加工诊断，在治疗中的特定时刻，这可能是确认微加工的极有用的方法。

任务完成和聚焦：促进来访者完成关键的治疗任务

与人们想象的相反，过程体验疗法最重要的任务不是在一开始尝试时就完成的。来访者对关键性治疗任务的体验像一些未数完的数字，不断极力想数完，但记忆却在逐渐消退，这种现象被称为"蔡戈尼克效应"（Zeigarnik effect，1927）。这种治疗原则跟基于完整性的人本主义价值观和情绪理论是相契合的，这表明情绪为个体提供了自适应方向。

因而，治疗师有必要帮助来访者确认治疗焦点，通过数期治疗时间来帮助他们解决这些问题。为此，在开始治疗时，治疗师同来访者一起制订明确的目标，然后跟踪来访者的每一期任务进展情况。考虑到反省的选择性，治疗师强调与治疗焦点相关的体验；另外，治疗师要温和地坚持，不断地给来访者提供体验重要治疗任务的机会，当来访出现分心、偏离或者遇到障碍时，将他们重新引导到目前的治疗任务上来。这样做，一方面，让治疗师对特定任务的正常解决顺序有所了解；另一方面，可以给来访者提供向下一阶段推进的机会（比如，在"双椅对话"中，给批评者以缓和的机会）。始终记住治疗师不能强迫来访者推进到下一阶段的治疗任务。当来访者对此做好了情绪准备时才可继续，但治疗师可以给来访者提供推进的机会。

然而，刻板地坚持某个目前进行的任务也会导致达不到预期目的。有时，治疗师的灵活变通很重要，如果来访者转移到刚刚出现的对来访者而言更为重要的任务时，治疗师应当顺从来访者的意向。总之，在任务焦点和治疗关系这二者之间保持一种平衡同样重要。有时候，当来访者还没有做好准备时，来访者可能会把治疗师帮助他们完成任务的努力体验为一种胁迫性的压力。想要预见到这一可能性，治疗师就要认真倾听来访者的看法，让来访者自主选择是返回还是推进到下一阶段。通常，需要数期的治疗时间，来访者才能完成一个核心任务或目标，比方说，培养对由精神创伤引发的恐惧、对不称职父母的愤怒和怨恨等情绪的控制意识。因此，治疗师可能会花好几个星期的时间帮助来访者重新回到任务中来。但是，如果有更迫切的事情，任务会暂时搁置，或者如果来访者对表达强烈情感感到尴尬，任务的进展也会受到干扰。

自我发展：培养来访者的责任和自主意识

最终，过程体验疗法是有存在主义根基的一种人本主义疗法，它高度重视人在其一生中的自由和成长。因而，不管在治疗之中还是之外，过程体验治疗师强调来访者选择行动的自由。而且，无可厚非的是，情绪体验的产生要归功于来访者，包括抑郁和焦虑（Greenberg & Paivio, 1997）。因此治疗师支持来访者的自决、和他人成熟的独立-互持关系、掌控和自我发展的潜能和动机，包括个人力量的培养（Timulak & Elliott, in press）。

治疗师要想促进来访者的成长，必须认真倾听来访者的声音，帮助来访者探索体验各种成长的可能性。例如，治疗师可以倾听和反省隐含在某个来访者压抑情绪中明显的愤怒。

当治疗师给来访者提供治疗任务、目标和活动等选择时，可以用不同的方式让选择变得简单化。这样，在治疗师面对犹豫不决的来访者时，可以让他选择放弃探索痛苦的体验，或者治疗师可告诉来访者选择继续自我批评或对内心的批判者提出挑战。此外，过程体验治疗师采取的立场是，对于来访者体验的内容，他们不是专家，因而对于来访者的问题，他们没有资格去阐释、评判或给予专家式的建议；相反地，治疗师认为来访者是他们自身问题的专家，也是自己要成为什么样的人的最终决策者。

本书概述

本书有三部分。第一部分的重点是向读者介绍过程体验疗法及其核心、理论依据、实证基础。这一部分的章节阐述了了解具体过程和任务的背景。第二章涵盖了过程体验疗法的理论基础，详述了这一章之前所勾画的轮廓。第三章通过概括目前的结果数据，指出下一步的总体研究方向。在第四章，我们描述了过程体验治疗师所要倾听的内容，介绍什么是来访者标记。接着，第五章综述了治疗师反应的主要类型，包括独特的概述形式和过程体验治疗师的反应次序。第一部分以概述第六章过程体验手段中的主要治疗任务而结束。

第二部分更加学术化、更加细化，讲述构成过程体验疗法的过程和任务。我们描述了用于同来访者即时即地互动的过程和任务，强调关系处理和任务设置。第七章重点提出过程体验疗法的核心：共情和治疗任务。第八章涉及治疗关系的发展和修复。从此转入其他的过程体验任务，根据来访者的体验过程可以归为四大类：进入并允许来访者体验（见第九章），对有问题的体验进行再加工（见第十章），解决内心冲突（见第十一章），致力于未完成心结（见第十二章）。

在第三部分，我们讨论了适合应用过程体验疗法处理的一些实际问题。第十三章涉及各种实际问题、困境和危机。在第十四章中，我们提出将过程体验疗法应用于三种精神障碍（即抑郁症、创伤后应激障碍、边缘型人格障碍）时常见的临床问题。本书的结尾，根据焦点小组的反馈给培训师提出了一些建议。

过程体验疗法入门的初步性建议

尽管最后一章全面讲述了学习过程体验疗法的过程，但在这一引介章节中我们还是要提出一些建议，便于读者对学习过程心中有数。阅读本书仅仅是个起点，读者对自己要有足够的耐心。与掌握任何复杂的技巧一样，掌握它需要花数年的时间了解各种体验过程。只有把过程体验疗法的知识学习同接触多种实例、展示短片、督导下的实践、个人成长、来访者角色的体验和有关培训活动的反省结合起来，过程体验疗法的培训才最有效。

读者不可操之过急，不能指望一次性掌握所有知识。开始时不妨从一些简单的、整体性的对任务和治疗原则的理解入手，然后再循序渐进，过渡到更复杂的、更细化的理解上来，这样，读者就不会感到很吃力。对于也在接受其他疗法（包括精神动力和认知行为疗法）的培训的读者来说，如果他们从基础开始，将他们从治疗师那里学来的知识运用到过程体验疗法实践中，学习就会变得一帆风顺。反过来，在这里学习到的过程体验疗法技巧也会促进他们在工作中运用其他的治疗手段——例如，帮助他们把情绪融入认知疗法或精神动力疗法中。

重要的是治疗师不要强迫他们进入一种并不适合他们的治疗模式中。我们非常清楚地意识到过程体验疗法仅适用于一些治疗师，而不是所有的治疗师，就像过程体验疗法并非对所有来访者都有吸引力一样。不应当将过程体验疗法强加于那些价值观和偏好与注重过程体验相冲突的来访者，同样，也不应该让那些技巧、偏好或世界观与过程体验疗法南辕北辙的治疗师应用过程体验疗法。尽管我们有自己的价值观和偏好，但我们坚信理论和临床上的多元化，允许"百花齐放，百家争鸣"。

最终，如果治疗师学会如何倾听来访者告诉他们的事情，那么来访者会是这一疗法或者任何疗法最好的老师。这就是为什么说共情调节是过程体验疗法的首要原则。如果治疗师一开始就进入来访者当下的体验过程，他们就能够目睹和聆听来访者的所做、所说，并从中学习到新的东西。我们四个，每一位都有着15~30年的从业经历，我们也在不断地从每一位来访者身上学习。这也算是这一冒险的全部意义所在吧！

第一部分

过程体验疗法的基本原理

第二章

过程体验理论

在本章中，我们总结了过程体验疗法关于功能、功能障碍和改变的观点——正常的情绪功能可能出现的问题，以及人们如何培养更有效的情绪功能。总而言之，正如第一章所指出的那样，情绪的常规功能有这样的特征：它是一种必要的、调适性的手段，不但能满足人的生存需求，而且能提供一种高效、令人心满意足的生活。进入、利用和调节情绪的能力通常被称为情绪智力（Feldman Barrett & Salovey，2002；Greenberg，2002a；Salovey & Mayer，1990）。情绪是人们多姿多彩的生活中的一部分，人具有多元性的一面，往往也具有矛盾性的一面。因此，这种既具多元性又具矛盾性的情绪是人自身和情境相互作用的产物。人的自我意识及其世界观来自这些丰富的互动，我们在此将它描述为"辩证的建构"，也就是说，包含了自我和世界发生改变的动态过程。

在某种程度上，由于这种复杂性，人类情绪系统在很多方面会出现问题或功能失调。由于不能或不愿意走近自己的情绪世界或者体验情绪的方方面面，人们无法得到有价值的、适应性的信息，这是一个普遍性的难题。另外一个普遍性难题是，最具适应性的情绪反应也可能隐藏在其他情绪反应的背后，比如愤怒中隐藏了恐惧。此外，情绪调节方面有问题的人会被强烈的、痛苦的情绪击垮，要不然就变得麻木，对自己的情绪敬而远之。

过程体验理论主要描述人是如何发生改变的，以及人们如何介入、利用种种情绪来引导他们在某一情境中做出适当的行为，并且学习如何调节自己的情绪。人际关系，包括治疗关系通过治疗师为来访者提供安全、有支持的环境促进其情绪学习，并在这种环境中让来访者积极地体验矛盾情绪，最终帮助他们获得全新的体验和更大程度上的自我接纳。

本章中，我们致力于帮助读者学习在治疗中如何运用过程体验理论。过程体验理论能够帮助治疗师思考自己对来访者都进行了什么治疗。治疗师也需要在合适或有用的时候，向来访者解释该理论，比如，当向来访者解释他为什么会经历痛苦情绪，而来访者对这个解释又持怀疑态度时。同时，我们也提醒过多关注理论可能会分散来访者当前的注意力，无法集中于来访者的直接体验。理论并不能取代来访者通过共情调适对体验的跟踪。因此，在开始治疗前应认真考虑采用过程体验疗法的必要性。

为了帮助读者对过程体验疗法理论活学活用，我们建议开动脑筋，另辟蹊径，例如仔细研究理论，将其转化成自己的表达方式，以便真正理解，彻底"消化"。有关学习复杂技巧的研究（Binder，1999；Caspar，1997）表明有必要利用这些策略把"惰性的理论"转化为可供利用的主动知识，并在一开始的时候就对这门复杂的知识体系背后的总体思路和基本设想有一个了解。因此，我们发起了一个关于过程体验疗法理论研究的方向和视角的讨论，我们称之为新人文主义。

过程体验疗法的总源头：新人文主义

我们首先讲述过程体验理论的人文主义的源头。该疗法继承了悠久的自由思想传统，遵循早期人文主义者寻求将自己与宗教、文化和学术教条分离开来的做法（Coates, White, & Schapiro, 1966）。一般而言，各个时代的人文主义者都将自己视为反对学术、政治和宗教领域中的狭隘、非人性倾向的人士。现代人文主义心理学家追根溯源，从 19 世纪浪漫主义和存在主义者那里找到了思想来源，诸如威廉·布莱克、让-雅克·卢梭和索伦·克尔凯郭尔（A. Howard, 2000）。这些思想家反对以理性主义、社会习俗和工业化来主导人类体验，相反，他们将情绪、信念和个人选择视为体验和行动的源头。

这些共同的理念导致现代的"临床人文主义者"反对将来访者的心理治疗标准化和限制性的做法（Bohart, O'Hara, & Leitner, 1998），同时也反对将所有的精神痛苦简单化——例如，将精神痛苦简单地归结为大脑中的化学物质失调引发的，并采用精神药物疗法——的倾向。

正如其他以人文主义为导向的疗法一样，过程体验手段恪守一套主要的人文主义原则，在这里有 6 个（见 Greenberg & Rice, 1997；Tageson, 1982）：体验，能动性和自决，整体性，多元性和平等性，在场和真诚，成长。

1. 体验。直接体验是人类思想、情感和行动的基础，因此它是人文主义心理学家和治疗师所关注的核心。尽管本书中我们用了两个术语：体验分别用"experience"和"experiencing"来表达，但后者比前者更可取，能更好地体现出它主动的、不断变化的、"变幻莫测"的本质（Gendlin, 1962）。体验包括了感知、记忆、情感、感受信息、行动倾向和语言-概念思想。对人文主义者而言，体验不仅仅是达到目的的途径，其本身就是值得体会和重视的目的。

2. 能动性和自决。人基本上可以自由选择做什么以及如何构建自己的世界。基因、生物化学和环境因素会制约人的自由，但不能扼杀人的自由。尽管临床上有精神痛苦的来访者可能不认为自己有能力做出有意义的选择，但是人文主义治疗师却认为他们能够自决和自我指导。按照人文主义的观点，自由既是对人生存状况的描述（Yalom，1980），又是值得鼓励的价值观。因此，人文主义治疗师把来访者看作自我改变过程中的积极参与者和代理人（Bohart & Tallman，1999），当有需要的时候给他们自己选择的机会，避免了治疗师使用命令、武断的方式。有关治疗期的来访者体验的研究（Rennie，1992；Watson & Rennie，1994）表明，来访者的能动性是来访者体验的关键。

3. 整体性。同时，人大于其部分相加的总和，不能只注重某一个方面，比如认知或情绪。而且，人的不同部分都是相互关联的（"整体论"）不能孤立地理解（"原子论"）。包括认知和情绪等多种不同形式的体验之间的区别是人为的、非自然形成的，仅仅为方便使用而已。应该将人类看作一个完整的个体，而不是部分、所有行为或各种症状相加的总和。理想的机能状态包含对每个感知觉和情绪方面的整合和觉察，即使他们互相对立或引发痛苦。应当完整或终止不完整或片面的体验，以使他们对自己有一个整体的意识。

4. 多元性和平等性。人文主义视野中一个重要的组成部分就是文化、个体和方法论上的多元性。人们以多元、有效的手段来审视世界、生活，克服困难，发现真理；所有手段都既有优势也有局限性。人、家庭和社区都是由平等而又有价值的部分或方面组成的。应当认可、包容甚至重视人与人之间和人内在的差异性。应倾听被自我和社会边缘化的人群的声音，并赋予其话语权，尤其是当他们表现出适应不良或有害情绪的时候。

5. 在场和真诚。只有通过人和人之间的真诚交流，人才能发挥最佳机能，对治疗才最有帮助。在这一人际关系中，双方都能感受到彼此精神上的关注和投入，彼此都认为对方是正常的人——也就是说，作为体验和行动的来源。疗法中人的成长和发展（包括疗法的改变）的基本原理体现在以共情、重视和真实性为特征的治疗关系中。

6. 成长。心理成长和自我发展并未因成年而结束；在最佳发展状态下，人一生的体验会随着年龄的增长而变得更加丰富又不同。成长趋势建立在生理适应内在心理过程的基础上，它可以评估什么对人的幸福和健康才是最重要的。身处激励性环境中的人会挑战自我，保持一致性，进而变得更加复杂，这使得他们在追求重要的生活目标时做出更灵活的反应。在来访者和治疗师的生活中，在新方法中得到的惊喜和遇到的挑战应予以重视和鼓励。同时，人们需要直面情绪痛苦，以确认它们提供的适应性信息，尤其是隐含的、成长导向方面的信息。

新人文主义观点的应用

学习过程体验疗法不光是学习理论和技巧。因为这种治疗是基于一套关于人性和人际关系的价值观，所以一个人除非或至少在某种程度上能和这些价值观产生共情，否则不可能成为一名成功的治疗师。像其他人本主义疗法一样，过程体验疗法是部分地建立在对现代社会诸多方面的批判基础之上的，即现代社会对真正意义上的人的摧毁性和限制性。下面是人文主义观点主要批判的内容：

● 理性的语言思维：注重理性而不是情绪，让人们无法获取重要的信息，也限制了人们的可塑性和发展。

- 中央集权制和生物决定论：政治压迫和一些更为隐晦的做法，诸如中央集权统治和监控都会剥夺人的自由和自决，使人处于消极被动的状态，限制了人们在生活中的积极主动性。认为所有的精神问题本质上是生理问题，这同样会影响人们，使其变得消极，忽略了他们的情感和生活情境。

- 孤立、简单和片面地理解人的诸多方面：孤立地看重体验的某一方面（例如，生理特性，对症状的狭隘界定，自我贬低/负向自我谈话），无视自我的复杂性和关联性本质。

- 千篇一律的大众文化和"感受良好"的人生哲学：受大众媒体和自媒体的推波助澜，这些现象无法让人们享受多样性带来的好处，无法体验人与人之间的和人自身的创造性冲突。

- 肤浅的、利用式的关系：把别人当作达到目的的手段（例如，获取经济价值），大大削弱了人和人之间真正的相互依赖的关系。

- 稳定性和可预测性之于不断地刺激：无论是严格依次进行还是不讲究次序，都会干扰成长和熟练驾驭这一技术，这是一个渐进的过程，需要变通和长时间的努力（参见Wal drop，1992）。

以上所列表明过程体验疗法所要解决的部分问题是由成长和生活在现代文明社会引起的，特别是对情绪的漠视引起的问题，以及对心理不适的焦躁引起的问题。

因此，治疗师就应该聆听来访者对人性和治疗过程的信念和价值观。这些可能出现在治疗中的任何节点，但在前几期的治疗中最常见。询问来访者有关前面的治疗体验也很重要，而且，尤其注意听取对治疗的看法，哪些有用，哪些无用。研究来访者的价值观和治疗预期很重要，在恰当的时候，和来访者讨论相关的基本原理也是有效且重要的（见第十三章对体验教导的描述）。

对新人文主义的重新阐释

这些新人文主义价值观高屋建瓴，为过程体验疗法提供了一个高层次的视角或基础，而不是给出明确的指导方针或解释性框架。它们是学习过程体验疗法的起点，也为过程体验疗法的理论结构、模式和干预提供了总体框架或背景。然而，它们本身并不足以帮助人们彻底了解人的机能、机能障碍和改变，而且，它们常常被指责为太模糊，无法得到验证。

出于这些原因，新人文主义的原则需借助情绪理论和辩证建构主义（新皮亚杰认知发展理论），用现代术语对其进行详细叙述和重新阐述。总而言之，这一重新阐释代表了一种转变：从注重主观性、纯粹的现象学立场转向注重构建自我和体验的更为复杂的诠释学（"阐释学"）立场。我们之所以称这一重新阐释为新人文主义，是因为我们尝试振兴、重新恢复20世纪70年代和80年代在北美洲，特别在学院派心理学家当中已经基本失宠的理论传统。这一重新阐释是本章其余部分的主题。

情绪理论

我们现在转向现代情绪理论——心理学领域最近的两个发展成果之一，过程体验疗法吸收了该理论，以详述、重新阐释它的新人文主义观点。情绪理论家(e.g., Frijda, 1986; Greenberg, 2002a; Greenberg & Paivio, 1997; Greenberg & Safran, 1987, 1989; Lazarus, 1991; Tomkins, 1963)认为情绪本质上有自适应性，能帮助机体迅速、自动地加工复杂的情境信息，以做出适当行为，满足重要的个人需求（例如，自我保护、支持）。情绪识别什么对健康和幸福是重要的，并使个体做好准备采取适应性行动。情绪也协调体验，为之提供方向，且让体验有统一的整体感。也就是说，情绪告知人们什么是重要的，进而告诉他们需要做什么及他们是谁。

在治疗中，这意味着治疗师可以把来访者的情绪当作治疗指南，引导治疗师和来访者了解什么是重要的，来访者需要怎么做。治疗师的一个关键原则是情绪提供了通往愿望或需求的路径。反过来，它也是行动之源。换言之，每一种情感都有某种需求，每一种需求都会有一个行动方向。即使有时基于情绪的评估并不能完全呈现一个人的现状，情况也是如此。此外，情感不是结论，而是提供有关整个人目前状态信息的体验。因此，比如说，当面对抑郁、无助的来访者时，过程体验治疗师既不与来访者争辩他们的无助，但也不会让来访者认为自己无药可救。相反，治疗师要肯定来访者的无助感，与他们探索这种无助感，然后询问："你需要什么？"

因而，过程体验疗法是情绪聚焦疗法的一种，情绪是关注的焦点。实际上，用情绪聚焦疗法这一术语（Greenberg，2002a；Greenberg & Johnson，1988；Greenberg & Paivio，1997；S.M. Johnson，1996）作为本书的标题，具有更普遍的概括性——概括了聚焦情绪的各种方法。过程体验疗法是情绪聚焦疗法中主要的人本主义治疗方式。不同之处在于过程体验疗法强调新人文主义原则，比如人际关系的在场和成长，而其他认知的或动态的情绪聚焦路径则不是这样。

除了让情绪成为治疗的焦点，过程体验理论还描述了情绪如何通过"情绪过程"来组织体验、情绪加工如何在个体身上起作用。接下来我们描述三个重要的观点：情绪过程、情绪反应形式和情绪调节。这些观点对研究过程体验理论中的机能、机能障碍和变化是必不可少的。

情绪过程

情绪过程无疑提供了内在更高级的体验组织。它是正常人体机能的基础，也是在治疗中可以解决的人体机能障碍的来源。

正常人体机能中的情绪过程

何为情绪过程？为什么不像别人一样称之为"图式"？它在疗法中到底有多重要？

第一，我们用"过程"而不是"图式"，因为"图式"暗示静态的、基于语言的心理表征，而"过程"则指行动计划（就像"谋划、策划"）。情绪过程是一个过程而非一种事物。情绪过程加工包括语言成分，但大多数或完全由前语言期要素（包括体感接触、视觉意象，甚至气味）构成；这一过程是主动的，最终导向行动。了解这一点有助于治疗师确定所有情绪过程中内含的行动趋向。

第二，情绪过程无法被直接觉察到，但通过由它引起的体验可间接获得。为了便于识别，情绪过程必须先激活某种确定的体验（比如，某种记忆），然后在对此进行反省之前必须对这些体验加以探索和表达（Greenberg & Safran, 1987）。这种激活、探索、表达和反省的自然顺序是过程体验疗法的核心（Greenberg, 2002a）。

第三，应当以辩证建构的方式来理解情绪过程。情绪过程包含了复杂的自我组织过程（Prigogine & Stengers, 1984）且导致基于情绪的自我组织。此外，自我组织源于不同情绪过程的动态合成，它不是静态实体也不是永恒状态。相反，它在时时刻刻不断地建构、再建构（Greenberg & Pascua-Leone, 1995, 1997, 2001；Whelton & Greenberg, 2001b）。自我组织看似是稳定的自我结构，实则不是，因为人们在与所处的情境互动时，经常以相同的基本要素来重新创建它。在一段时间里，这种不断的再创建使得自我组织在人和人之间和同一个人身上显得尤为独特，更加多变。相应地，这种复杂性，通过治疗师的共情和来访者的情绪激活、自我探索和表达，需要做出个性化和灵活的评估。

第四，每个人都有很多可能被单独或同时激活的情绪过程。基于情绪过程的自我组织就像是个体的"声音"（Elliott & Greenberg，1997；Stiles，1999），有时候独自言语，但经常与其他声音一起言语，要么一致，要么矛盾。治疗师承认并尊重自我组织言语的多样性是很关键的，因为它们是自我成长和创造性适应的来源。

第五，简单地讲，情绪过程加工和由此产生的自我组织可以被视为一个有机的整体，一个要素的激活可以传导到其他要素。在临床上，区分五种要素很有用（改编自 Leijssen，1996；也参见 Cornell，1994）：感知-情境要素，身体-表达要素，符号-概念要素，动机-行为要素和核心情绪过程加工。图2.1简要描述了过程体验疗法的核心情绪过程，是对一位由犯罪引发的创伤后应激障碍的年轻女性的治疗（Elliott，Slatick，& Urman，2001）。尽管这个例子取自治疗实践，但它代表了一般人类机能中情绪方案的本质，其中体现了所有的情绪过程要素。每一个情绪过程要素，按照它们在情绪加工中被激活的顺序，可界定如下：

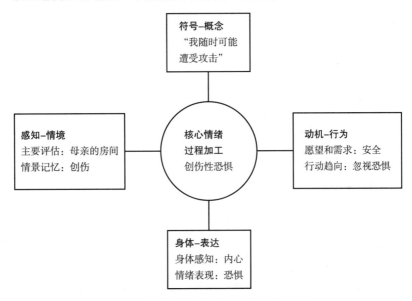

图2.1　"创伤性恐惧"情绪过程中的要素

1. 感知-情境要素代表一个人过去或目前的环境，包括对目前情境和情景记忆的直接觉察。在图2.1的例子中，母亲黑暗的卧室唤醒了来访者对以前遭受创伤的知觉，再次遭受的攻击激活了恐惧。

2. 身体-表达要素代表通过身体，包括对体内直接感受的情绪过程加工（例如，环绕、纠结在内心的感受，并伴有手臂和腿脚的电脉冲）和情绪表达（例如，恐惧的面部表情和神经质的大笑）。

3. 符号-概念要素是情绪过程加工的语言或视觉呈现，是通过感知-情境和身体-表达要素的自我反省式觉察产生的。符号表征通常以语言陈述的形式表现（比如，"我随时可能遭受攻击"），但也包括与情绪过程关联的隐喻性特质（比如，黑色）。

4. 动机-行为要素通过情绪过程加工来激活，以相关的意念、需求、愿望、意图（例如，免遭攻击）或者行动倾向（可能的行动；比如，忽视恐惧）等形式呈现。

5. 核心情绪过程加工将所有成分要素围绕某个情绪组织起来（像该例子中强烈的创伤性恐惧），常常只有在对其他四个要素进行自我反省之后才能识别出来。

机能障碍和治疗中的情绪过程理论

正如雷森（Leijssen，1996）展示的那样，该框架最明显的治疗意义是最佳的情绪过程体验涉及所有这些要素。当个体忽略了一个或多个要素时，他的体验不能被完全处理，就会出现某种障碍。例如，如果当来访者表现出急剧的焦虑状态而又缺少符号-概念要素（如前面提到的来访者母亲的房子）时，治疗就有困难，因为符号-概念加工（"认知"）是自我反省和情绪调节的重要因素。有时，创伤后应激障碍的来访者尝试用语言标签以理智、符号-概念的方式对其体验进行加工，而不借助于感知-情境、身体-表达或动机-行为要素。如果缺失了一两个要素，处理痛苦经历就会更为困难（我们将在下一节讨论另一种被称为原发不适应性情绪的障碍）。

因此，在过程体验治疗过程中，疗法首先包含帮助来访者在安全和允许的治疗条件下，接近他们的情绪；这些条件有助于更完整地加工，以给来访者提供更多的信息，如有必要，允许他重构已不再适应的情绪过程（Greenberg, 2002a; Greenberg & Paivio, 1997）。

情绪反应类型

过程体验情绪理论中另一个关键要素是四种完全不同的情绪反应之间的区别——原发适应性情绪、原发不适应性情绪、继发性情绪和工具性情绪。这四种情绪类型有助于阐明适应性和不适应性情绪类型，为评估情绪和帮助来访者改变提供一些策略。

正常的人体机能活动中的原发适应性情绪

正常的情绪机能可以迅速加工复杂的情境信息，好让个体做好准备以采取有效行动。按照格林伯格和沙弗安（Greenberg, Safran, 1987, 1989; Greenberg, 2002a）的观点，我们将这一简单的情绪反应称为原发适应性情绪反应，因为情绪是一种与此时此刻的情境相一致的直接反应，并帮助个体采取适当的行动。比如，有人威胁要伤害某人的孩子，那么愤怒就是一种适应性情绪反应，因为愤怒可以帮助人们采取威慑性（必要时，攻击性）行动，以终结这种威胁。这种快速、自主的反应方式帮助我们的祖先（和他们的后代）生存了下来。这些反应仅仅是对当下情境的"正确感受"。恐惧是对危险的适应性情绪反应，通过控制、监控或者必要时逃离以避免或降低危险。而羞愧则标志着人们不得体的行为的暴露，而且有可能遭到了别人的指责或排斥，因此，为了保护个人的社会地位和人际关系，羞愧感促使人们改正或者隐藏这种不当的行为举止。

机能障碍情绪反应的三种类型

实际上，在过程体验疗法中对四种情绪反应类型进行了区分（Greenberg，2002a；Greenberg & Paivio，1997；Greenberg & Safran，1989；参见图2.2）。尽管了解这四种情绪反应类型是治疗师的职责，但只有原发适应性情绪反应是机能完整的，其他三种——不适应性情绪、继发性情绪和工具性情绪一般都以不同方式出现机能失调。

不适应性情绪是对情境的直接反应，包含对以前的，通常是创伤性体验的过度习得反应。这些情绪反应不再帮助人们积极有益地应对当前的诱发情境，反而会干扰机能的有效发挥。例如，有边缘型人格障碍的来访者在其成长过程中通过习得知道主动的关照通常伴随着身体或者性虐待（见第十四章）。因此，该来访者会自动地对治疗师的共情和关怀做出愤怒和排斥的反应，将其视为潜在的侵犯。结果，这样的来访者很难参与治疗，常常半途而废。

继发性情绪虽然源自原发性情绪但也隐藏了原发不适应性情绪反应。在继发性情绪中，来访者反抗他／她最初的原发适应性情绪，进而以继发性情绪取代它。这种"对反应的反应"掩盖或转换了最初的情绪，再次导致对当前情境采取不恰当的行动。例如，遭遇危险并感受到恐惧的某位男子可能觉得恐惧是没有"男子汉气概的"。然后，他变得要么对危险感到愤怒（外部聚焦反应），要么因为害怕而对自己感到愤怒（自我聚焦反应），实际上这种愤怒的行为增加了危险感。在倾听继发性情绪时，治疗师可能会感受到"肯定发生了别的事情"或"这不仅仅事关危险"。这种体验就像聆听一首乐曲中同时演奏的两个不同的旋律，一个是主旋律，另一个是伴奏或复调。

在工具性情绪中，个体通过表达一种意在影响或操控他人的情绪来对情境做出反应。这些反应的产生可能是有意识的、刻意的；或者是出于习惯、自动的或者完全没有觉察的。无论哪种情形，这一情绪表现都不受个人对情境原发性情绪反应的支配，尽管这一过程会诱发某种形式的内在情感体验。比如，恃强凌弱者在没有显而易见的危险时，会装腔作势，表现出"愤怒"的样子以恐吓或控制对方。老练的恃强凌弱者甚至可以诱发某种内在的愤怒，但这种愤怒不会和当前的情境相一致，因为没有对自身和家人潜在的侵犯。对于倾听者而言，工具性情绪给人的感觉是它有间接或进一步的目标，同时有点儿"夸张"或"装腔作势"。

1. 对原发适应性情绪的反应：非习得的、对情境的直接反应

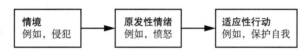

2. 对不适应性情绪的反应：习得的、对情境的直接反应

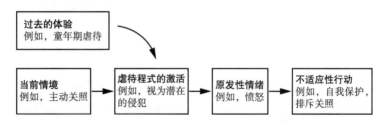

3. 对继发性情绪的反应：对原发性情绪做出的自我聚焦或外部聚焦反应掩盖了适应性情绪

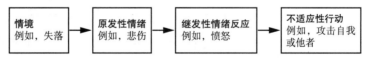

4. 对工具性情绪的反应：为达到预期效果而表现的情绪，不受实际情绪体验的支配

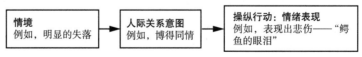

图2.2　四种情绪反应类型

对情绪反应类型的评估

过程体验治疗师采用了几种不同的知识和信息对来访者的四种情绪反应类型进行评估（Greenberg, 2002a；Greenberg & Paivio, 1997），包括了实时的共情调节、非语言线索（例如，悲伤、哀号、"鳄鱼的眼泪"）、普遍的人类情绪反应次序的知识、觉察来访者自身典型的情绪反应、了解来访者、了解某些特定来访者身上表现出的情绪反应类型（例如，有抑郁型的、自恋型的和边缘型的；见第十四章）。

此外，治疗期的环境和效果在评估适应性情绪中很有帮助（Greenberg, 2002a）。如果该情绪是刚刚出现的，似乎导向更深层次的探索、阐释和建构式反应，那么它就是适应性的。假如它只是重复某种阻滞的感受，就会徒劳无益，没有任何进展，那它就不是原发适应性情绪。对情绪反应类型的评估应该通过和来访者的协作探索进行。下面是治疗师要对来访者所说的内容，以帮助厘清当下呈现的情绪反应：

- 原发适应性情绪反应："问问自己：'坠入谷底，极度低迷，这是我的真实感受吗？'""自我反省；这是不是对当前情境的基本感受。"

- 不适应性情绪反应："稍等；问问自己，'这种感受像是对过去发生在我身上的某些事情的反应，还是对现在正发生的事情的反应？'""是不是有一种似曾相识的阻滞感受""问问自己：'表达这种感受会帮助我实现目前的目标吗？'"

- 继发性情绪反应："当你感受时，除了你目前觉察到的感受，还有别的吗？""想一想，看看是不是在那种感受背后还有别的感受。"

- 工具性情绪反应："问问自己，'通过这种感受，我是要证明自己是正确的还是告诉别人某件事情？'"

在治疗师的共情调节中，这些评估经常是自然而然发生的，无需明确提出。

改变过程中的情绪反应类型

对情绪反应类型的准确评估十分重要，因为每种情绪都必须区别对待（Greenberg，2002a；Greenberg & Paivio，1997）：

- 接近并充分容许原发适应性情绪存在。
- 通过帮助来访者接近、探索和表达不同的适应性情绪（例如，以自我安慰或自尊取代不适应性的羞愧），不适应性情绪可得到最佳处理。
- 继发性情绪需要共情探索以发现潜在的初始情绪，继发性情绪源自初始情绪（例如，初始性恐惧隐含了反应性愤怒）。
- 充分探索工具性情绪，以了解它的人际功能或有意对他人施加的影响。

研究不适应性情绪往往是最具挑战的工作，值得详细阐述，特别是鉴于最近有关"用情绪改变情绪"的研究（Greenberg，2002a）。在我们看来，理性不足以改变强大、持续的情绪反应。相反，人们需要用另外一种情绪转换这些情绪。该过程包含帮助来访者以多种方式了解当前新的隐性情绪，包括将注意力转移到情境的不同方面；再现、表达或想象另外一种情绪状态；或聚焦所需情绪从而调动新的情绪（Greenberg，2002a）。刚刚介入的另一种情绪是有助于改变不适应性状态的性格资源。例如，弄明白隐性的适应性愤怒有助于改变精神创伤受害者的不适应性恐惧，这是因为恐惧趋于逃离和愤怒趋于爆发交织在一起，让来访者认为施虐者应对错误行为负责，而自己应该受到保护。

情绪调节

过程体验情绪理论的第三个关键方面是情绪调节；我们将探讨适应性情绪调节和机能障碍的情绪调节，并提出建议，帮助来访者增进更有效的情绪调节。

适应性情绪调节

情绪理论的第三个有用的观点包含情绪调节，或者说是个体的一种包容、觉察、诉诸语言、适应性地运用情绪调节痛苦、促进需求和目标实现的能力（Greenberg, 2002a；Kennedy-Moore & Watson, 1999）。对适应性机能来说，情绪调节很有必要，因而成为社会发展心理学家和神经心理学家一个重要的学术研究课题（Gross, 1999；Gross & Munoz, 1995；Van der Kolk, 1995；Van der Kolk, McFarlane, & Weisath, 1996）。这些研究者承认早期的依恋经历对人们调节情绪的能力和神经心理机能有重大影响。情绪调节的一个重要方面同时也包含了缓解焦虑，将情绪唤醒调节到正常水平，使其适应性地发挥功能（Greenberg, 2002a；Kennedy-Moore & Watson, 1999）。

对某一特殊情境和任务，有一种最佳的情绪唤醒水平（Greenberg, 2002a）。如果一个人在一大群人面前做报告或者对自己生活中的重要他人发脾气，相对高（不可太过）水平的情绪唤醒是有用的。适度水平的情绪唤醒使得报告有表现力，引人注意。同样，以强烈、明确的方式对生活中的重要他人表示不满可以帮助一个人走近自己愤怒程式的其他要素（诸如重要记忆、信念和未满足的需求）。然而，一个人需要睡眠时，那么他/她的情绪唤醒水平则相对比较低。如果无需过高的情绪唤醒，可通过喝热牛奶、静坐冥思或翻阅无聊的书籍来调低唤醒水平。所以，有效的情绪调节既需要调动、增强或忍受情绪的能力，也需要克制和舒缓情绪的能力。

调节情绪的能力部分源自早期对有责任感的父母和其他照顾者的依恋经历（Schore,1994;Sroufe,1996）。因此，当孩子心烦意乱时，父母会以各种方式让他们平静下来；让孩子来到他们的身边，抚慰他们，让他们上床睡觉并"调整好睡姿"，用更为有趣的事情分散他们的注意力，改变他们关注的焦点，或帮助他们把烦恼说出来。父母或照顾者通过和孩子一起参与一些身体活动（比如挠痒或说表达不满的"嘘声"），通过提醒他们开心时刻（比如，生日）或艰难时刻（比如，去看牙医），通过讲述情感丰富的故事，或通过提供情绪表达的例子和基于情绪的行动，帮助孩子走近他们的情绪。最重要的是，如果父母是出色的"情绪教练"，他们会认为孩子的情绪流露是增进亲密感的机会，确认并和孩子的情绪产生共情，引导孩子以有效的社交方式表达情绪，提升自制力（Gottman,1997;Greenberg,2002a）。

机能障碍的情绪调节

前来治疗的来访者经常体验到与他们的情绪失调有关的一些急性和慢性疾病。例如，抑郁和焦虑，还有其他的失调症状，比如来访者试图调节消极情绪状态而导致的药物滥用和厌食症。在过程体验理论中，不能调节自己的情绪是机能障碍的一般形式。情绪调节障碍包括了唤醒不足和过度唤醒的问题（Kenned-Moore & Watson,1999; Paivio & Greenberg,2001）。

一方面，如果一个人对要完成的任务过度唤醒，他就会变得手忙脚乱，不知所措，不知道到底该做什么。这种状态下的来访者会变得慌乱不安，忘记自己想说的话。比如，以处理与爷爷的情绪问题为例，当治疗师让他们对着空椅子跟爷爷交谈时，在过度唤醒的状态下，他会觉得惊恐不安，吓出一身冷汗；如果要处理的任务是睡眠障碍，在过度唤醒的状态下，他们绝对睡不着。

另一方面，如果唤醒不足，就会效率低下，行动迟缓，不能发挥最佳水平。比如，还是以处理与爷爷的情绪问题为例。当治疗师让他们对着空椅子跟爷爷交谈时，由于唤醒不足，来访者至多会对爷爷有一点恼怒，但不足以在想象中和爷爷交流，因此空椅技术宣告失败。如果要处理的任务是睡眠障碍，在唤醒不足的状态下，入睡不会有问题。总之，当人们唤醒不足时，他们就不能进入需要引导行动的情绪过程，他们的行为缺乏焦点和方向。

当一个人沉浸于痛苦的情绪而不能自拔时，或不能摆脱过去的某种情绪状态时，不适应性情绪就会出现。如前所述，情绪的过度唤醒导致痛苦、手忙脚乱、不知所措。人们常常会经历危险而又具创伤性的情绪崩溃，这导致他们试图彻底回避这些情感。产生的后果可能是情绪上的回避或麻木，这也是创伤后应激障碍的主要表现形式之一。此外，人们往往陷入持续的糟糕的感受中（原发不适应性情绪）：因为这种情绪不能帮助人们组织有效的应对机制，他们变得惊慌失措，无法将自己从一种支配他们体验的、没有经过加工的、没有符号标记的情绪过程中解脱出来。

实际上，情绪过度唤醒常常导致相反的情形：不适应性试图抑制情绪。尝试抑制或彻底回避情绪，或将情绪唤醒的水平降至最低点都会导致情绪失调，出现情绪反弹效应，包括情绪崩溃。此外，过度的情绪控制会导致人们行为冲动、改变生活方式、突破严格的自我控制、暴饮暴食、过度消费或更多的性行为。

情绪调节的习得模式同一个人的依恋方式息息相关。与生俱来的禀性和情绪痛苦期从父母和照顾者那里得到的早期依恋经历，对塑造人们的依恋模式至关重要，无论对于孩子还是已经成年的人。如果一个孩子天性敏感易怒，照顾者对孩子过度刺激又抑制不足，那么孩子极有可能发展为一种持续的焦虑依恋和情绪过度唤醒模式。如果一个孩子不是特别敏感，照顾者对孩子刺激不足又抑制过度，那么孩子极有可能发展成轻视依恋型、情感疏远，情感唤醒不足。此外，有受虐待或遭忽视的早期依恋经历有可能内化为自虐或自我忽视行为，这将进一步妨碍情绪调节（对于依恋理论和相关研究的概述，见Cassidy & Shaver, 1999）。

帮助来访者形成更好的情绪调节

情绪调节障碍是情绪机能障碍的重要形式，它对治疗师帮助来访者解决这些问题也很重要。首先，如第七章所述，无论在治疗期内还是从长期来看，治疗师的共情对于帮助来访者调节情绪是必要的。然而，除此之外，治疗师在确定的时间使用特殊的策略帮助来访者感受或增强情绪，并适时使用不同的策略帮助来访者抑制或摆脱情绪。

过程体验治疗师能帮助来访者学习适应性策略以感受或提升某种情绪，来访者就可以聚焦、探索、利用情绪为行动提供动力。对那些典型的疏远情绪的来访者而言，这些策略特别有用。有很多帮助来访者感受情绪的方式，包括：

- 鼓励来访者留意有情绪暗示的身体感受；
- 帮助来访者回忆过去的情绪片段（Rice, 1974, 1984）或引发某种感受的情境；
- 在同来访者的交流中，使用清晰生动的情绪暗示，比如记忆深刻的话语或意象；
- 建议来访者尝试以表达情绪的方式来感受（例如，大声、愤怒地讲话）或参与通常跟表达情绪有关的活动（例如，挥舞拳头）；
- 帮助来访者监控他们的唤醒水平以保持安全性。

最后一条策略非常重要，因为如果他们意识到情绪失控时，大多数人会放弃探索他们的情绪。

过程体验治疗师还能帮助来访者学会抑制情绪的适应性策略。这些策略对情绪失控或情绪崩溃的来访者尤为有用，包括：

- 帮助来访者观察并以符号标识失控的感情（例如，通过将恐惧描述为位于体内的一个黑色球体，冥思性地创建一个安全的距离）；

- 支持、理解并鼓励来访者寻求别人的支持和理解；

- 鼓励来访者整理痛苦情绪（例如，制作一份问题清单）；

- 帮助来访者通过放松、自我安慰、自我支持或自我关照进行自我舒缓（例如，"反过来想'生气也没什么'"）；

- 使用抑制或疏远性的语言或意象（将来访者的愤怒用"它"来标识，或建议来访者想象把它锁在一个盒子里）；

- 探索让来访者感受好点的活动（例如，听他们最喜欢的音乐）。

矛盾的是，帮助来访者抑制情绪的最有效的方式是帮助他们觉察它、表达它，当情绪一出现的时候就怎么做。抑制情绪且不采取任何措施会适得其反，产生有害的情绪干扰（Kennedy-Moore & Waston, 1999），这样使得情绪更加不可控，更可怕。例如，如果一个人让小烦恼任意发展，而不用某种方式解决，日积月累，那他极有可能晚上回家后，将不良情绪发泄在孩子身上。

第十三章（见表13.1）对过程体验情绪理论做了简要概述，以供来访者浏览。

辩证建构主义

辩证建构主义是能够为重新阐释新人文主义原则提供依据的现代视角。辩证建构主义包括了有关自我、心理机能失调和治疗变化过程的观点。

何为辩证建构主义

所有的疗法都是建立在哲学假设的基础之上的，尤其是关于如何认识事物（"认识论"）的假设。过程体验疗法所依据的认识论的术语表达就是辩证建构主义。在这一方面，过程体验理论受到让-皮亚杰（例如，1969）的极大影响，具体地说，是他的学生乔安·帕斯夸尔－莱昂内（Juan Pascual-Leone，1980，1991）在自己的著作对这一理论进行了阐释和发展。在对自我发展的描述中，帕斯夸尔－莱昂内（1991；也见于 Greenberg & Pascual-Leone，1995，1997，2001）阐明了自我发展的辩证性。

从根本上说，辩证建构主义认为在认识某一事物的过程中，人们的知识状态和事物本身都已经改变了：人们称之为"事实"的东西实际上是"事物本身"和人们的认识过程共同建构的。"辩证"一词源自希腊语，是一种探讨和辩论的艺术（《牛津英语词典》，1971）。这种互动既需要对立双方的分离，又需要双方在对立面上进行有意义的交流。按照辩证的观点，正是这种互动跟不同层面加工和不同情绪过程的整合，解释了人的机能。例如，不同的情绪过程，诸如那些可描述为"隐隐约约的失望"和"温暖的亲切感"，可以整合为一种直接体验，比如"寻求安慰"的体验。对这一隐隐约约感受的反省导致一种符号化的体验，可以表述为："我需要拥抱。"这种符号化语言代表同时也帮助我们弄明白这种体验是什么。正是通过对体验的反省，我们才知道自己的感受是什么。只有反思体验过程才能创造意义。人不是像计算机一样简单地按照逻辑对信息进行加工，而是通过加工并整合体验，创造新的意义。

　　这一立场不同于"幼稚"或"激进"的建构主义，后现代主义者或相对主义者认为现实是什么不重要，对世界的种种"描述"或解释才重要。相比之下，辩证建构主义者认为存在着限制建构的现实约束因素（情绪加工就是一例）。这样，并非所有的建构都和事实吻合，不过总有那么几种叙述（或描述）最终是合理或有效的。因此，辩证建构主义是当代自然哲学之一，试图在相对主义（"什么可以"）和现实主义（"唯重事实"；Rennie，2000）之间开辟一条新路径。

正常自我机能的辩证构建性质

　　辩证构建主义认为自我是不断变化的但又具有系统多样性。

自我的多样性

　　按照辩证建构主义者的观点，过程体验治疗师把个体的自我视为一个复杂、不断变化、有组织的集合体，诸如批评者之于批评，思考之于感受，自我之于内化的他人。这些自我层面表达某些不断相互作用以产生体验和行动的情绪过程（Greenberg & Pascual-Leone 1995，1997，2001；Whelton & Greenberg，2001b）。

　　可以用不同的方式描述这些自我层面，例如，隐喻性的"声音"（Elliott & Greenberg，1997；Stiles，1999），"体验潜能"（Mahrer，1983，1989），或者"心态"（Horowitz，1987）。这些字眼尝试捕捉自我的不同层面的本质，围绕某种心理状态和情绪形成的自我的不同层面，它们以不同的内在体验和行为反映出来。然而同时，不要将自我的某种层面具体化也很重要。正如没有永恒、固定的情绪过程一样，自我的某种层面也是如此。自我的不同层面通过整合许多信息，包括"沉默"或被否认的部分，不断地构建自我。因而，自我的每一层面包含了不止一种显式描述（参见 Gendlin, 1996）。

自我结构

然而，我们能够归纳一些有关自我的组织结构。首先，在我们看来，没有永恒的自我或"我"居于主导地位。相反，它们在不同时间、用不同声音或在不同层面发生作用，通过整合特定情境，跨越情绪体验的不同层面（通过记忆），构建一种一致或统一意识。其次，我们认为将自我想象成由不同声部演奏的大合唱更为准确，不同人的声音齐声歌唱（参见 Stiles, 1999）。然而，这些不同声音演奏的音乐更接近爵士乐，因为它是即兴的，不是提前写好曲子的。此外，就像音乐有不同的声部一样（女高音、女低音、男高音、男低音），过程体验理论列出了一份有用的、常见的、内在声音的清单，诸如批评者、体验者，必需隐藏的自我、反省的旁观者、内化的重要他人，等等。最后，如马赫尔（1983）指出的，自我的不同层面或声音常常构成一对矛盾，比如批评者和体验者。

辩证建构主义者对机能障碍的看法

在我们看来，自我层面的多元性和矛盾性不是机能障碍的表现。正如美国 19 世纪诗人沃特·惠特曼（1961）所写：

> 我自相矛盾吗？
> 好吧，那我就自相矛盾吧，
> ——我心胸宽广，包罗万象。

相反，如果自我的不同层面之间敌对或压制，就会出现问题。因此，机能障碍的一种重要表现形式包含自我的两个层面（例如，批评者和体验者）的负面和敌对关系。通常这种敌对会引起情绪痛苦，阻止初始情绪反应和适应性行动，或导致对重要问题难以释怀。在极端情况下，比如患有边缘型人格障碍的来访者，自我的不同层面甚至试图彻底消灭对方。

压制或者忽视一个层面，或者隔离互相冲突的两个层面也会引起问题，因为这样做剥夺了来访者进入自我忽视或隔离的层面的情绪过程。这限制了来访者可能的适应性行动，也导致体验的不完整感和碎片化。在心理受创的情况下，一方可能会成功压制或阻断脆弱的另一方，以致在治疗中要体验这种情绪变得非常困难和痛苦。自我被压制的层面往往是隐性的、未加区分的或者没有充分符号化的，有时候它们表现为冲动的行为或有害的习惯。

改变过程中的辩证建构主义

辩证建构主义对于来访者在治疗中如何改变有几种含义。首先，来访者和治疗师之间的关系是辩证建构的；其次，治疗师逐步了解和接纳来访者的过程既改变来访者也改变治疗师；再次，来访者的注意力极大地影响被激活的情绪过程，因此也影响到自我层面整合为体验或行动。因而，治疗师通过帮助来访者聆听与自我的不同层面或情绪过程相关的内容来改变他们的体验，这样就提供了整合体验的新方式。

然而，除此之外，来访者的大多数治疗工作包括各种内在的辩证过程（Elliott & Greenberg, 1997）。辩证过程既要求双方的隔离又要求双方的接触，在这里主要指自我的不同层面之间。这样做的临床意义在于治疗师首先帮助来访者彻底隔离自我的不同层面，然后让它们再相互接触。因此治疗需要对自我的隐性层面进行唤醒和显性化，并且促进显性和隐性心理的沟通，尤其是自我不同层面间的包容和友好沟通。过程体验疗法鼓励自我隐性的、被忽略的或沉默层面的出现，以便更具显性的、发出声音的层面能够听到过去被忽视的层面（Greenberg，2002a；Greenberg & Paivio，1997）。通过接近自我的隐性层面，让它们和显性层面进行辩证统一，才能创造完整的自我。

该过程的结果是一种新的整合式体验，导致一种新体验的整合。正如适用于所有辩证建构过程一样，这种新体验的性质不可能事先进行预测，尽管从以往看，这也是可以理解的（Gendlin，1996）。最重要的是它会导致两个层面或两种声音的改变，也就是说，会同时出现同化和适应。自我的两个层面都会"赢"。在针对冲突分裂者的双椅对话任务中，这一辩证过程表现得尤为明显（见第十一章）。然而，来访者自我不同层面的互动贯穿大多数的过程体验任务中（见第六章；Elliot & Greenberg，1997）。会出现最常见的两种辩证过程是：（1）概念化过程之于体验过程；（2）占主导地位的声音重复以往对自我的负面评价（"我是毫无价值的"或"我身处危险"）之于生活和成长中以改变为导向的、占从属地位的声音（"我有价值"或"我要活下去"）。

案例

如果以上所述听起来有些抽象，下面的案例可能有助于阐述这些概念。弗朗西斯是一位68岁的白人女性，到目前为止，她已经进行了6期抑郁症治疗。治疗前她就提出几个想在治疗中解决的问题：难以激励自己；缺乏自律性；阅读时注意力无法集中；没有目的性或目标；难以做出决定；感觉生活一团糟；不能按所期望的那样融入社交场合，关于自我的消极思想。鉴于6期的治疗，对所列问题的清单做一诊查，可以发现至少有四个自我层面是显而易见的。

● 压抑、精疲力竭的自我，感觉被压得喘不过气来，不知所措，无能为力、畏惧社交，怅然若失，又像乌云罩顶；

- 缺乏自律，混乱无序、心不在焉的自我对任何事都漠不关心，连邮件都不想查看，感觉迷失在生活中；
- 一个沮丧、挑剔，但又无法激励疲惫、混乱的自我；
- 当一切努力徒然，受到惩罚时，那个失去的、曾经的自我又变得精力充沛、目标明确、坚决果断、外向开朗、自我约束、积极向上。

随着治疗的推进，自我的另一层面开始呈现，但仅仅是短暂的：

- 隐性的愤怒，叛逆的自我感觉她受够了，现在只想放弃承诺，摆脱重负。

从辩证建构主义的观点看，自我在批评者层面和反叛者层面之间既相互关联又相互排斥。在相互对峙中，反叛者层面的自我拒绝被批评者层面的自我改变或影响，而批评者层面的自我也不允许反叛者层面的自我放松或自由（混乱无序）。没有哪一方得到了它们想要的，不同层面彼此的关系一团糟。因此，反叛的自我几乎彻底沉默，也丧失了活力。

为了帮助弗朗西斯，治疗师首先试着鼓励她让批评者层面的自我和反叛者层面的自我之间对话。然而，这一任务让弗朗西斯很不自在，因而她和治疗师采用共情探索来探讨、阐明、确认每个层面的想法。

深入了解过程体验理论

本章我们简述了新人文主义观点和过程体验理论的基本要素，特别是情绪理论和辩证建构主义。积极运用这些观点才能使其变得有用。但是，更多的阅读、现场拍摄的实例、培训班体验和来自真实的来访者的治疗经验对治疗师来说都很重要，经过这样的学习和体验，这些治疗理念才会变成可用的"情绪过程"。换言之，当治疗师和来访者在一起治疗时，他们必须掌握过程体验理论，为充分发挥理论的作用，必须使其适应他们的个人方式和世界观。像其他人本主义的情绪过程一样，人们对疗法的看法远不只是语言表达的内容或人们头脑中的观念；它肯定和记忆中的印象或身体感受到的、与治疗意图和具体行动联系在一起的原型有关，以某种情绪感受而与整体相关。

比如，"继发性情绪"的观点对治疗师是有用的，除非：（1）他们理解该概念，当出现时他们能觉察到，并且能给自己和来访者做出解释；（2）能够记住他们见到过的继发性情绪的具体实例；（3）他们知道继发性情绪的"感受"是什么样的；（4）他们知道有效的应对措施以帮助来访者处理这些反应性情绪。本章我们集中探讨了第一个观点。我们鼓励读者和同事或导师一起，对其做进一步的研究。在开始治疗新的来访者之前，读者应当回顾书中阐述的理论知识，保持记忆的清晰。此外，试着做一些网上的练习；这些适应性准备有助于将书中讲到的各种概念应用于实践。相关网站也提供了过程体验理论的概要。

对于想了解更多有关过程体验理论的读者，下面推荐一些补充读物。对人文主义和新人文主义的历史背景和发展过程详见以下几个人的著作：格林伯格、莱斯和埃利奥特（1993，Greenberg，Rice，1997），以及范·巴伦（Greenberg，Van Balen，1998）。有关过程体验理论、情绪聚焦理论的综合评述参见以下人的著作（按时间顺序）：格林伯格和沙弗安（Greenberg，Safran，1987，1989）和帕维奥特（Greenberg，Paviot，1997），肯尼迪-摩尔和沃森（Kennedy-More，Watson，1999，Greenberg，2002a）。过程体验的具体操作方法在格林伯格等人（Greenberg，1993）的著作中有所介绍，在格雷纳德和帕维奥（Grenade，Paviot，1997）的书中有详细阐述。格林伯格和沙弗安（Greenberg,1987）提出了情绪反应不同形式之间的区别，格林伯格和帕维奥（Greenberg,Paviot,1997,2002a）等人使其得到进一步发展。在格林伯格（Greenberg,2002a）和斯科夫（Scheff,1981）的著作中与情绪调节相关的问题得到了很好的解决。对辩证建构主义的总体探讨见格林伯格、帕斯夸尔－莱昂内（Greenberg,1995,2001）和范·巴伦（Greenberg,Van Balen,1998）的著作，对自我的辩证建构主义者的观点在埃利奥特、格林伯格（Greenberg,1997）和惠尔顿（Whelton,Greenberg,2001b）的书中有所呈现。

第三章

过程体验疗法
有效性的研究

　　过程体验疗法奏效吗？它达到了所谓的具有实证支持的治疗标准吗（"心理处置促进与传播工作小组"，1995；也见 Chambless & Hollon, 1998）？

　　对过程体验疗法的研究持续不断地取得新进展，对此我们甚感欣慰。当第一部有关过程体验疗法的书问世时（Greenberg, Rice, & Elliott, 1993），提到只对6种精神障碍有疗效。根据最新统计，现在已有18种（见表3.1）。同时，我们也深刻认识到目前研究的局限性。例如，我们积累了足够多的研究证据并得出结论——过程体验疗法可治疗来访者的某些问题，诸如抑郁、精神创伤和虐待，业内外人士的实证工作才刚开始发展（例如，Mestel & Votsmeier-Rohr, 2000；Saschse, 1995；Souliere, 1995；Wolfus& Bierman, 1996）。因此，持续拓展的过程和疗效研究对于整个人本体验疗法路径的健康发展至关重要。

过程体验疗法的实证支持

目前，个体过程体验疗法的18个疗效研究包括了3个对照研究（不进行治疗的对照组），6个比较研究（和其他有效治疗相比较）和来自同一治疗条件下的9个开放研究。迄今为止，患有重度抑郁症来访者是研究最多的人群（见第十四章），现已完成的6个单独研究中，其中3个临床试验是随机的（Greenberg, Goldman, & Angus, 2001; Greenberg & Watson, 1998; Watson et al., 2003），有些具有显著效果。还有5个研究都是用不同形式的过程体验疗法治疗心理创伤和未解决的痛苦人际关系问题（见第十四章），包括4个对照研究（Clarke, 1993; Paivio & Greenberg, 1995; Paivio & Nieuwenhuis, 2001; Souliere, 1995）。此外，过程体验疗法的疗效研究涉及各种心理障碍，包括：

- 决策冲突（Clarke & Greenberg, 1986; Greenberg & Webster, 1982），
- 人际交往障碍（Lowenstein, 1985; Toukmanian & Grech, 1991），
- 家庭暴力犯罪（Goldman, Bierman & Wolfus, 1996; Wolfus & Bierman, 1996），
- 身心（健康）问题（Sachse, 1995）。

表3.1总结了对各种过程体验疗法的研究。有些强调一种或两种特定任务（e.g., Clarke, 1993; Paivio &Greenberg, 1995; Toukmanian & Grech, 1991），其他的则制订了一系列的任务（e.g., Greenberg & Watson, 1998; Jackson & Elliott, 1990）。

有效的研究为过程体验疗法的疗效提供了强有力的证据。用元分析方法计算每个研究的总体效应值，埃利奥特、格林伯格和里耶塔尔（Elliott, Greenberg, Lietaer, 2003）报告称过程体验疗法具有高效应值，

包括治疗前-后平均效应值1.26（n=18个研究）。这意味着这一效应量可以理解为，通过标准化可以发现每个来访者经过一段时间的治疗发生的改变率。因此，1.26的效应量也意味着每一个经过治疗的来访者在治疗期间改变了1.26个标准差；也就是说，他/她从第50个百分位数改变到大约第90个百分位数，这是一个很高的效应值。

在对3个等待名单或未治疗的对照研究中，也有很高的0.89的平均对照效应量。这一数据意味着平均参与治疗的来访者产生的变化高出未治疗来访者80%（也是高效应值）。而且，对于比较治疗研究，过程体验治疗和非过程体验治疗（大多是认知行为疗法）之间的整体差异值是0.55（n=6个研究），这是一个有利于过程体验疗法并且有着重要统计学意义的中度效应值（t=3.2；p<0.05）。这意味着用过程体验疗法治疗的来访者的平均变化比用非过程体验疗法治疗的来访者高出70%。然而，要注意的是，大多数这些研究都是通过过程体验疗法的强有力的支持者来完成的，因此，其结果或许反映了研究者的治疗者期望效应（Elliott et al.，2003）。

同样，对于过程体验和人本主义疗法相比较的两个研究（Greenberg et al.，2001；Greenberg & Watson，1998），其平均差是0.52，再一次支持过程体验疗法（见Elliott et al.，2003，还有更多关于方法的详述和元分析的研究结果，这些结果均来自该书）。本章其余部分将集中探讨两个有确凿疗效数据的来访者问题：抑郁症和未完成的心结问题、虐待或心理创伤问题。

表3.1 过程体验疗法的疗效：治疗前-治疗后的对照研究和比较研究

研究	过程体验疗法的类型和治疗时间	人数（完成者人数）	效应值的平均变化	对照或比较条件	效应值[a]的均差值
抑郁症[b]					

研究	过程体验疗法的类型和治疗时间	人数（完成者人数）	效应值的平均变化	对照或比较条件	效应值[a]的均差值
吉布森（1998）	女性过程体验（12期）	6	0.50（后）	—	—
格林伯格、沃森（1998）："约克Ⅰ"	双椅技术，聚焦法（16期）	17	2.49（后）1.88（6个月后的随访）	人本主义疗法	.33
格林伯格、戈德曼、安格斯（2001）："约克Ⅱ"	双椅技术，聚焦法（18期）	19	1.79（后）	人本主义疗法	.71
杰克森和埃利奥特（1990）	双椅技术，聚焦法（16期）	15	1.36（后）2.05（6个月后的随访）1.80（18个月随访）	—	—
梅斯蒂尔等（Mestel & VotsmeierRohr, 2000）	综合性体验住院治疗方案（6周）	412	1.11（后）0.98（22个月后的随访）	—	—
沃森等（2003）	双椅技术，展开法（15期）	33	0.90（后）	认知行为疗法	0.11
虐待、心理创伤和未完成心结。					
克拉克（1993）	意义创造、空椅技术（8期）	9（童年性虐待）	—	认知疗法	0.76
埃利奥特、戴维斯和斯拉提克（1998）	常规疗法（16期）	6（犯罪创伤后应激障碍）	0.82（后）0.93（6个月后的随访）	—	—
帕维奥和格林伯格（1995）	空椅技术（12期）	15（完成心结）	1.65（后）1.57（4个月后的随访）	心理教育导向团体	1.24

续表

研究	过程体验疗法的类型和治疗时间	人数（完成者人数）	效应值的平均变化	对照或比较条件	效应值[a]的均差值
帕维奥和尼耶乌文维斯（Nieuwenhuis，2001）	个体情绪聚焦疗法（20期）	32（即刻性和迟发性遭受成人虐待的儿童）	1.53（后）1.45（9个月后的随访）	等待治疗的对照组	1.43
索利埃（Souliere，1996）	空椅技术（2期）	20（完成心结）	1.52（后）	认知重构	0.11
其他问题[c]					
克拉克和格林伯格（1986）	体验双椅技术（2期）	16（决策冲突者）	1.14（后）	等待治疗的对照组行为问题解决	0.96 0.57
戈德曼、比尔曼和沃尔夫斯（1996）	无暴力关联疗法（36期）	48（家庭暴力犯罪者）	1.6（后）	—	—
格林伯格和韦伯斯特（1982）	体验双椅技术（6期）	31（决策冲突者）	2.07（后）2.16（1个月后的随访）	—	—
洛温斯坦（Lowenstein，1985）	人本主义疗法加系统性唤醒展开（5期）	12（人际关系、焦虑问题）	0.94（后）	—	—
萨克森（1995）	以目标为导向的人本主义疗法（33期）	29（身心问题）	1.52（后）	—	—
图克曼等（Toukmanian & Grech，1991）	知觉过程体验治疗（10期）	18（人际关系问题）	0.70（后）	自助或心理教育导向团体	0.55

续表

研究	过程体验疗法的类型和治疗时间	人数（完成者人数）	效应值的平均变化	对照或比较条件	效应值[a]的均差值
沃尔夫斯等（Wolfus & Bierman，1996）	无暴力关联疗法（36期）	55（家庭暴力犯罪者）	0.96（后）	未治疗对照组	0.33

说明： 表中短横线表示数据无效。18个研究的平均效应值1.26的得出是首先用工具对多个结果测量算平均数，然后通过工具对每一个治疗小组和每一个评估期测算。3个对照研究的整体效应值=0.89，8个对照研究的整体效应值=0.55。[a]表示效应值中的差异是指在所有的测量和评估期平均的效应值变化差异。[b]表示前–后效应值=1.36个标准差，$n=6$；平均比较效应值=0.38，$n=3$。[c]表示前–后效应值=1.33个标准差，$n=5$；平均比较/对照效应值=0.89，$n=4$。[d]表示前–后效应值=1.17个标准差，$n=7$；平均比较/对照效应值=0.60，$n=4$。

用于治疗抑郁症的过程体验疗法

过程体验疗法治疗患有抑郁症的来访者的研究（也见第十四章）提供了关于过程体验疗法有效性和具体转变过程的有用信息。在"约克Ⅰ抑郁症研究"项目中（在加拿大多伦多的约克大学进行的），格雷纳德和沃森（1998）在对34位患有重度抑郁症的成人治疗中，对过程体验疗法和人本主义疗法的有效性做了比较。正如第七章和第八章中所述的那样，人本主义疗法强调建立、维持人本关系条件和共情反应。过程体验疗法增加了特定任务的使用，尤其是聚焦法、双椅技术和空椅技术的运用（分别见第九章、第十一章和第十二章）。在终止治疗后和6个月后的随访时，发现这两种疗法在降低抑郁症状方面并没有区别。然而，过程体验疗法对抑郁症的中期治疗和终止时对于症状的总体改善水平、增强自信心和减少人际问题的疗效明显优于人本主义疗法。因此，在治疗抑郁症中适时增加明确的任务显得尤为迫切，亟待改进。

在"约克Ⅱ抑郁症研究"项目中，通过对38位有重度抑郁症来访者的治疗，格林伯格等人（2001）通过重复"约克Ⅰ"实验来比较人本主义疗法和过程体验疗法的效果，他们得出了支持过程体验疗法的0.71的比较效应值。然后他们把约克Ⅰ和约克Ⅱ的样本结合起来以增强数据的说服力，用来检测随访治疗组之间的差异。在所有综合样本的变化指标中，发现了数据上有重要意义的治疗差异，这种变化维持在6~18个月的随访中。提供的证据进一步表明，在基本的人本义义疗法中增加过程体验疗法的治疗技术可以提高治疗效果。

在另外一个最近的研究中，多伦多大学的沃森、戈登等人（Gordon, Stermac, Steckley & Kalogerakos, 2003）做了一个随机临床试验研究，比较了过程体验疗法和认知行为疗法在治疗重度抑郁中的差异。66位来访者参加了每周一次总共16期的心理治疗。治疗组之间没有明显的疗效差异。在改善来访者的抑郁程度、自信心、总体症状困扰和对待功能性失调方面，这两种疗法都是有效的。然而，在治疗结束时，和认知行为疗法中的来访者相比，接受过程体验疗法的来访者明显更为自信，更加适应新环境。在结束治疗时，两个组的来访者对解决困扰他们的问题都有更为明显的情绪反省。

梅斯特尔和沃得斯梅尔-罗赫（Mestel & Votsmeier-Rohr, 2000）报告过一项为期6周的整合性过程体验疗法住院治疗的研究结果，涉及数目庞大的自然样本——412名中-重度抑郁症的德国人。采用对症状、人际问题和治疗前给药的自我关系质量进行评估，在出院22个月后的随访中，他们获得的总体前-后效应值为1.05，对于如此庞大的深受困扰的人群来说，这一数值已经相当高了。

总之，有效研究包括6个前-后效应值有效的研究和3个可以计算比较效应的研究（见表3.1）。这些研究的总体前-后效应值都很高（平均效应值=1.36，区间为0.11~2.19）。在三个对比研究中，总体对照效应值也相当高，支持过程体验疗法，其平均值为0.38（区间为0.11~0.71）。

这些研究提供了重要的证据，美国心理学会的临床心理协会对其做出界定（"心理处置促进与传播工作小组"，1995），称过程体验疗法对抑郁症的治疗是有实证支持的：过程体验疗法适用于特定的来访者问题，遵循治疗指南，采用心理测试性筛选和疗效测量，包含两个研究团队完成的比较疗效研究（即，格林伯格和约克大学的同事；沃森和多伦多大学的同事），并且表明，同另一治疗（约克Ⅰ和约克Ⅱ研究）相比，有其明显优势，或者跟目前公认的治疗是等效的（多伦多大学研究）。因此，按照这些标准来说，过程体验疗法是治疗抑郁症的一种"有效的"疗法。

用于治疗虐待、心理创伤和未完成心结的过程体验疗法

过程体验疗法在帮助来访者处理虐待、心理创伤和未完成心结的后遗症方面也是有效的（见第十四章）。在一个关于童年遭受虐待和未完成心结的研究中，帕维奥和格林伯格（1995）随机指定34个来访者，要么参加采用格式塔空椅对话干预的为期12期过程体验治疗，要么参加心理教育团队的治疗。在治疗之前和之后的每一状况下，过程体验法采用多种标准的疗效测量，在结束治疗四个月和一年后，对疗效进行了评估。评估结果表明过程体验疗法取得了临床上对大多数来访者有意义的、稳定的收获，在疗效测量上比参加心理教育团队的来访者有明显的提高（平均效应值=1.24）。

随后，帕维奥和尼耶乌文维斯（Nieuwenhuis，2001）对有童年虐待的未解决的心结的成人进行了20期的过程体验疗法（指情绪聚焦疗法）和调查研究。对过程体验疗法组的来访者和等待名单对照组进行比较后发现，在治疗多种障碍方面，包括普通的和创伤后应激障碍症状、整体人际问题、自我接纳、目标症状、处理与施虐者之间的问题等方面，治疗组比对照组有了明显的症状改善。总体对照效应值很高（1.43）。和36%的等待名单来访者相比，100%参与治疗的来访者

至少在一个方面出现了临床变化。目前，正在开展一项关于解决重要他人（有特殊关系的那一位，如配偶、恋人等）造成的精神损害的新研究（Greenberg，2002a），初步研究结果表明在促进处理痛苦情感和对施害者宽恕方面，过程体验疗法明显优于心理教育团队的疗效。

此外，3次短期的来访者参与人数不多的过程体验疗法研究也为过程体验疗法心理创伤及其相关问题的治疗有效性提供了支持。首先，有学者（Souliere，1995）在一次两期的运用空椅技术治疗未完成心结中发现，治疗前和治疗后转变巨大。此外，随意指定参与空椅治疗和认知重构治疗的来访者之间没有差距。其次，克拉克（1993）完成了一项前导性研究，比较了性虐待幸存者接受体验疗法和认知行为疗法的治疗效果。8期的体验疗法结合了意义创造和空椅技术，效果取决于来访者最初的情绪唤醒水平（如果唤醒水平高，则采用意义创造；如果有阻滞，则采用空椅技术）。尽管每种治疗状态下只有9个来访者样本，但是参与过程体验疗法的来访者比参与认知行为疗法的来访者治疗效果好得多（平均比较效应值=0.76）。最后，埃利奥特、戴维斯和斯拉提克（Elliott，Davis，& Slatick，1998）的报告称通过16期的过程体验疗法获得了6位具有犯罪创伤后应激障碍（PTSD）的来访者的前导性疗效数据。这些来访者证实，通过治疗前后的状况对比，发现普遍症状和创伤后应激障碍症状都有了很大的改善。

总之，有效研究包括5个前-后效果对比明显的和4个比较或对照效果可以计算的研究（见表3.1）。这些研究表明治疗前-后效果显著（平均效应值=1.33，区间为0.82~1.65）。4个对照或比较研究中的总体对照效应值也很高，平均效应值为0.89（区间为0.11~1.43）。由独立研究团队所做的2个比较研究中（Clarke，1993；Paivio & Greenberg，1995），过程体验疗法疗效优于认知行为疗法，然而，帕维奥和尼耶乌文维斯（Paivio & Nieuwenhuis，2001）发现过程体验疗法的疗效优于等待名单对照组。因此，这些研究充分支持这一结论：过程体验疗法对于童年遭受虐待的成年人是一种有效的特殊治疗（参见"心理处置促进与传播工作小组"，1995）。

有关过程体验疗法的更多研究

本章中，我们仅仅对过程体验疗法治疗效果的研究结果做了简要概述。要了解更多研究，请查阅本章所列参考书目。有关过程体验疗法和其他体验——人本主义疗法疗效研究的综述（包括元分析），注意参阅格林伯格、埃利奥特和里耶塔尔（1994）以及埃利奥特等人（2003）的两篇文献综述，还有凯恩和希曼（2002）编辑的大部头著作。

除了本章评述和参考书目中引用的疗效研究外，还有大量有关过程体验疗法中的转变过程研究，包括：一般过程，比如体验水平和情绪表达；明确的任务，比如双椅技术（见第十一章）和系统性唤醒展开（见第十章）。埃利奥特等人（2003）最近评述了这一研究（也见Elliott & Greenberg, 2002; Greenberg et al., 1994; Rice & Greenberg, 1984）。

我们聚焦小组的参与者称进行过程体验疗法研究是深化对其理解的最佳方式。对于想获得自己进行治疗过程和疗效研究时的建议和介绍的读者，我们建议你参照过程体验疗法网站，也可以参阅引用的评述以拓宽文献阅读范围，从而找到研究和学习的例证。有时候测量方法很难确定；过程体验疗法研究的相关网站（由聚焦研究所赞助的），有大量丰富的测量研究和其他研究资源。该网站旨在帮助资深的或刚入门的体验治疗师找到研究资料。

第四章

来访者微加工：
过程体验治疗师所要聆听的

　　理解来访者始于治疗期间治疗师对他们所说内容和表达方式认真聆听，表达共情理解。过程体验治疗师努力帮助来访者描述和表达体验的多面性。有些采用默想的方法来培养来访者的自由联想能力；有些注意倾听来访者的说话内容，观察来访者的交流模式和处事方式；有些则留意来访者的想法以确认正在思考的问题。过程体验治疗师聚焦于两件事情：(1)来访者对事件的体验；(2)在治疗中用"微加工"的方式对体验进行加工处理。为激活体验、促进改变，过程体验治疗师时刻密切注意来访者的语言表达，尤其是跟他们的经历和情绪过程、目前跟他人和自身产生联系的时候。过程体验治疗师也留意"微加工标记"，即来访者的非言语行为，包括面部表情、身体姿势、语音语调——留意来访者对事件加工的独特方式。例如，过程体验治疗师会听到来访者有时以一种冷漠的、置身事外的态度讲述，但有时也可能会充满感情、激动地交流而忽视细节。

　　当过程体验治疗师聆听来访者每时每刻的体验过程时，治疗师设法帮助来访者辨识他们的体验并用符号标记这些体验，以便他们理解、反省并设法提出新的应对方式、感知和体验。过程体验治疗师积极帮助来访者创造对话情境，并让体验的不同层面相互沟通，比如理智和情绪、过去和现在、需求和价值观。这一复杂过程需要治疗师体会当下的感受，充分意识到治疗中来访者的体验。因此，成功的过程体验疗法需要对来访者多层面的体验有高度的共情调节。过程体验治疗师始终要对来访者叙述的细微差别和隐含意义，以及对来访者和治疗师之间的关系保持高频率的反应力。为充分保持反应力，治疗师需要仔细倾听、认真观察来访者并对来访者的生活经历、目前的困境和感受产生共情。鉴于人们体验的复杂性，会产生两个问题：首先，治疗师如何接近并了解来访者？其次，治疗师怎样引导来访者的注意力？以上两个问题，也是本章的主要内容：过程体验个案概念化的一般方法和确定的来访者微加工标记。

过程体验个案概念化中的一般方法

本章我们将描述几种典型的来访者在治疗期间的行为，以帮助过程体验治疗师聆听、理解来访者。然而，在此之前我们将描述个案概念化的基本原则，它将引导治疗师形成对来访者的了解和概念化阐述（见 Goldman & Greenberg，1995，1997）。

不同治疗风格的治疗师有不同的治疗模式。这些模式在以下方面不尽相同：如何清晰地用符号标记自己；一般理论性假设对他们的引导程度；和来访者交流的方式和深度。个案概念化有助于组织关于来访者的复杂信息，并将其当作引导治疗的蓝本。它提供一个框架结构，使得治疗师能够更好地了解来访者，识别有障碍的情绪加工，预测未来的治疗障碍。从历史根源上讲，以体验为导向的治疗师抵制个案概念化，因为这一做法有可能违背基本的人本主义原则。对此，罗杰斯（1951）非常关注：

> 当治疗师以诊断疾病的医生自居时，就产生了权力的不平衡；如果治疗师以专家身份出现时，就可能产生一种不良的依赖关系。诊断有可能将大多数人的社会控制权交由少数人掌握（p. 224）。

但有两个原则可以帮助治疗师规避风险，进行有效治疗。

首先，过程体验疗法个案概念化是合作性的，基于强有力的治疗同盟。在过程体验疗法中，个案概念化在平等的人际关系中会得到重新界定，最终表明来访者是他们自身体验的专家（Goldman & Greenberg，1995，1997）。过程体验疗法个案概念化中的总体目标是观察过程，对如何促进探索和深化来访者体验提出建议。治疗师不是先验性地设计治疗方案，因为方案会妨碍安全环境和体验探索模式的创建，也会妨碍情感和目前情绪加工的充分呈现。这样，稳定的治疗同盟——牢固的治疗关系和共同的目标和任务——为治疗师提供了进入来访者世界、理解他们如何构建自己的叙述、最终识别有障碍的情绪加工的必要背景。

其次，过程体验个案概念化是明确的、试探性的，并基于来访者的当下体验的。过程体验个案概念化聚焦于当下，有特定情境，并接近来访者的当下体验。它建立在观察的基础上。它的确包含了推理过程，但只要有关情绪过程被激活并可以进入当下体验时，它也常常受来访者当下体验的限制。我们认为重视个体当下的体验尤为重要，因为这将揭示核心的机能障碍过程和意义创造的方式。因此，过程体验治疗师并不事先或一开始就让历史事实重现，这时候对来访者来说，事实或者历史的真正意义并不明显，甚至会误导。然而，在一个放松的情绪背景下产生的体验会表明什么是重要的，以及其他重要的情绪层面。例如，没有情感交流的母子关系这一事实性信息，无法唤醒确定的有关母亲的意象。

因此，过程体验个案概念化是一个标记驱动的、即时即刻的过程，包含如何确认来访者当前的体验，以决定如何更好地继续推进。为帮助来访者对其情绪进行加工，过程体验治疗师要学会关注来访者不同体验层次的标记。标记是提醒治疗师注意来访者身体机能各个方面的语言或行为。本章我们描述了5种微加工标记：

- 微标记；
- 独特标记；
- 参与模式标记；
- 重要任务标记；
- 治疗焦点标记。

这些不同类别的微加工标记分别对应治疗师聆听来访者的不同程度。第一，治疗师认真听取来访者治疗中即时即刻的过程；第二，倾听来访者的生活经历来确认他们与自我和别人相处的独特方式；第三，倾听来访者如何参与加工他们的情绪体验；第四，倾听以获取明确的认知-情感任务和问题状态标记；第五，倾听来访者出现的主要问题。这样，过程体验治疗师收集多方面的信息和来访者协力合作，解决问题。

过程体验治疗师用情绪理论和辩证建构主义的自我个案概念化表述（见第二章），以及其他对人格功能和发展的当代理解来帮助他们了解来访者，但这些理论仅仅是工具而已。因此，对来访者的每一次了解都是尝试性的。随着治疗师对来访者机能了解的增多，有待重新阐述和改变。治疗和干预不受理论驱动，而是以来访者为基础建立起来的，来访者是恒定的试金石，在特定时刻是相关性或真实性永恒的检验标准。针对每个来访者的生活经历、呈现的问题、当前的生活问题和治疗中的即时过程，每一种治疗方案都具有个性化，都会按照来访者要求量身定制。下面将描述标记的类型，并且提供实例和处理标记的方法。

微标记：关注即时即刻的过程

在《促进情绪改变》一书中，格林伯格、莱斯和埃利奥特（1993）仅仅描述了为数不多的几个重要任务标记，没有触及大量用于来访者的有关即时即刻的过程促进的专业治疗知识。这一专业知识以来访者当下体验的反应水平暗示的形式呈现，用来增强治疗师的共情或者引导治疗师的下一步反应。例如，当来访者猜测为什么要做某事时，就表明参与的概念模式的出现；在这种情境下，让来访者停下来，将自己的猜测与他们对该情景的真实感受做一核对，这往往是非常有用的。

下面的文字记录阐明了治疗师在一次治疗中识别出的微标记（斜体部分；方括号内为解释），来访者是一位名叫迈克的40岁男子，患有抑郁症社交焦虑：

> **迈克**：唉，*我们谈谈情人节吧。那对我来说真的很重要*（露出懊悔的笑容）。[来访者提出一个明显的共情探索任务]
>
> **治疗师**：好的！[治疗师同意和来访者一起来完成任务]
>
> **迈克**：我当时不在国内，远在960公里以外……但我让人给R女士（来访者爱慕的女子）送了花并且在报纸上刊登了声明，*我记得我在那天晚上跟她交谈过*，通过电话，谈的都是跟工作有关的事儿。[来访者在叙述中提出出乎意料但又不得而知的问题]
>
> **治疗师**：你记得跟她交谈过？[治疗师要求阐明这一问题]
>
> **迈克**：她的声音真的很迷人，很性感，在电话上感觉是这样，但我们当面一句话都没说。*另一位是教堂里认识的姑娘，我没有见过她，因此很难说发生了什么事*。[治疗师注意到叙述中缺失的信息]

治疗师：你也给她送过花。［治疗师通过提供可能缺失的信息试图阐明］

迈克：我在报纸上登了广告，但没有署名。只是说"情人节快乐"。我给这位正在上班的R女士（提到的第一位女士）送过花，我也给D女士（教堂里认识的姑娘）送过花。后来我在一家当地报纸上登了声明，签了我的名字，*因为我确信我的前妻会看到*。［治疗师注意到他对前妻隐含的愤怒］

治疗师：呃，有点愤怒，还是别的？［治疗师从叙述中选取情绪信息，阐明他对前妻的愤怒］

即使是这样一个简短的片段，治疗师也可以对三种类型的微标记做出反应：

- 需要阐明或确认的潜在重要任务标记；
- 有待补充的叙述遗漏和阐述不清楚的地方；
- 需要继续跟进的潜在情绪暗示。

在有关情绪表达的著作中，肯尼迪-摩尔和沃森（Kennedy-Moore，Watson，1999）辨识出在治疗中与来访者的情绪加工有关的几种微标记。

言语微标记

下面的小节中我们编录了一部分常见而又重要的微标记，将它们大致归类为言语和非言语微标记。

内容的细微差别

微标记的主要目的之一是帮助来访者摆脱重复的思维定势，因而治疗师必须格外留意处于来访者意识边缘的细微的意义差别。通过完全将这些细微差别纳入来访者的意识，治疗师放大它们的反应，增大其作用范围。例如，如果治疗师注意到来访者的行为变得迟缓或谨慎，那么治疗师此时可将其视为来访者的胆怯、不确定或是尝试。每一个描述符都对来访者的行为从略微不同的角度进行描述，可以对其进一步探索以理解对该事件的情感，或许基于这些情感可为来访者提供不同的行动方案（Kennedy-Moore & Watson, 1999）。通过仔细聆听和观察，治疗师可以帮助有戒备、愤怒姿态的来访者觉察到自己的脆弱性（例如，通过识别转瞬即逝的、隐性的悲伤情感标识）。

痛苦的语言表述

过程体验治疗师也要注意来访者痛苦的语言表述。我们告诉治疗师要聆听那些扣动心弦、令人心惊胆战，或使人毛骨悚然的语言，尤其注意来访者叙述中语气强烈、痛苦的措辞。痛苦的语言表述是一个很好的衡量指标，表明当下的情绪和体验，由于它们持续时间长、明显而又强烈，需要进一步加工。特别痛苦和异常的语言通常暗示治疗师如何聚焦注意力，以帮助来访者接触到他们的情绪和主观体验。

自我和情境描述的预演

有时候，来访者似乎将自己描述为旁观的第三方（Kennedy-Moore & Watson, 1999）。他们显得异常理智，他们的叙述也好像是提前预演过的或事先准备好的。他们的叙述严丝合缝、滴水不漏，治疗师会觉得无法进入来访者的当下体验。这时候，治疗师要帮助来访者进入他们的情感，觉察重大事件的影响及其意义。

来访者的漫谈

尽管研究表明，打断谈话不是共情，但我们发现过程体验疗法中的来访者有时会抱怨治疗师让他们漫无边际地闲谈（Elliott et al.，1990）。因此，对于治疗师来说，温和地引导治疗过程，巧妙使用礼貌性的打断，不要让来访者漫无目的地漫谈也很重要（Watson，2002）。实际上，来访者也许将治疗师的打断体验为一种宽慰或帮助。出于习惯或焦虑，他们可能只是通过谈话来打发这段时间，或者可能暗自希望治疗师能给予引导。

当前的语言表述

治疗师也倾听来访者与语言有关的衡量指标。当下的语言标记包括：

- 相对于抽象的具体化（与抽象相对的真实，该内容是出现在当下治疗中的叙述还是对治疗师的讲述中）；
- 相对于普遍性的独特性（该内容是如何独特地和来访者联系在一起的）；
- 语言使用的生动性（来访者所谈论的内容唤醒的意象和情感是否生动、真实）（Goldman & Greenberg，1997；Rice，1974）。

包括音质在内的非言语微标记

除了语言微标记，还有其他几种非语言的衡量指标，包括手势、面部表情、犹豫的表现、不一致或模糊的表达以及音质。

非言语行为

观察来访者的非言语行为同样非常重要，例如，肢体动作和面部表情（Kennedy-Moore & Watson，1999）。来访者常常意识不到他们的肢体传达的信息。例如，一位来访者因为无法做出决策而气恼和烦躁。尽管她表达了内心冲突的两种情绪，但她的体验没有转变，她的探索是重复无益的。细查这种冲突之后，治疗师发现来访者将双手压在腿下，来回晃动着双脚，治疗师指出这一点，让来访者再次体验，然后说出自己的感受，来访者照着做了之后觉得自己很天真、很脆弱，并转变了她的自我体验，开始觉得治疗师对待她像父亲一样。

同样可以利用生理唤醒来增强情感、情绪觉察（Kenned-Moore & Watson,1999）。例如，当讨论有关过于情绪化的内容时，一位来访者坚持说他感觉"良好"。然而，他的脸却变得通红。治疗师指出他脸红了并加以评论："你说你感觉良好，但你的身体却告诉我你并非如此。"在这一次和随后的治疗中，来访者就会把脸红作为一个标记，表明他正在体验某种情绪，试图觉察并将这些感受表达出来。其他来访者可能会有不同的生理表现，诸如手心出汗、肩膀绷紧、口干舌燥，或心跳加速等，这些都属于未意识到的情感标记。

在其他情况下，让治疗师指出非言语阻挠行为可以提示来访者内省以引发体验。一位名叫米加的来访者学会了将情绪阻滞作为聚焦暗示，觉察情绪体验。米加是一位27岁的男子，他发现在治疗期难以进行主观体验。每当情绪性话题出现时，他就说自己"脑子一片空白"。对这位来访者而言，重要的治疗目标是帮助他觉察而不是阻挠他的感受。有一次，当回忆导致他父亲死亡的事件时，米加突然停止说话，转而望向窗外。治疗师问他那一刻发生了什么，米加说他脑子一片空白，不知道要说什么。治疗师让他好好体验此刻的情绪。米加注意到他一下子觉察到车辆并听到远处列车的鸣笛声。治疗师问在听到鸣笛声之前他的感受是什么，米加承认在谈论父亲的疾病时他开始感到焦虑。他意识到每当他焦虑时就无法集中注意力。在确认这一情绪阻挠后，他才克服了这个阻挠，确认他对父亲久病和死亡的感受。

治疗期来访者的犹豫和抑制

当治疗师聚焦来访者的体验时，他们也要关注自己和来访者之间的互动。他们和参与者协调同步，注意他们自己的反应和来访者反应之间的时间延迟（Kennedy-Moore & Watson, 1999）。当来访者放慢速度，难以做出正确反应，或在治疗中完成某一任务有困难时，治疗师对这些瞬间应保持警觉。这些观察结果表明治疗师没有恰当地阐释来访者的问题；或者，它也意味着治疗师需要重新聚焦于和来访者建立关系而不是完成治疗任务。

不一致的表达

当来访者难以表达情绪时，他们的情感和行为可能不一致（Kennedy-Moore & Watson, 1999）。模棱两可或不一致的表达会以多种形式出现，诸如讽刺、混合信号、本人没有意识到的或意想不到的情绪表达。所有这些模糊表达的关键特征是来访者不能向别人传达预期的情绪信息。有时候，当来访者讲述痛苦或悲伤事件时，他们会微笑；或者，在治疗期流露出焦虑的迹象，但却否认有不舒服的感受。当治疗师观察到有不一致的迹象时，他们应当对来访者保持共情，并告诉他们，然后一起分析。例如，治疗师可以说："讲述这个悲伤的故事时，你在笑。"来访者可能正在体验一种冲突而没有觉察到这一点，也可能缺乏技巧，或者有未解决的心结。可是，首先采取的干预措施应该是探索性的，使治疗师明白来访者身上发生了什么。当来访者有模糊表达的迹象时，要帮助他们更清晰地了解自己的感受。

音质

通过觉察不同来访者固有的音质表达的不同含义，治疗师也能增强他们对来访者的反应。莱斯、格林伯格等人（Rice, Koke, Greenberg &

Wagstaff, 1979; 也见 Rice & Kerr, 1986) 创立了一种测量手段, 将来访者的音质分成不同种类来提醒治疗师注意来访者的内部资源和体验参与。音质可分为四种类别: 聚焦型音质; 情绪化音质; 外在化音质和有限音质。来访者的音质也能提供有关未确认的情感线索。例如, 当来访者的声音聚焦时, 他们说话更慢, 在节奏上没有规律, 保持自然的语调, 边说边若有所思 ("目光内视")。来访者经常以不同于往常的方式强调某些话语。他们的言语难以预料, 感觉他们正在发掘或看到新的东西。有时候, 来访者使用情绪化的声音, 毫不隐瞒地表达情绪; 由于愤怒或痛苦 (比如, 哭), 他们的言语变得失真或中断。外在化声音强劲有力, 但有提前预演或练习过的痕迹, 似乎表明来访者为增强表达效果, 在重复他们以前说过的东西。这种声音令人愉悦, 但它不是当下鲜活、生动的声音。最后, 有限音质也表明来访者的疏远体验, 这种声音细小, 抑制收敛, 听起来很脆弱, 战战兢兢, 感觉 "小心翼翼"。

我们难以在情绪上接近很少或几乎没有表现出聚焦的或情绪化声音的来访者, 需要进一步努力, 帮助他们加工内在的体验信息。外在化音质高的来访者一般容易聚焦内省, 然而对于有限音质高的来访者而言, 他们需要一个安全的环境来培养对治疗师的信任, 让自己放松。

来访者情绪唤醒或深度体验水平的综合性指标

其他两种来访者微标记将上述的微标记加以整合, 形成对来访者当下体验过程重要方面的总体评估: 情绪唤醒和体验深度。

在进行对解决问题很重要的高度情绪唤醒有关的治疗任务时 (比如空椅技术, 见第十二章), 来访者的情绪唤醒程度是一个重要的、持续的指标。《情绪唤醒量表》(Warwar & Greenberg, 2000) 是情绪唤醒的衡量标准, 根据声音和表达暗示, 界定了7种情绪唤醒等级。

另外一个重要的整合来访者体验过程的方面是来访者的体验深度。例如，《来访者体验量表》（CEXP；Klein，Mathieu，Gendlin，& Kiesler，1969；Klein，Mathieu-Coughlan，& Kiesler，1986）按照7种等级界定了来访者的体验参与程度，每一等级描述了来访者每一阶段在治疗中的情绪和认知参与：

- 一级：来访者的表达内容或方式是客观的、抽象的或笼统的。避免情感流露，根本没有参与交流。
- 二级：来访者和表达内容之间的联系是清晰的。然而，来访者的参与并没有超出具体的情境或内容。
- 三级：来访者对体验内容的叙述或描述是外在或行为的，还附有对情感或个人反应的评价。
- 四级：高度参与可以将来访者的注意力转移到主观的、可以感受到的一系列体验上，而不是事件或抽象概念本身上。
- 五级：来访者能界定或发自内心地详述关于自我的问题。
- 六级：来访者整合在持续探索中发现的新情绪和意义，以解决目前的问题。
- 七级：这一层次鲜有能及者，来访者获得持续不断的拓展性的觉察，觉察到当前的直接感受和内在加工，当它们在当前出现时，能将感受到的体验的细微差别联系起来并进行整合。

量表从低到高的逐步转变反映出情绪的逐步细化和整合，进而找到解决来访者问题的方法。训练有素的治疗师通过《来访者体验量表》的描述，可以判断出来访者的体验深度，甚至在治疗期间当他们未能概念化地运用这些量表时，这种对体验的理解方式可以间接地引导来访者进行探索。在特定的时间点，治疗师能够大致确认来访者的体验深度。过程体验治疗师的目标并不是鼓励经常出现六级和七级体验，而是要促进四级及其以上和关键的、有意义的问题体验。这和有实证支持的观点是一致的，它认为只有当来访者开始内心探索并用情绪阐述核心问题，整合并形成最新出现的初级适情绪以促进解决问题时，才会在治疗中出现积极的转变（Goldman，1998）。

独特标记：来访者如何对待自己和他人

　　了解来访者目前的问题，确认与他人及自己的独特相处方式，对了解其依恋经历和重大或创伤性的生活事件很有帮助。一般来说，在早期与重要照顾者的交流中，来访者养成了独特的对待自己和他人的方式。通过以情绪过程呈现出来的（见第二章）自身性格、需求和目标等机能，来访者学习如何跟他人交流。例如，他们学会判断是否保持警惕并经营与他人的关系，是否挑剔和指责，或是否促进并理解他们与周围人的人际关系（Benjamin，1993；Fuendeling，1998；Perls，Hefferline，& Goodman，1951；Rogers，1959；Schore，1994）。他们也会形成某些以情绪过程为特征的与自我相处的方式，比如内在化的敌意、自我忽视，或自我否定，或者与此相反，要么表现为自我安抚，要么表现为自大。通过密切关注来访者早期的依恋经历，治疗师就能确认他们某些人际过程和精神内在过程，特别是他们如何调节和表达其情感反应。尽管和重要照顾者的关系对他们有很大影响，但同龄人和其他亲密关系对他们的影响也很大。而且，人们认为来访者在很多事情当中，可发挥主观能动性，做出自己的选择。

　　这一信息为理解来访者问题的本质和来源提供了背景。来访者在描述目前的问题时，通常流露出他们对待自己和他人的态度。此外，确认他们特有的方式有助于治疗师辨别治疗师和来访者在治疗中要解决的任务标记，反过来也可促进治疗中同盟关系的发展。例如，还是孩子时就已承担起父母责任的来访者很可能否认他们的情感是情绪过程的一部分，比如过度责任感。当他们还是孩子时，如果没有人对他们的情感做出反馈，他们可能会忽略情感（Fuendeling，1998；Rogers，1959）。对情感信息的忽视会明显表现在目前与重要他人的交往中，可能会导致他们现在的问题。一旦治疗师辨别出来访者的习惯性的处世方式，他们就能在治疗期间留意这些表现形式。例如，他们会注意到来访者经常自己中断体验或情绪表达，或否认对生活中一些人和事的情感和反应。

在治疗中，有一个典型的否定情绪的例子。一位名叫汉娜的35岁单身女性，由于重度抑郁，她一直寻求精神治疗。五个兄弟姊妹中她排行老大。父亲是个酒鬼，母亲是移民，不太会讲英语。母亲轮班工作，压力大，常常意志消沉。作为老大，汉娜早早承担起照顾弟弟、妹妹的责任。每天一早喊他们起床，为他们准备早餐，送他们上学。到了傍晚，一般也都是她准备晚餐，督促他们完成作业。她非常有责任心，在学校里也很勤奋。然而，她的社会生活和个性发展过程严重受限。为了帮助家人，她经常舍弃自己的欲望和需求。实际上，她和自己的情感和需求失去了联络。

在她20多岁时，她和一个不是很爱她、关心她的男人生活在一起，当她意外怀孕后，该男子坚持让她去堕胎。不久后，他们就分手了。从此以后，汉娜就再也没能建立起另外一种长期的人际关系。当她来参加治疗时，她非常苦恼，人已经变得有些衰老，而且再也没有建立家庭。因为堕胎，她心理上的丧失感和失望情绪愈发加剧。从她的家庭背景和她对人际关系的叙述中可以明显地看出，汉娜总是将别人的需求和顾虑放在第一位。她否定自己的情感，也容许别人这样做。因此，对她而言，治疗中的重要任务就是帮她意识到她是如何否认自己的情感的，以便让她更多地注意自己的情感，这将有助于缓减她的抑郁感，从而让她在人际关系方面变得更为自信。当她的自我否认情绪过程是抑郁症的主要根源时，改变她对待自己的态度也同样重要。

汉娜对待自己的行为是抑制性的、惩罚性的、苛刻的，并且还是不在意的。治疗师倾听这些信息可以获取治疗中情绪加工的标记，以便开始改变汉娜的自我否认情绪过程中的内在和人际因素。

另外一个例子是杰森。他跟父母生活在一起，父母对他抱有很高的期望。杰森的父母对他疼爱有加，但他们过分看重学业和成绩。在这个家庭环境里，杰森内心形成了一种强烈的内在批评情绪过程。他变得对自己和他人过度挑剔和苛刻。很可能是这一行为导致了他后来的婚姻问题，焦虑和抑郁等情绪问题。治疗师努力调节以帮助杰森确认治疗期的恐惧和自我贬低。这样做的目的就是帮助他更加宽容、谅解、接纳自己和跟他一起生活和工作的他人。

总之，过程体验治疗师全神贯注地倾听来访者的叙述，以确认他们习惯性的行为和处事方式。在倾听来访者以确定他的特征类型时，过程体验治疗师应该问自己如下问题：

- 来访者是如何对待他/她自己的？
- 来访者是如何对待他人的？
- 来访者希望他人如何对待他/她？

参与模式标记：
在特定时刻来访者如何接近他们的体验

辨别何时增强来访者对情绪的觉察，何时促进情绪唤醒或反省，对于过程体验治疗师很重要。关注来访者所说的内容和说话方式，这些迹象表明他们对体验的态度和观点，我们将其称为姿态表达（e.g., Rice,

Watson, & Greenberg, 1993）或参与模式（Greenberg et al., 1993），可以将其界定为来访者注意力和治疗期活动参与的焦点，例如，来访者可能会积极参与并探索自身体验，也可能会远离这种探索体验。当来访者参与有效的探索和情绪表达时，他们常常内在地聚焦于自身思想和情感，积极体验治疗期的情感，而且可能热切地参与对其体验的检查和评估，进而创造新的意义（Kennedy-Moore & Watson, 1999）。相比而言，没有成效的情绪加工和表达则以疏远、摆脱对体验和情感的描述和分析为特征。这时候，来访者常常出现外在聚焦，以一种预演过的或枯燥的方式来描述生活中的事和人（Kennedy-Moore & Watson, 1999; Rice et al., 1993; Watson & Greenberg, 1996a）。然而，当来访者的语言变得丰富或痛苦时，治疗师便可以判断出他们正在体验情感。这些参与体验的方式对来访者是否愿意参加并完成各种治疗任务有重要影响。

参与的非体验模式

参与的非体验模式经常出现在有些来访者身上，包括从事表演的或将其遇到的障碍理性化或躯体化的来访者。一般认为，过程体验疗法不是他们的最佳选择，因为上述模式的确脱离了个人的情绪体验。它们可分为：

- 纯外在模式：来访者只关注他人、外部事件，或将解决问题看作首要的，并且只愿接近问题，不愿接近情感。纯外部模式包括因为自己的问题而指责他人，密切注意他人以获取行为线索（Kennedy-Moore & Watson, 1999）。
- 纯概念模式：来访者以语言或抽象术语对事物进行概念化阐释，没有具体的体验指向；来访者可能只推测情绪或意图，或认为他/她"应该"感受或思考什么。
- 纯躯体化模式：来访者只将注意力聚焦在身体感受和生理症状，诸如慢性疼痛或疾病症状。

　　回顾我们在第二章探讨的情绪过程的构成要素，可以明显看出非体验式的参与模式仅仅运用单一的情绪过程构成要素而排除其他构成要素（例如，情境-知觉、概念-象征或身体要素），因此妨碍了完整的情绪加工。

参与的体验模式

　　相比之下，参与的体验模式包含了参与当下此时此刻体验的不同方式，比如专注内心、体验搜索、主动的表达和交流（Greenberg et al.，1993）。

专注内心

　　专注内心主要指将注意力转向内在；觉察情感、意义、意图、愿望、记忆和幻想；尤其聚焦清晰或具体的体验，诸如情绪、显性意义、有意识的意图，或明确的记忆或幻想。专注内心也可能包含直接的、不置可否的（"关注的"）对某一知觉的觉察（例如，自己的呼吸），以及情景式记忆。除了聆听以获取这种参与模式，通过关注来访者一些显而易见的表情，治疗师也可以鼓励来访者关注自己的体验，例如，问一些这样的问题："你意识到你的拳头是紧握的吗？握紧拳头时你体验到了什么？"（了解更多有关诸如聚焦体验的专注内在的任务，参见第九章。）

体验搜索

　　体验搜索包含有意识地将注意力转向内在，关注复杂的、不清晰的、刚出现的或独特的内心体验，用语言的形式将其符号化。体验搜索过程可使来访者识别和探索以前没有觉察到的情绪过程。例如，在与朋友吃饭时，一位来访者突然且莫名其妙地感到沮丧，这让她觉得很困惑。在仔细梳理一段情境记忆后，她搜索并最终用语言将这一重要的未经省察的个人需求和价值观表达出来，原来是由她朋友不经意的一句含蓄的质疑引起的（了解更多有关此类广泛使用体验搜索的再加工任务，参见第十章）。

主动表达

体验常常是隐性的因而无法完全投入，除非将它以言语或非言语的方式表达出来。主动表达是指来访者清楚地、强烈地或自发地表达他们的情绪反应。当他们主动表达时，便会产生各种身体感受和非言语表达，这将给来访者提供进一步的暗示，帮助其发现并确认他们的感受。主动表达也是完整的情绪体验过程，使情绪与对应的事物相联系（例如，使愤怒与违法犯罪相联系）。来访者积极的表达可以通过双椅或空椅对话来培养，就像来访者用空椅对话来表达对忽视或虐待自己的重要他人的愤怒和悲伤（见第十二章）。

主动交流

主动交流是一种出现在治疗关系背景下的参与模式，包含允许自己信任他人，对他人敞开心扉。通过关注治疗师的共情调节、重视、在场和协作配合，来访者认识到同他人相比，他们可以成为真正的自我。他们确认自己的存在是有价值的。在特定的时间，治疗师的体验能够提供证明不适应性情绪过程不成立的新体验。例如，来访者由于害怕别人的嘲笑，当治疗师能够接纳他压制已久的"勇士般"的自我时，他会深深感到自己的价值得到了肯定。治疗师的接纳帮助他承认隐藏的这一面就是他自身的一部分，是某种让人引以为荣而不是引以为耻的一面（见第八章关于关系处理和任务的讨论）。

自省

一旦某种体验过程开始，对来访者来说重要的是对其进行巩固、整合并依照体验采取行动，简德林（Gendlin，1981）将这一过程称为"推进"。自省是推进的一种形式，自省者不介入体验，脱离体验或者对体验进行意义感知（见 Rice & Saperia，1984；Watson & Rennie，1994）。理解体验是一个导致新意义产生，巩固刚出现的变化的关键过程（Whelton & Greenberg，2001b）。

行动规划是对刚出现的变化的另一种加工形式，其中，通过设定目标、选取和规划恰当的行动，来访者努力将情绪觉察转化成有效的行动。这一参与模式经常出现于治疗任务的最后阶段，例如，在来访者已经解决了冲突之后，并且正在探索解决方法的影响时。

不同的治疗任务包含了不同参与模式。治疗中一开始注意到来访者典型的参与，可帮助治疗师预见哪些治疗任务来访者更愿意参与，哪些任务更为陌生和困难。更重要的是，治疗师跟踪监测来访者在每一治疗任务中的参与模式，以此作为标志来判断来访者的进展，是向前推进还是陷入困境或偏离目标。

当来访者积极投入体验时，无需帮助他们进行不同的体验加工；相反，要帮助他们聚焦目前的任务，保持并增强他们的体验。然而，当来访者远离情绪体验，枯燥地描述内心的重要他人和情境，或当他们机械地对体验进行描述、分类时，过程体验治疗师就应当积极帮助他们将注意力转移到与体验有关的参与模式上来。

重要任务标记：治疗期来访者的主要任务

当过程体验治疗师在确认来访者与自己和他人的相处方式，倾听他们如何投入内心体验时，治疗师实际上也在倾听以获取有问题或痛苦心理状态的明确标记，它们标志着来访者在治疗期愿意解决某一障碍。除了帮助辨识来访者在治疗期想要解决的问题，任务标记也为治疗师提供了机会，帮助来访者以其他更令人满意的方式对待自己，调节情绪痛苦。

问题标记是指来访者的陈述，表明该来访者苦苦纠缠于某一痛苦的认知-情感状态，例如，困惑的反应、对生活中重要他人挥之不去的糟糕心情、对自身的负面心情、激烈情绪（Watson, 1999）或者治疗期的情绪表达障碍（Greenberg & Saran, 1987; Kennedy-Moore & Watson, 1999）。任务标记事实上是共情指标，因为它指向来访者潜在的、重要的治疗体验。这些问题标记帮助临床医师研究相关疑难焦点，和来访者一起解决问题。在疗效好的病例中，来访者能成功解决这些困难的认知-情感问题；表达对自己、他人或困难情境的不同看法；形成新的体验和自我表达的方式。所有的治疗都有标记，它们向治疗师表明某种必要的反应。例如，精神分析学家将抗拒、治疗期迟到或过度频繁地打哈欠视为情感转移标记，提醒他们什么时间和来访者探索情感转移是有帮助的。认知行为治疗师倾听以获取消极的自我陈述，并将这种陈述作为标记，让来访者省察自己的认知。正如我们在第一章指出的，过程体验治疗师已经确认了多种体验标记，来提醒他们根据治疗中的时间节点来决定什么时候采取干预措施才是有效的、恰当的。

来访者也将已经确认的标记视为重要的。这一共同的认识增强了治疗同盟，特别是增强了来访者的合作意识，同意解决某一问题。因此，治疗师需要花时间帮助他们探索和理解生活中这些问题是如何形成的，存在与表现的独特方式，并且解释用这种治疗方式的基本原理，这些都可能有助于解决问题。如果治疗师帮助来访者认识到他们的早期经历和独特的存在与表现方式如何导致了目前的障碍，对他们来说，和治疗师共同协作，一起解决这些问题就要容易得多。

在通过帮助来访者解决某种认知-情感问题时，治疗师对几种不同的大范围的过程体验疗法任务和特定的治疗师技巧和来访者的过程体验做了描述和示范。帮助来访者接触他们的内心体验，并将其符号化的治疗干预，包括共情探索、聚焦、系统的情绪唤醒展开和多种形式的空椅技术。每一种任务都需要大量的治疗时间（即10~40分钟）。我们在第六章对治疗任务做了概述，还有任务之间的关系和贯穿不同任务的总体结构；大范围的或重要的过程体验任务在第七章到第十二章有详细描述。

治疗焦点标记

在过程体验疗法中，治疗中具体聚焦哪一方面的内容，没有明确的计划。在每一期治疗中，治疗师检查来访者出现的状况。一般认为，来访者在每次治疗中都有不同的自我组织方式，即重新整合前一期和一周治疗中出现的新信息。这样，治疗师和来访者才能保持同步。所有的来访者愿意掌握这一疗法，因此过程体验治疗师认为和来访者目前的体验保持同步会促进他们努力解决问题，包括出现的任何障碍。

不过，情绪聚焦探索和任务参与经常会导致来访者不断地接触到重要的话题。特别是在一些治疗成功的案例中，核心话题随着时间的推移，逐渐发展和成形（Goldman,1998）。因此，如果来访者没有聚焦话题，治疗师也可以询问或强调以前确定的话题焦点。总之，话题焦点在本质上要么是有关个人内省的，要么是有关人际的（Goldman,1998）。例如，在一种情形下，治疗可能反复聚焦于个人内省的话题，比如缺乏安全感，感觉一无是处。然而在另外的情形下，治疗可能聚焦于人际关系话题，比如对重要他人未解决的愤怒情绪。

例如，一位过程体验治疗师聆听一位抑郁症来访者诉说最近的离婚对他/她的影响。随着时间的推移，治疗师会注意到来访者不断地回到关于离婚的话题，描述失去的痛苦，对不断失去的恐惧。经过对过程的倾听，和来访者一起探索，治疗师感到离婚让来访者无法走出目前的困境和生活，同时也丧失了重要的生活目标，比如，开启一段新的恋情。通过这个过程，发现来访者需要聚焦离婚带来的损失，来访者尚未消退的悲伤心情，未完成心结对来访者的意义。这样，经过两期或三期的治疗，治疗师试探性地给予系统性阐述，大概意思是，和以前配偶之间的未完成心结似乎正在干扰着来访者的生活。然后，治疗师依此提出采用空椅对话，前配偶坐另一把椅子。治疗师是否启动这一任务的决定，取决于过程拓展和治疗期陈述，这表明来访者目前正在体验并想解决这一问题。只有当来访者感到足够安全，可以敞开心扉时，新近的丧失对他的意义才变得显而易见，也只有这时候治疗师才能充分意识到问题的严重性。换言之，只有通过值得信赖的治疗关系所透露的内容，治疗师才能逐步理解其中的情绪意义，理解解决该问题对来访者的重要性（使该问题成为治疗焦点或目标），理解何种治疗任务能更好地促进问题解决。

来访者的意义表达和痛苦话语提供焦点指向。在每期治疗中，来访者都会叙述生活对他们的影响。在治疗师聆听时，使用意义和痛苦话语的准则来确立焦点指向。为达到这一目的，治疗师需要不断地问自己：

- 在来访者的叙述中，最痛苦的感受是什么？
- 来访者表达的核心意义和信息是什么？
- 来访者提供的最新信息是什么？
- 来访者对此感受是什么？

推荐阅读

　　过程体验个案概念化在戈德曼和格林伯格（1995，1997）的文章中均有所描述。想了解更多关于自我-他人和自我-自我关系中枢模式的知识，我们推荐本杰明有关社交行为的结构分析著作（e.g.，Benjamin，1993，1996）和依恋理论的著作（e.g.，Cassidy & Shaver，1999）。这一章拓展的参与模式概念（Greenberg et al.，1993）源自莱斯的早期关于表达姿态（e.g.，Rice & Wagstaff，1967；最新内容见莱斯等人的著作，1993）的著作。微标记的总体观点是莱斯和格林伯格（1984）的"任务标记"概念的"向下延伸"，最初用于我们在第六章到第十二章提到的各种重要任务。在语言交际和社会语言学领域（Labov & Fanshel，1977；Morris & Chenail，1995）的话语分析家的作品中也可以发现这方面的阐述，他们提出了研究连续轮流发言之间关系的方法。肯尼迪-摩尔和沃森（1999）有关情绪表达和治疗变化的近作，以及格林伯格和沙弗安（1987）的作品，他们对情绪暗示、情绪调节和机能失调的标记都有详细的探讨。最后，关于来访者表达的音质方面有重要治疗意义的作品，我们推荐莱斯的关于来访者音质的著作（Rice & Kerr，1986；Rice et al.，1979），对非言语交流的更普遍的治疗方法，参见克纳普和霍尔（Knapp & Hall，1997）的著作。

第五章

过程体验疗法中的
治疗师加工

在前一章，我们分别描述了一系列有关治疗期来访者加工、指标和标记的内容。本章我们将着重探讨过程体验疗法中的治疗师。本章首先描述治疗期间过程体验治疗师参与的基本内在加工。然后提出过程体验治疗师所采用的治疗原则（见第一章），尤其是有效解决来访者治疗期问题的体验反应模式。在这些治疗原则的引导下，后面几章描述的治疗任务主要包括一系列的来访者加工标记和治疗师体验反应。

过程体验疗法中治疗师的内在加工

有效的过程体验疗法首先依赖于治疗师倾听、观察、理解来访者细微的体验，确认来访者重要的治疗期加工标记，包括信息加工障碍（Greenberg & Goldman, 1988）。因此，治疗师的内心体验对了解和完成过程体验疗法至关重要。事实上，诸如像空椅对话这样的技术，如果没有建立在恰当的、治疗师的内在加工的基础上，它们都是空洞的，甚至是有害的。对于这一疗法的学习者来说，不但要观察看得见的反应和任务，而且要注意有效反应来源的内在体验加工。

过程体验疗法对治疗师提出特殊的内在加工要求。这些特殊要求是什么呢？确认治疗师体验加工的有效依据在第一章中的6种治疗原则里有所体现（共情调节、治疗关系、任务协作、体验加工、任务完成和聚焦、自我发展）。过程体验治疗师需要培养整体态度和明确的当前体验，以便让他们在治疗期间，即使在不太理想的环境下，诸如当遭受来访者攻击时，尽可能地执行这些治疗原则和理念。

基于这些治疗原则，一般认为这6种内在加工对从事这一行业的治疗师是必要的。在学习过程体验疗法时，治疗师需要完成以下6种内在加工：

- 在场和真诚（基于整体性和真实性的当下）；
- 共情调节（多层面的）；
- 接纳、重视和信任；
- 协作（积极参与和平等的态度）；
- 模式的程序性知识（必要时能够运用过程体验理论）；
- 加工意识和引导（特定的时候给来访者提供机会使其更加高效）。

在场和真诚

在场指充分觉察当下时刻，多层面、全身心地直接体会来访者的体验，包括生理的、情绪的、心理的和发自内心的层面。在场基于一种觉察和接纳某人的态度，也是一种在很多生活情境中的体验，比如欣赏艺术作品、观赏日落、教学或者静心沉思。在过程体验疗法中，治疗师在体验心理治疗中的在场时本来就是以治疗者的身份出现的，目的就是和来访者在一起并帮助他们。关于治疗师在场的描述是基于盖勒的现象学研究（Geller，2001；Greenberg & Geller，2002）。

因此，在场体验涉及完全的投入意识、内心扩展、回到当下、和来访者一起并帮助他们。治疗性在场涉及和来访者一起密切参与体验中每一刻的感受，觉察每一时刻体验的细微之处和体验深度，对其加以扩展和详细阐述。治疗师体验和来访者的心灵融合以及空间边界的消弭，同时在共享空间里维持中心意识，让自己回到当下的此时此刻。与来访者同在并为他们的康复着想，当治疗师以这种方式接触来访者时，他们就能感受到关爱和尊重。

在场过程中还有一种明显的变化，即在下列不同但又相关状态之间的转化：

● 接受性，或者说完整接受来访者的体验；

● 内省，关注该体验如何在治疗师的内心引起共情；

● 延伸和交流，即表达这一内心共情或者直接与来访者交流。

换言之，治疗师被来访者或他人的生活经历所触动，被他人感动而触及自身的体验，进而将这一内心体验以触动他人的方式表达出来。治疗师注意力转移和交流受此刻最强烈的情绪支配。实际上，格林伯格和盖勒（Greenberg, Geller, 2002）还有其他学者（e.g., Schmid, 2002）认为在场是所有其他核心关系条件的先决条件。

相应地，治疗师的在场以真诚为基础，它由两个基本方面构成（Greenberg, Rice, & Elliott, 1993；Lietaer, 1993）。首先，整体性是指"所有的部分"，有着完整性、一致性。它包含和自我友好相处，愿意走进自己的痛苦情绪。和整体性相对立的是分裂性，指在治疗期间纠结于种种冲突之中，自相矛盾，给出"双重信息"，或者"变化无常"。其次，真实性指"言行一致，实事求是"：自然、一致、诚实、真实或不装腔作势；它包含觉察自身体验，甚至是痛苦的情绪。与其相反的是虚伪、假装、装腔作势或是欺骗。

仅仅将它们强加于自己并不能促成真诚。不能刻板地将完整性和真实性强加于自己，完整性和真实性并不意味着忽略或否认内心冲突或矛盾。反而，它们需要治疗师研究自身的个人发展，尤其是自我觉察和内心冲突的解决（或者至少接纳自己多种、有时甚至是自相矛盾的自我层面）。

真诚以对来访者公开或透明的方式转化为在场，包括适当的自我表露和"开诚布公"。可是，如果自我表露不是基于自我觉察和自我接纳，那它就没有促进作用（甚至可能是有害的）。例如，一般情况下治疗师对来访者这样说是没有好处的："你知道，我现在对你感到很烦，但我就是不知道为什么。"相反，如果发现自己对来访者的厌烦之情越来越强烈时，治疗师要提醒自己注意这些内在的情感（在两次治疗之间或在指导中），以找出潜在的情感（常常是无奈或伴随无法帮助来访者的担心）。那么，这些情感完全可以用这种方式表达："你知道，当我们继续推进时，我开始担心不能如愿以偿。可能是我的问题，恐怕我有点儿让你失望了。"

共情调节

共情调节是我们在第七章将要详细描述的一种复杂的内在过程。在共情调节中，治疗师尝试从以下几个方面追踪来访者（Bohart & Greenberg, 1997a），包括来访者的叙述、来访者的当前体验、刚刚出现的体验以及作为来访者的感受。共情调节是一种内在过程，在一个周期内有多种操作形式的子过程（Greenberg & Elliott, 1997；参较 Vanaerschot, 1990）。

在讲授共情时，我们将其描述为一种本质上想象的同理心、身体的体验，而不是一个概念。偶尔，治疗师的共情调节与来访者的体验是同步进行的；就好像治疗师在体验和来访者一样的感受（例如，共同体验到心碎的感受和痛苦）。有时候，它更为复杂。治疗师所能做的是感同身受，但毕竟不同于来访者真实的感受。除了对来访者情感的体验理解，治疗师也会体验到一种互补情感（Greenberg & Rushanski-Rosenberg，2002）。互补情感的例子包括对来访者痛苦的同情和怜悯，对来访者愤怒情绪的关注。治疗师也会感到自己对情感的体验理解不同于来访者所表达的，包括潜在的深层情绪（例如，有时治疗师会意识到被来访者的愤怒所掩盖的恐惧心情）。

如果治疗师真正以一种深刻的、生动的接近情绪的方式掌握了来访者的体验，那么如何告诉来访者自己感同身受就不重要了。既可以通过言语的，也可以通过非言语的方式。因此，共情调节体验是一切有效的共情反应的来源（见第七章）。

比如，尼克是一个前来治疗的由失业引发抑郁症的厨师。在第三期治疗中，他描述了在状态良好时，工作对他的重要意义及他对厨师岗位的怀念。在治疗师聆听时，他将自己带入来访者的体验：想象胃里有一种痒痒的刺痛感；记起自己类似的成功感受（不断增加的兴奋感，伴随着双脚稳稳站立于地面的感受）；"放电影式地"想象来访者带着自豪和幸福感，挺胸抬头，大步跨出厨房等。很明显，有时共情调节可以达到很强烈的程度，并且表明治疗师的口头反应如何捕获哪怕是微乎其微的共情理解。

接纳、重视和信任

接纳、重视和信任是三个相互关联的内在过程，一起构成治疗师第三种必要内在过程。首先，接纳主要指治疗师尽可能地搁置、放弃或排除自己的价值观和标准（参见Rogers，1959，"价值条件"）。由于治疗师自身内在批评者身份，在某些方面，达到并保持接纳的态度会相当困难（例如，犯罪行为或贫困），可能需要个人的努力或监督。

无条件地接纳需要类似共情调节的放手或搁置的内在行动，但是重点略微有点不同：治疗师不但必须排除来访者的观点和期望，而且还要排除重要的个人价值观、标准和喜好。特别是当治疗师"做出仓促判断"时，他必须关切地等待，不要一时冲动做出评估。例如，治疗师必须接纳来访者对在某方面进行探索的犹豫，接纳来访者一味地讲故事，接纳对他人或治疗师的愤怒或失望，甚至接纳治疗师个人认为道德上无法接受的行为。

而且，要注意到治疗性接纳并不完全等同于赞成和认可，而是关乎确认来访者体验和行为是真实的（相对于不真实的或虚假的体验和行为）、有趣的（相对于乏味）、独特的（相对于一般的或普通的）、有意义的（相对于琐碎的或不重要的）、可以理解的（相对于无意义的或非理性的）、可容忍的（相对于可怕的或危险的）、有用的（相对于无价值的或不恰当的）和有效的（相对于无效的）。

其次，重视是治疗师在治疗中某个时刻体验到的一种更深层次、暂时的对接纳的强化。在重视的过程中，治疗师会体验到当时对来访者积极的情绪意识——钦佩、关怀、欣赏、看重，把它们当作我们人类的同伴。治疗师在情绪上允许自己被来访者的体验打动，要尊重来访者，不管他们是快乐还是痛苦的，他们对体验的描述是独特的还是一般化的，内在表现是强大还是脆弱，治疗取得了进展还是有所恶化。

重视还指渴望看到最好的来访者状态，并且肯定、重视或希望看到他好的一面，不让来访者感觉治疗师在"操纵"他。因此，重视并不等同于提供保证或支持，尽管可能对来访者有类似的影响，尤其当来访者正在体验极度脆弱、羞愧或痛苦情绪的时候（Bolger, 1999；也见第七章）。

最后，接纳和重视实际上基于深深的信任感，"无条件信任"来访者有能力进行自我理解并做出积极改变（Gelso & Carter, 1985; Harman, 1990; Peschken & Johnson, 1997），包括信任来访者基本的整体性、自由和成长趋势。如果治疗师接受这一观点，认为像所有人一样，来访者本质上有解决问题和精通治疗技术的内在动机，那么接纳和重视内在体验就会更加容易。

治疗师接纳、重视和信任的体验过程对后面章节中描述的两个治疗任务很有必要：对来访者的脆弱做出的共情确认反应（见第七章），来访者对治疗的指责或对治疗师的不满做出的关系对话反应（见第八章）。

协作

协作是指治疗师有兴趣参与体验的内在态度和与来访者的平等地位。治疗师必须尽力克制专家、专业人士等身份对他们巨大的吸引和诱惑。因此，过程体验治疗师应努力抵制"治疗师是他人生活的专家"这样的文化信念和角色定位。相反，过程体验治疗师认为自己和来访者是平等的，是我们的同胞，来访者的遭遇是许多人共同面临的问题。

尽管过程体验治疗师具备了某种技巧，知道如何帮助来访者解决他们的心理问题，但是他们还是要尽力避免将自己的价值观或解决方案强加于来访者，真诚关注每一个来访者在治疗中的诉求，发现哪些是对来访者有用的，哪些是有阻碍的。这一态度包括激励来访者的自由选择和自决意识，甚至当他们做出与治疗师完全不同的选择时。

再者，过程体验治疗师公开承认错误和误解，主动承认治疗中出现的困难（见第八章；也见 Watson & Greenberg, 1995, 1998）。简而言之，过程体验治疗师要有强烈的和来访者建立相互协作关系的愿望，在此关系中他们是搭档，共同探索，一起探究帮助来访者的方法。

模式的程序性知识

在第二章结尾时我们提到，真正了解过程体验疗法中的不同模式远不止简单的信息储存，也不是在概念上了解规则或照搬例子。后者被称为"惰性知识"（Binder，1993），它表示人们只是知识性地了解，但当需要时却不会运用。例如，罗恩是一位42岁患抑郁症的男子，他有很多冲动行为和问题行为，当觉得"情绪就是我面临的问题，它们总是让我陷入麻烦，无法完成我该做的事情"时，他对治疗师质疑，让治疗师告诉他怎样对情绪进行探索才是行之有效的。因为他的治疗师是一个初学者，没有亲自体验（以来访者或治疗师的角色）到探索情绪是多么的重要，除了重复理论知识之外什么也做不了。假如他以个人的和生活化的方式知道情绪探索对于解决问题行为的价值，比如沉迷赌博、过度性行为或药物滥用，他的治疗本可以更有效。例如，他本可以讲得更令人信服，甚至完全可以用基于体验的、更具创造性的交流方式向来访者表达他的观点，比如运用新的比喻。毕竟，来访者的生活体验告诉他情绪是问题的原因，而不是问题的对策和解决方法！

其次，治疗师所需要的就是以一种全身心的、发自内心的方式了解来访者；治疗师必须掌握一套特殊的理论模式，体验这种觉察到的、正好吻合的、严丝合缝的感受。实际上，过程体验疗法的积极主动、生动有趣这一要素已经成为治疗师自身的一部分。换言之，我们认为有效的过程体验模式（或许大多数其他的疗法模式）的内在表征呈现出高级的情绪过程，即相互关联的观点、记忆、感知、身体感受、情感、愿望和行为倾向，它们内容丰富且结构严谨。有效的模式表征需要治疗师在治疗中能够在多层面、适当的时候正确理解并使用这种治疗模式。

例如，如果治疗师可以借鉴以前治疗过的有类似冲动控制问题的来访者案例，他就会记住确定的、具体的对来访者情绪探索有帮助的例子，或者通过描述一段来访者问题行为的经历来帮助来访者。目睹或参与情绪探索（情绪过程的知觉-情境因素）后，治疗师将明白治疗的感受，相信这种情景下的治疗价值，并将这种信任传达给来访者（身体-表达因素）。除了用语言向来访者解释情绪探索的潜在价值之外，还要研究新的、具有创新性的方式将这一探索符号化（符号-概念因素），治疗师还要知道探索的哪一方面有可能是困难的，在不同时间节点该怎么才能做促进情绪探索（动机-行为因素）。

　　要做到这一点，作为积极的参与者，治疗师必须通过彻底了解成功的或不成功的实例来直接学习这一过程。当我们与聚焦小组的学生面谈时，他们告诉我们很多活动在他们彻底理解过程体验理论方面特别有用，例如生动的案例、录音、指导、体验来访者和治疗师的角色、个体治疗和从事治疗研究。有一个学生描述在治疗前回顾相关概念的过程，当她开始治疗时为了不让这些概念干扰她的共情调节，便有意识地"将它们拒之门外"；在治疗期间，必要时，这一策略便可以帮助她运用这些概念而不受它们的干扰。

过程觉察和引导

　　治疗师共情跟踪目前来访者任务的进展，同时观察他们的参与模式。在此基础上，治疗师才能选择促进来访者治疗的反应方法。萨克森（Sachse，1992）将这些反应称为加工建议，因为它们给来访者提供了明确的加工体验的机会，让他们以特定的方式进行体验。可行的方法包括选择引导来访者注意某种体验的反应，它们是：

- 情感（"在那时候，你只是有这种奇怪的错误意识"）；
- 知觉（"所以你生气了，但在那之前，你就觉察到了，还是……她笑的方式或……"）；

● 愿望或需求（"你能告诉他你那时需要什么吗"）。

治疗师也要留意来访者对这些加工建议的反应，进而做出决定。例如，什么时候不断推进来访者进行情绪体验，什么时候又选择倒退回来。

第十章探讨了一个系统性情绪唤醒展开任务的过程觉察和引导例子。在来访者表达了障碍反应标记后，他们有时会突然偏离方向，对他们的反应进行自我批评（"我简直不敢相信自己会做出如此愚蠢的事情！"）。我们都知道，这一来访者加工干扰了有效的任务加工，因此，在把注意力转回到反应的自我反省展开之前，治疗师应简短地反省对这一反应的自我批评反应。例如，"我理解你在生自己的气，我们还是返回去，再来看看究竟发生了什么。刚才讲到吃早餐，还有……"

治疗师的过程觉察和引导不是追求既定目标的操纵性控制策略。相反，过程体验治疗师向来访者提出有效的加工建议，提出变通，鼓励对重要的、刚出现的体验坦诚相告。这一过程就像是驾驶一艘帆船，需要小心地调节方向和速度，有时利用风向，抢风航行，取得进展。

治疗师的体验反应模式

在执行治疗原则和促进来访者体验的参与模式中（见本书第四章），过程体验治疗师要用到几种言语行为，我们将其称为体验反应模式。对治疗师反应的阐述是对治疗师行为长期研究的成果（e.g., Davis, 1995; Elliott et al., 1987; Goldman, 1991; Goodman & Dooley, 1976; Greenberg et al., 1993）。这里的展示是改编自格林伯格等人（1993）的研究成果，概括了下列几种主要的治疗师反应模式：

- **共情理解**：共情反省，共情确认，跟踪反应；
- **共情探索**：探索反省，情绪唤醒反省，探索式提问，适当的问题，过程观察，共情猜测，共情再聚焦；
- **过程引导**：构建任务，体验阐述，过程建议，觉察练习，体验指导；
- **体验在场**：过程透露，个人表露，礼貌性地保持安静，重视的音质等；
- **内容指导（非体验）反应**：建议，解释，提供信息的问题，专家保证，对他人的分析。

大多数治疗师在过程体验疗法中融合了共情理解、共情探索和过程引导这三者（都是在普通情况下传达体验在场）。这三种形式的反应超过了治疗的四分之三（Davis, 1995）；它们构成了在第一章提到的过程体验疗法的探索反应方式。适当的时候，我们将阐明这些治疗师反应模式，采用的例子是通过12期治疗的一个名叫丽贝卡的19岁女性来访者，她患有创伤后应激障碍。

共情理解反应

共情理解反应，简而言之就是治疗师将自己的理解以直截了当的方式表达出来，无需明确鼓励来访者的探索。总之，共情理解反应表明治疗师是和来访者在一起的。

共情反省

与以人为本的传统相一致，过程体验疗法中的一种重要的治疗师反应包括共情反省、跟踪反应和共情确认。共情反省是最常见的，主要指试图阐释来访者信息要点的治疗师反应。除表达对来访者的共情调节外，这些反应有助于建立并维持治疗关系。它们还给予来访者以重视和支持（通过理解），对理解重要的、刚出现的问题也是有用的。例如，下面的对话表明了治疗师如何对丽贝卡的受害描述做出反应：

丽贝卡：我是说，在内心，大部分的我死了，就像任何其他的死亡，你得用时间去哀悼。
治疗师：是，使人伤心。

跟踪反应

跟踪反应是治疗师表示理解的一些词语标志。这些反应有"呃""我理解""是"，还有对来访者原话的重复：

丽贝卡：我是说，简单说就是，我害怕活着，我害怕一切。
治疗师（轻轻地说）：一切……
丽贝卡：一想到死亡，我就感到很恐惧，你知道，一想到……
治疗师：呃……
丽贝卡：……大多数19岁的孩子，我是说，他们不会那么想，你知道，……
治疗师：呃……
丽贝卡：……可对我……

跟踪反应主要表明治疗师在倾听和理解来访者所说内容，但并非深层次的理解。它让来访者继续叙述，更加详细地叙述。它似乎无足轻重，但如果缺失，对话将慢慢陷入停顿。

共情确认

当来访者情绪悲伤或痛苦时，共情确认予以核实、支持或同情。这些反应表明治疗师对共情调节的重视。通常，这些反应表现为微小的、支持性的安慰，意在帮助来访者在高强度的探索任务下，保持振作，坚持下去，如"是，我知道生气让人很难受，但我认为你做得很好"或"很痛苦，我明白这对你来说很痛苦。是的，是的"。例如，当丽贝卡正在讲述她受害的经历时，她说，

> **丽贝卡**：很长一段时间我觉得麻木迟钝，感觉我不是我自己。我试图消除这种痛苦，可最终却还是像僵尸一样，没有任何情感，你知道……所以我说……
> **治疗师**（轻声地）：所以现在你又想到过去的经历。[共情反省]很痛苦、很艰难。[共情确认]

注意，只有当来访者和治疗师之间的共情、重视反应以温和共情的方式表达时，这些反应才有意义；否则，它们就显得不够深入，流于形式。

共情探索反应

共情探索是过程体验疗法中最独特的治疗师干预。这些反应表达理解，同时帮助来访者转向模糊的或初露端倪的体验。共情探索反应有几种不同的形式，包括探索反省、情绪唤醒反省、探索式提问、适当的问题、过程观察、共情猜测。这些反应可以刺激来访者进行体验探索。

探索反省

探索反省用以刺激来访者进行试探性、探索式的显性和隐性的自我探索。开放和成长导向反应是探索式反应的两种特殊形式。不过首先，治疗师的试探要为来访者的自我探索过程做出示范，比如这样的反应方式："所以我不知道，是不是感觉到了一种莫名的悲伤？"这种

试探性反应是摸索的、谨慎的、不能用语言明确表达的。这个例子很好地展示了将注意力转向内省的过程，关注尚不明确的方面。

开放反应使来访者有机会探索复杂信息的某一方面，将这一方面置于信息之后，帮助来访者在此基础上展开，正如来自治疗中的这一例子所展示的：

> **丽贝卡**：我觉得药物滥用有时让我很担心，但是和我男朋友相比，我用的量算不上什么。
>
> **治疗师**：这么说，你男朋友滥用得更多，但是你的确觉得药物滥用对你来说是个问题。

这个例子表明了开放式反省如何反映来访者的矛盾心理，同时鼓励探索更为困难的体验。

此外，成长导向的探索反省共情地选择或强调包含有改变或成长愿望的来访者信息，就像下面例子中，丽贝卡在第十二期治疗中提及的对失去的、精神受损前的自我探索：

> **丽贝卡**：……我变得很紧张，整晚都觉得自己是个精神严重受损的人，你知道吗？
>
> **治疗师**：是的。
>
> **丽贝卡**：整晚焦虑，你知道。动不动就感到沮丧。
>
> **治疗师**：因此，你失去的是一个平静的丽贝卡，那个丽贝卡不会紧张恐惧，也不会如此脆弱、不堪一击。这就是你失去的？

相对于目前软弱的自我，治疗师的反应有助于聚焦探索失去的、强大的自我，进而尝试帮助她重新接近和再次激活失去的、强大的自我。

情绪唤醒反省

唤醒反省是第二种共情探索反应类型。它表达共情，同时通过生动形象的描述，有力的语言，音色和戏剧性的、富有表现力的方式来帮助来访者增强或接近体验。唤醒反省的常见形式涉及治疗师戏剧化的言语，仿佛自己就是来访者，类似于心理剧疗法中的双重角色：

> **丽贝卡**：就像，我坐在那里考虑将来……
>
> **治疗师**：呃……
>
> **丽贝卡**：……我想做的事情，我觉得永远不会发生。
>
> **治疗师**：（扮演出害怕、无助的声音）"什么将来？"或许，"我感觉没有将来，不是可能，而是根本就没有！"大概就是这种感受吧？

也可使用比喻或生动的意象：

> **丽贝卡**：我想要尽力让我感觉体面些，因为我可以活得有个人样。
>
> **治疗师**："我现在感觉自己活得没有一个人样。我觉得自己就像是别的什么东西，而不像是个人。"
>
> **丽贝卡**：你知道，就像个患偏执狂的小女孩。
>
> **治疗师**：患偏执狂的小女孩。这让我想象到一个常常感到害怕的小动物，就像是表现得很恐惧的小老鼠或其他小动物。

唤醒反省在帮助来访者接近隐含的情绪过程和任务方面起着重要作用，诸如第二章中讨论到的情绪过程和系统性唤醒展开或意义创造的任务（见第十章）。

探索式提问

探索式提问是第三种类型的共情探索反应，用来鼓励来访者进行开放式的自我探索。例如，这里有丽贝卡的治疗师问到的前十个探索式提问（序号代表从开始治疗起的发言顺序）。

> **治疗师1**：你今天感觉如何？［过程体验疗法中常用的开场白］
>
> **治疗师4**：你打算从哪儿开始讲述？（创伤引起的恐惧）
>
> **治疗师11**：你能谈谈死亡吗？你如何想象它的？
>
> **治疗师14**（鼓励来访者复述她的创伤经历）：你记起了什么？
>
> **治疗师22**：你记得（在等救护车来的时候）你的感受吗？
>
> **治疗师25**：那是什么情形？（失血过多而导致的休克）
>
> **治疗师26**：你当时需要什么？你记得（在救护车上的时候）你最想要的是什么吗？
>
> **治疗师36**：那（受到创伤送进重症监护）就是整个过程中最糟糕的？
>
> **治疗师48**：那时候（当你开始在医院苏醒过来，母亲让你不要考虑太多的时候）你需要你母亲做什么？
>
> **治疗师54**：对于失去的和死去的悲伤（长长的停顿）……你失去了什么？什么死了？

这一系列典型的探索式提问从治疗开始，持续贯穿整个过程出现。从最初她对死亡恐惧的深化体验，到她对创伤经历的详细复述，对受害后一段时间的体验探索以及她和母亲的未完成心结，到最后治疗期的悲伤情绪加工。

恰当的问题

恰当的问题（即"它合适吗？"）鼓励来访者对体验描述的精确性予以评估，通常是对治疗师的探索反应做出评估。治疗师鼓励来访者将他/她当前的体验和真实存在但又并不明确的内在体验做一比较，然后进行核对，看哪一个更准确。金德林（Gendlin，1981）曾描述过这种过程"共情"方式，将其专门用在聚焦任务中（见第九章）。在开始对丽贝卡进行第十二期的治疗中，有一些不同形式的适合问题（斜体部分）的例子：

治疗师5：你有种感觉，"噢，这有什么意义呢？"*对吧？*

治疗师9："什么将来？"或者，"我感觉没有将来，不是可能，而是根本就没有！"*这样表达合适吗？*

治疗师52：我依然强烈地感觉你无法表达对所失去的悲伤。*这样说对吗？*

治疗师59：你变成了"它"，人们看你就像你是一个癌症病人，一个令人觉得恐怖的东西。*这就是你想要表达的吗？*

过程观察

通过把注意力转向情绪的非言语符号，治疗师借用过程观察帮助来访者觉察他们自己的情绪反应；以非对抗的方式描述来访者治疗期的言语或非言语行为。例如，治疗师可能会对来访者紧皱的眉头或握紧的拳头做出评论。治疗师的共情调节不仅是来访者的言语和体验，还有治疗中来访者言语和行动的方式。过程观察不像其他形式的共情探索那样常见，但在丽贝卡的治疗中，治疗师运用过程观察来帮助她谈及情绪痛苦，例如，在第六期治疗中：

丽贝卡：是。这么多的痛苦，简直让人难以承受。

治疗师（温和地）：看上去你刚才在努力克制自己不哭出来。对吗？

在第十二期的治疗中：

丽贝卡：呃（笑）……我不知道，我一直在想，就像今天在来这里的路上（停顿），我在想什么也不会改变，你知道的。

治疗师：你的感觉是，"噢，这有什么意义呢？"对吧？"我在做什么？"（声音变得温和）*这很痛苦，我能看出来，对你来说很痛苦。*

　　偶尔，治疗师也用过程观察来引导丽贝卡将注意力转向令人费解的非言语表达，但不是以对抗或质疑的方式。例如：

丽贝卡：如果妈妈以我伤害她的方式反过来伤害我，我会觉得很受伤，你知道的。

治疗师：如果有人这样做那肯定会让你很伤心，你发觉你在以同样的方式对待你妈妈。（治疗师突然注意到来访者在微笑）*什么？你在笑。我真不明白怎么会这样。*

　　注意，在过程观察之后一般是探索式提问；这些反应的意义在于刺激来访者的当前体验探索。在评价来访者的非言语行为时，治疗师需要态度温和。必须注意，是观察而不是指责。如果阻滞情感具有威胁性，治疗师需向来访者指出阻滞性行为可能是由极端焦虑引发的。在这些情况下，治疗师千万不能逼迫他们表达阻滞情感；相反，治疗师应该帮助来访者确认这一障碍。

　　共情猜测

　　共情猜测是试探性地猜测来访者当前的、隐性的体验：来访者正在感受或思考但还没有说出来的情绪。共情猜测对帮助来访者加深或强化体验，将体验用言语的形式表达出来特别有重要。因为只是猜测，所以并不意味着治疗师会读心术，共情猜测几乎总是提供一些恰当的问题，像第十二期治疗中的这些例子（斜体部分）表明的：

丽贝卡：（长长的停顿）我就是……想我的生活，我就是（停顿）……我不想生活在恐惧中。

治疗师：呃，你不想现在这样子，是吗？当你一想到这点，你感受到了什么？*强烈的丧失感，还是真正的伤害？*

或者下面的例子：

丽贝卡：你知道，当你经历创伤时，你肯定很生气，很伤心，很憎恨……

治疗师：呃……

丽贝卡：……但是人们只是希望你能从中恢复，马上继续前行。当一个14岁的孩子醒来时发现她在重症监护室里，不，还没有脱离危险时，你知道！

治疗师：我感到你还在受它的影响。明显能感受到，你依然无法表达你对失去的悲伤。对吗？

共情再聚焦反应用来解决来访者难以面对或体验的困难和痛苦经历。为引导来访者继续探索这些体验，过程体验治疗师针对艰难的体验本身进行共情治疗。下面是第十二期在对丽贝卡治疗中的例子，她试着降低创伤给她造成的影响：

丽贝卡：如果没有发生，我可能也是一个不幸福的人，你知道。我可能不会善待自己，我爱我的朋友，如果没有发生这些事，我也不会跟他们友好相处。

治疗师：但依然很痛苦吗？

如果治疗过程中出现话题转移，可以采用共情再聚焦反应以返回探索任务：

> **丽贝卡**：每当我们需要开车去某个地方，都是我开车。需要拿什么东西时，都是我去拿。
>
> **治疗师**：这就是强大的丽贝卡，某种意义上，过去的你不在了，离开了。

当来访者未加反省地批评和指责自我和他人，进而鼓励自我反省时，可以使用这些反应（见第七章）。

过程引导反应

过程体验疗法的过程引导本质上是通过各种反应实现的，并以此作为其主要意图。"过程引导，非内容指导"这一过程体验观点，总结了对治疗师的建议和忠告。如果在治疗期之外告诉来访者怎样做才能解决某个问题，这就违背了任务协作和自我发展的治疗原则（见第一章）。然而，治疗师可以用非强迫的方式建议来访者尝试参与某些治疗期内的活动。尽管共情探索反应只是间接引导过程，但过程引导反应可以明确地表明来访者如何参与有效治疗，能够提供支持某一治疗任务的背景信息。

体验阐述描述了来访者在体验期间的障碍，诸如情绪回避或自我行动。尽管体验阐述有点像阐释，但它并不向来访者传达新的信息，而是使用过程体验语言将重要的来访者体验符号化，在来访者体验和诸如空椅技术的过程体验任务之间做出转换。我们将这些阐述划分为过程引导是因为它们一般用来为具体的治疗任务创设一个背景。例如：

> **治疗师**：所以，是你让自己沉默。

治疗师：你的一部分总是在警惕自己，不要犯任何小小的错误，当觉得不完美的时候，随时准备全力以赴。是这种感受吗？

体验阐述可称为情绪标签化，强调某一体验或任务，作为重要的、有价值的进一步的治疗任务。标签（斜体部分）是一种暂时中止困难和复杂任务的标记方式：

治疗师：*所以这对你来说的确很困难，但又很重要。或许你过会儿可以再继续。*

也就是说，情绪标签化是用来强调一种新出现的体验——例如：

丽贝卡：沉浸于这种痛苦中，一个微弱的声音在说："不能放弃！"
治疗师（轻声地）：并不全是伤害和无助，实际上某些东西表明你想继续下去。*这听上去很重要。*

通过提供有关体验性质、治疗过程或任务的信息，体验指导反应也支持特定的治疗任务。下面是丽贝卡在第六期治疗中的例子：

丽贝卡：你是如何用这一疗法治疗人们的？（停顿）我是说，如果有人的状况比我还糟糕，对一切都感到很害怕，那怎么办呢？怎么治疗呢？
治疗师：哦，用不同的方法，但我认为对我来说，我必须先知道是什么……这是一种什么样的情绪。你知道，是什么样的情绪，就和什么有关联。我们首先必须理解，如果真正理解了这一情绪，它就会告诉你该怎么做。这就是我的想法。我是说，我们必须发现它，因为每个人都是不同的，所以我们必须一起发现它。我想说的是，我没有任何脚本或者任何类似提前的准备。

丽贝卡：好吧。

这里是第十二期治疗中的一段精简表述：

> **治疗师**：化解悲伤的一种方式就是将迷失的那部分自我置于椅子上，与她交谈。当然也有其他的方式，但这就是我目前能想到的方式。

体验教导反应对没有共同的人文主义价值观（见第二章）的来访者，对害怕面对情绪的来访者，或把情绪视为引导他们参与问题行为探索的来访者来说尤其重要。如果忽视来访者对疗法本质的关注，那就是共情调节的严重失败。有时候最具共情的治疗师反应可以给来访者提供导向性信息。此外，体验指导对于培养任务协作精神和修复破裂的治疗同盟关系至关重要（见第八章）。

构建任务反应，为来访者参与特定的治疗任务做准备并提供直接支持。这主要包括提出任务，提供如何参与任务活动的建议；也包括"启动"来访者（例如，帮助来访者思考，作为批评者，如何在椅子上发言）。下面第十二期对丽贝卡的治疗片段阐明了各种形式的任务构建。首先，治疗师提出在丽贝卡目前的受害者自我和迷失的受害前的自我之间进行双椅对话：

> **治疗师**：但你曾经有机会向天真的，作为孩子的丽贝卡告别吗？
>
> **丽贝卡**：嗯。（哭）没有。
>
> **治疗师**：你觉得你准备好这样做了吗？
>
> **丽贝卡**：（笑）我知道接下来要做的。我不知道，我不知道这有什么好处。我不确定告别时到底要说什么，你知道。因为这真的是

一种总体感受。

治疗师：好吧。你可以向你的总体感受告别了。

此外，尽管对丽贝卡的治疗方案中没有包括直接鼓励，但它也是一种有用的任务构建形式：

来访者：（对批评的一面）我厌倦了任凭你摆布！我也想要个人空间！

治疗师：好。现在你可以走过来，对刚才的话做出反应吗？（来访者换了椅子。）*她只是想要个人空间。你如何回应？*

过程建议鼓励来访者尝试治疗中的具体体验，包括行动化和心理活动。这些内容包含指导活动，比如反馈椅子对话中来访者的话语，给出具体的建议以鼓励来访者积极地参与任务。过程建议还包括向来访者提出如何聚焦他们的注意力（如注意身体的某一部位），如何参与某种心理活动（如等待心理感受的出现）。例如，丽贝卡的治疗师提出了一系列任务结构建议来帮助她创设一个背景，如何开展双椅对话，然后再提供一些在对话中可以尝试的具体建议：

治疗师：几乎就像从一部分的你那里得到什么东西。就像那一部分的你死了，它想要回什么东西。对吗？［构建任务］*你能想象去哪里向她要吗？*［过程建议］

丽贝卡：我真的不想要那么多，因为那时候我很傻。（笑）

治疗师：*噢，那么告诉她，"我不想要那么多。你很傻。"*［将来访者的反对理由引入对话，这在双椅对话中的常见做法。］

丽贝卡：我不想要那么多；我只想要一半。（笑）我只想足够正常生活就够了。我只是不想害怕。我只想让自己体面些，因为我想活得像一个人。

然后，经过几次轮流发言后，治疗师建议：

治疗师：*你能走过来加入你的那一部分吗？*

丽贝卡：我在这里就可以了。

治疗师：好的。就在那儿吧。

丽贝卡：做什么？好的，什么？

治疗师：*成为你死去的那一部分。*［过程建议］*你是一个鬼魂，对吗？勇敢、天真的丽贝卡现在不存在了。*［构建任务］*你能识别出来吗？*［过程建议］*感受是什么？*

丽贝卡：幸福。

最后，过程建议有时候很简单，只需对来访者提出停留或返回某一种体验：

治疗师：*你能在那种伤害和悲伤上停留一会儿，感受一下那是什么，感受如何吗？*

觉察练习是一个过程引导反应，用来培养治疗期外的觉察和体验（参见 Greenberg & Warwar, in press）。觉察练习没有其他形式的过程引导那么常见，也没有用于对丽贝卡的治疗中。然而，它可以用来帮助在治疗期对回顾某一体验有障碍的来访者，正如另一个名叫苏珊的来访者案例显示，她体验到突如其来、莫名其妙的自杀情绪：

治疗师：在下周治疗期间，当你有这些"黑漏斗"①体验时，试着注意到底发生了什么，这可能对你有帮助，然后看看在那之前你的脑子里闪现过什么。

———————————

①极端负面消极的情绪。——译者注

体验在场

治疗师的共情调节、重视、真诚、公开和协作，以及培养治疗关系的所有态度，主要通过治疗师和来访者相处的方式来表达，也就是我们通常所说的在场。这就是本章开头讨论过的治疗师在场的内在过程的行为表现方式。治疗师副语言和非言语行为的准确形态难以描述，包括沉默、音质和恰当的体态和表情。然而，过程体验疗法中有一种人们认可的治疗师在场的独特体验方式和一些其他形式的人本或聚焦导向疗法（e.g., Gendlin, 1996）。例如，治疗师通常用温和的、重视的（有时是幽默的）语气来表达前一小节中描述到的过程引导反应，但是共情探索反应往往具有试探性、思索性的特征，似乎在支持和模仿来访者的体验搜索。在场也表现在来访者和治疗师直接的眼神交流上。治疗师必须认识到这些行为绝对不能"伪装"，必须是治疗师共情的真诚体验和关心的自然流露，和来访者一起加入共同的、有情绪投入的治疗中。因为体验在场是非言语性传达，所以聆听、观看过程体验治疗师的行为示范很重要，也可观看视频（e.g., Psychological Eduation film, 1994；心理教育电影, 1989）。

此外，治疗师的过程透露反应是体验在场的显性形式，因为它们通常用来表达关系态度。例如，治疗师在对丽贝卡的第一期治疗中就透露该过程是令人激动的：

> **治疗师**：比起平时，我们的治疗可能有点时间紧迫，我想，这正是它的冒险之处，我很激动，想尝试一下。

我们最满意的一个过程透露的例子来自一位治疗师，他的来访者提到对自己来之不易的赞赏，她不再为儿子患自闭症而自责（Elliott, 1983）：

　　治疗师（轻声，激动的声音）：真的，简，当我听到你这样说时，我非常感动，眼泪都快要流出来了。

　　在场还可以通过治疗师的个人透露来表达。然而，正如我们之前强调的那样，个人透露必须谨慎使用，以达到确定的治疗目的。例如，68岁患有抑郁症的弗朗西斯很难理解怎样进行觉察，因而她的治疗师以相似的情境下的自己为例，给她进行过程示范。

　　弗朗西斯：是的，但是当我坐下来做觉察练习，把注意力集中在所发生的事情上时，我到底应该注意什么？该怎么做？

　　治疗师：呃。还不清楚该怎么做？

　　弗朗西斯：不清楚。

　　治疗师：好吧，我来告诉你，假如是我来尝试我会怎么做。

　　弗朗西斯：好主意！（大笑）

　　治疗师：好，我们试一试。我在为学生写评估报告的时候总感觉很难。当我坐下写的时候，我试着聚焦我的感受。（停顿）我会很焦虑，因为我怕弄错，学生会对我不满，还有……我想想，我觉得自己有些恼怒，这时我宁愿尽快写完评估报告，但是直到写完报告我才不再去想那些事情，当时内心就是不想写评估报告。就是那样。这会帮助你理解得更清楚些吗？

　　弗朗西斯：是的！清楚多了。

内容指导（非体验）反应

　　一般说来，过程体验疗法遵循最少的内容指导原则，也就是说，它以共情理解和共情探索反应开始。然后，当出现障碍时，采用过程引导反应，诸如体验指导，在万不得已的时候才采用更具内容指导性的非体验反应。

治疗师的反应，诸如解释、解决问题的意见、专家式的安慰、对抗和非探索式的提供信息的问题，在各种形式的非体验疗法中是比较普遍的。然而，这些内容指导反应在体验疗法中并不重要。而且，它们违背了来访者的自主权和治疗师的共情调节原则，因而会干扰来访者的自我探索。并非说要绝对禁止内容指导反应；而是说它们一般对过程体验疗法是无关紧要的，不相关的。

那么接下来的问题就是，在过程体验疗法中什么时候并且该如何使用非体验反应。最常见的非体验反应有提出意见、解释、专家式的安慰和内容指导反应。

提供意见，或者建议来访者考虑采取具体的行动来解决他们的问题，一般会唤醒兴奋、畏惧等一系列情绪反应，对来访者探索这些体验很有成效。例如：

> **治疗师**：如果你走上前去请一位漂亮的女士和你约会，那会发生什么？当你想到这一点时，内心会有什么感受？

任何解释都能被转换为共情猜测，根据来访者有意识的体验将其表达出来，并辅以适当的问题。例如：

> **治疗师**：我想知道在你对漂亮女士的恐惧和你的成长经历之间是否有某种关联？如果请你反省一下，你觉得有没有联系？

专家式安慰在治疗精神受创的个体方面很有用，他们常常感到相当脆弱，通常由于创伤或当前与创伤有关的问题而自责。然而，不能因为使用了必要的治疗而用治疗来取代支持、同情性的安慰，这一点也很重要，比如对创伤的再加工（见第十章）。而且，如果它们出现在积极的创伤治疗之前，这些安慰会更加有效。

> **治疗师**：我知道，对你来说，你就是唯一经历此事的人，但是你现在的感受和经受的梦魇对很多遭受犯罪伤害的人来说都很常见。

此外，内容指导反应偶尔可能用得上，主要用于有自杀倾向者的临床管理、冲动或其他重要的实际问题（见第十三章），以及同盟关系的破裂（第八章有所讨论）。在这些情况下，假如治疗师能以体验的方式做出非体验反应是最好的，即从个人角度出发，简短地、试探性地做出反应并提出合适的问题。例如，当患有抑郁症的来访者玛丽顺带提到她的酒鬼丈夫过去一直没有缴纳人寿保险之后，治疗师提了一个信息性问题：

> **治疗师**：稍等一下。你不知道他是否缴了保险费？谁应该缴付？
> **玛丽**：我丈夫。
> **治疗师**：找找是哪家保险公司。查问是否已缴清。

这种反应简明扼要，但在表述上太过于"专家化"。像下面的过程体验反应会更好些：

> **治疗师**：如果你丈夫就要死了而又没有缴清人寿保险，我真的很担心你应该怎么办！你有没有办法找到问题出在哪里，想办法把它给缴了？

学习过程体验疗法的学生经常遇到和他们自身相关的问题，因为他们觉得自己不能给出建议或做出解释，但他们对共情探索和过程引导并不自信或不能胜任。这通常导致要么使反省流于形式，要么使

"治疗陷入瘫痪"。按照我们的经验，这两种后果一般比治疗师自行其是地做出解释、提供建议、信息问题或专家式的安慰还要糟糕得多。对学习过程体验疗法的学生来说，尽量避免非体验反应要好一些；相反，应该专注于增强共情探索和过程引导反应。

而且，习惯于运用内容指导反应的治疗师不应当通过一下子放弃非体验反应来"很快地戒掉坏习惯"，这是治疗陷入瘫痪的原因。相反，逐渐用体验干预来取代要好一些。戴维斯（Davis，1995）的研究表明，训练有素的过程体验疗法专家的非体验反应比例为 1%~2%，采用谨慎的、个性化的方式，不强加给来访者。一个有效的策略就是确认诸如解释和建议等的体验干预，以研究其他更为有效的反应，进而促进来访者的自我探索和问题解决。

了解更多有关治疗师加工

个人成长、研讨培训和有监督的治疗体验是本章前半部分所描述的开展内在加工的唯一方式；反过来，这些内在加工对掌握在本章后半部分呈现的可觉察的体验反应模式很关键。观察别人的治疗对这两方面都很有助益。对自己耐心一些，不断练习，对自己的实践进行反思！

想了解更多有关治疗师体验的加工，可参见埃利奥特和戴维斯（见报刊）的综述，治疗师在场的特殊疗法见盖勒和格林伯格（2002），治疗师的真诚见里耶塔尔（1993），治疗师的共情调节见沃森等人（Watson，2002；Barrett-Leonard，1981；Watson，Goodman & Vanaerschot，1998；Bohart，Greenberg，1997a；也见于本书第七章）的著作。治疗师体验反应模式也见于格林伯格及其同事（1993）、戴维斯（1995）、戈德曼（1991）的著作，以及早些时候其他人对治疗师反应模式的一般性研究（Goodman & Dooley，1976；Stiles，1986；Hill，1986；Elliot，1987）。

第六章

治疗任务概览

在前面的章节中，我们概述了过程体验疗法的一般理论和重要的来访者微加工及治疗师加工。在本章中，我们将通过介绍过程体验疗法任务对本书的第一部分做一小结，包括任务分析方法，提供归属于不同任务的组织架构，讨论过程体验疗法任务一般的结构模式。这些策略可以帮助来访者增强情绪觉察，提高利用情绪解决问题的能力，这也是情绪智力的重要因素。本章是第一部分和第二部分的衔接，提供了一套更宏观的框架，在此框架下探讨接下来的章节内容。学习过程体验疗法的学生告诉我们，在学习第七章到第十二章的特定变化过程和任务之前，了解这一宏观的治疗任务框架很有必要，因为这可以让他们更好地梳理接下来的内容。

治疗任务分析：变化过程示意图

过程体验疗法最显著的特征之一就是由莱斯和格林伯格（Rich & Greenberg，1984）发展的治疗任务分析理论，反过来，它又根植于以

人为本的过程导向治疗传统和格式塔心理疗法。格林伯格（1977,
1984b）在研究中变通了任务分析方法用于认知问题的解决（Newell
& Simon, 1972），把它应用到心理治疗中的来访者情绪聚焦问题的解
决。一系列的研究检验了来访者在成功解决内在冲突（Greenberg,
1984a）和棘手的或有问题的反应（Rice & Saperia, 1984）过程中所
经历的微加工模式的步骤。任务分析后来被广泛应用于其他重要的治
疗任务中，包括针对未完成心结的空椅技术（Greenberg & Foerster,
1996）、用于意义申辩的意义法（Clarke, 1996）、针对脆弱性的共情
重视（Greenberg, Rice, & Elliott, 1993）、针对治疗抱怨的同盟对话
（Agnew, Harper, Shapiro, & Barkham, 1994; Safrab & Muran, 2000），大
多数过程体验疗法围绕这些任务展开，这也是第七章到第十二章讨论
的主题。

任务分析模式是关于如何开展某种类型的治疗工作的一张地图或
微型理论。过程体验任务模式涵盖四种要素：标记、来访者任务解决
模式、一般的治疗师干预和解决办法。

标记是一种外在的、可见的符号，表示来访者在解决某个问题
时，正在体验的一种感兴趣的当前内在心理状态。例如，冲突分裂标
记（见第十一章）表示来访者当前正在体验的、不舒服的、在两种感
受之间来回撕扯的内在感受。这种情况下的显著标记是来访者在相互
矛盾的自我两方面表现出对立，常常指两种冲突的愿望和行为倾向，
并伴随着内心的挣扎。例如：

来访者：我想好好生活［行为倾向1］，但是每当我为自己设定目
标时，内心深处总有什么在阻碍我［行为倾向2］，结果我什么也
做不成。这真的让人很沮丧［挣扎］。

　　如果说治疗师必须了解过程体验任务的唯一要点，那就是应该知道什么是标记，因为这表明了应该怎样治疗来访者。选择正确的任务比选择最有效的干预方式帮助来访者解决任务更为重要。当治疗师和来访者商定了治疗任务时，他们就会齐心协力、目标一致，不至于南辕北辙。

　　来访者任务解决模式是由来访者所经历的以解决问题为目的的先后步骤或微加工构成的（见第四章）。来访者成功解决任务的行为是来访者任务解决模式的基础。这些模式告诉治疗师，在一个既定的任务中，在不同的时间点，哪些来访者体验和微加工应该予以支持。因此，在双椅对话的开始，来访者一般需要帮助，以接近、增强自我的批评者层面的体验意识。在双椅对话的过程中，需要帮助来访者接近潜在的情绪过程，包括他们在体验者椅子上发言时，所表达的基本需求和愿望，以及他们在批评者椅子上发言时，所表达的核心价值观和标准。最后，在双椅对话的结尾，帮助来访者对体验进行反省，以便他们能够有更多新的自我了解，在自我的两个层面做出和解。

　　任务分析模式也是以描述一般治疗师干预为特征，这一干预可帮助来访者在不同的治疗阶段转向问题的解决。对每一任务都有一般干预，诸如双椅对话。如果说治疗师必须了解关于任务的两方面的知识，那就是来访者标记和一般治疗师干预。然而，除此之外，根据来访者在任务中的不同阶段，更有效的治疗师反应也会随之发生改变；治疗师在不同的时间段，采取不同的方式鼓励当前过程中出现的任何改变。例如，在双椅对话的开始，治疗师通常要求来访者夸大对批评者的指责。然而，在对话中间，治疗师会让来访者放慢速度，省察内心以发现其基本需求（在体验者椅子上）或价值观（在批评者椅子上）。最后，在接近对话结尾时，治疗师会鼓励来访者用语言表达新的体验，然后促进自我的两个层面的某种协商谈判。

任务解决是描述任务成功完成的状态。它提示治疗师来访者任务已经完成，一旦完成，就不必迫使来访者继续推进下去，以免引起混淆。例如，内心冲突的解决包含整合来访者自我的两个层面的体验，并增强自我接纳和自我理解：

> **来访者**（作为目标设定的层面）：所以我想我需要做的就是允许你（干扰目标的层面）有更多的时间开心，这样你就不会潜伏在我的周围，蓄意破坏我的计划。我知道自己有时候刻意给自己施加了太大的压力，我需要休息一下……呃，真的很有意思；我要想想……

然而，我们并不将任务解决看作全有或全无的命题。相反，对每一个任务，我们区分出了三个层次的解决，从部分解决（出现了一些进展或转机）到完全解决（情绪过程的全面参与并发生了一些变化，对行为变化有明显影响）。如果治疗师想了解过程体验任务三方面的知识，就应该了解标记、一般治疗师干预和任务解决。

为了解过程体验任务，通过某一任务判断来访者取得的进展，我们阐释了每一任务的解决等级程度（这些在每一章和治疗后评级衡量标准中都有所阐述）。解决等级程度为每一任务提供了便捷的整体概括。这些治疗任务结构相当灵活，可以用来研究多种治疗（并不仅仅是体验治疗中）的重要变化过程。除了我们在第七章到第十二章中描述的任务外，治疗师甚至可以用它来描述自定义任务。

所有这些理论听起来很有条理，但在实际操作中要复杂得多。第一，多项任务常常同时出现（例如，自我评估式分裂和问题反应点）。第二，来访者变化过程很少呈现线性态势，它常常涉及很多反复和循环。第三，认识到这些模式对成功解决很重要。例如，来访者通常在第一次尝试双椅对话时无法成功解决问题。解决可能需要数次治疗，偏离目标和治疗外的工作往往也是这一过程的重要部分。第四，也是最重要的一点，每个来访者都是独特的，因此任务常常必须得适应特定的来访者和治疗同盟的状态。这就是要有一个清晰、准确但又灵活的个案概念化阐述的原因，正如在第四章中所描述的。任务解决模式是有用的方向指南或路标图，但也需要熟练的引导和创新性。因此，尽管特定的任务解决模式可以引导治疗师的行为，但是不能将这些模式强加于来访者。正如普通语义学里的一句俗语所说的（Korzybski，1948），"地图不是疆域"。

过程体验任务图

过程体验疗法兼容并蓄了来自人本主义疗法、格式塔疗法、存在主义疗法和人际关系疗法等的传统治疗理念。在过去的20多年，许多不同任务的模式已经有了长足的进展，这意味着有时很难密切跟踪每一个模式的发展动向。为此，我们将过程体验任务归为以下五种，每一种都对应于任务中核心的来访者或治疗师过程：

1. 基于共情的任务依赖于传统的来访者自我探索或自我表达和治疗师共情的人本主义疗法，包括共情探索（导致其他反应出现的基础任务）和共情确认（针对对于来访者的脆弱；见第七章）。

2. 关系任务以建立和修复来访者关系为中心，包括创建工作同盟和同盟对话（见第八章）。

3. 体验任务主要针对帮助来访者接近并以符号表现其内心带有情感色彩的体验，包括清理空间、体验聚焦和容许并表达情绪（见第九章）。

4. 再加工任务强调重新体验有问题的或痛苦的体验，包括痛苦经历的复述和系统性唤醒展开（见第十章）。

5. 扮演任务是最独特的，特别是对促进来访者的主观表达以增强并接近潜在的情绪过程很有用，它包括双椅对话、双椅扮演和空椅技术（见第十一章和第十二章）。

表6.1对这些任务做了小结。这张任务图对来访者标记和与每一任务关联的解决方法做了简要描述。描述的任务详见第七章到第十二章。

表6.1　过程体验任务：标记、干预和结束状态

任务标记	干预	结束状态
基于共情的任务（第七章）		
相关的问题体验（例如，感兴趣的、苦恼的、强烈的、令人迷惑的）	共情探索	明显的标记或新的意义解释
脆弱性（和自我相关的痛苦情绪）	共情确认	自我肯定（感觉被人理解，充满希望，感受到自己强大）
关系任务（第八章）		
治疗开始	工作同盟的形成	富有成效的工作环境
治疗抱怨或退出障碍（质疑目标或任务，对关系或治疗不断地回避）	同盟对话（各自探索在障碍中的角色）	同盟修复（更紧密的治疗关系或更多的投入治疗，更多的自我理解）
体验任务		
注意力聚焦障碍（例如，迷惑的、不知所措的、茫然的情绪）	清理空间	聚焦治疗，进行高效体验的能力（关系距离）

续表

任务标记	干预	结束状态
不确定的情感（模糊的、外在的或抽象的）	体验聚焦	对已感知的意识的符号化表达，轻松感（感到转变），愿意运用治疗以外的新觉察（推进）
情绪表达障碍（回避情感，难以回答情感问题，预先准备的描述）	容许并表达情绪（聚焦、展开、空椅技术）	对治疗师和他人成功的、恰当的情绪表达
再加工任务（第十章）		
叙述标记（讲述艰难的生活经历的内心压力，比如精神创伤）	创伤复述	缓解、叙述间隔的恢复
意义申辩（生活事件对坚信信念的违背）	意义法	对坚信信念的修正
问题反应点（对特定情境的迷惑的过度反应）	系统性唤醒展开	对自我在世界中的功能的新看法
扮演任务（第十一和第十二章）		
自我评估分裂（自我批评，矛盾的感受）	双椅对话	自我接纳，整合
自我阻挠分裂（阻滞的感受，放弃）	双椅扮演	自我表达，自主权的增强
未完成心结（对重要他人挥之不去的负面情绪）	空椅技术	放弃对他人的憎恨和对未满足的需求期望，自我肯定，理解或对他人负责任

过程体验任务的总体结构

学习这套过程体验疗法任务的另一个策略是理解它们之间的相似性。这些结构既适用于以人际为主的任务（来访者和治疗师之间，见第七章和第八章），也适用于那些以个体内部为主的任务（来访者不同的自我层面，见第九章到第十二章）。本章稍后将进一步专门探讨过程体验个体内部任务的一般结构。

任务解决的一般阶段和情绪智力成分

尽管每个任务的具体内容各不相同，但所有的过程体验任务都呈现出循序渐进式结构，任务从逐渐推进到完全解决，并在不同的时间节点充分利用情绪智力的不同成分。

零阶段：预标记

大多数情况下，在治疗任务出现之前，来访者会给治疗师提供一些他们体验到的当前的、隐性的指征。体验治疗师更关注的是来访者任务（见第四章），因此当治疗师得到相关任务的暗示和迹象时，来访者会共情地探索这种可能性，治疗师有时候会给来访者提供共情猜测。

阶段一：标记和任务启动

如前面所指出的，任务标记是某一特定困难经历的行为表达，表明来访者做好了准备并愿意完成这一任务。如果同盟关系足够牢靠，通过特殊干预方式，就可支持来访者完成一些附加任务。通过与来访者核对对标记的理解，治疗师可以促进这一阶段的任务进展，然后同来访者一起提出并讨论任务。

阶段二：障碍唤醒

一旦对任务达成了一致，来访者就会进入或唤醒阶段，开始探索和表达障碍，提出特定的问题和相关的情绪。这时候治疗师提出某种治疗方法来解决任务，他们有时候会采用体验指导来帮助来访者确定方向。然后，治疗师利用各种共情探索和过程引导反应（见本书第五章），帮助来访者探索障碍，唤醒并强化来访者的情绪体验。就情绪智力而言，在这一阶段，来访者运用情绪调节的能力让他们保持在最佳唤醒水平，也就是说，高度的唤醒能让来访者接近情绪，但过度的情绪唤醒也会导致情绪失控。

阶段三：探索和深化

任何治疗任务的实质都是辩证探索的过程，其目的是接近潜在的主要情感和情绪过程，以及跟它们相关的核心个人需求和价值观。这一辩证过程可能出现在治疗师和来访者之间，正如下面两章所描述的人际任务，或者出现在来访者自我的两个或多个层面之间，特别是在解释和体验之间——在认知和情绪加工之间。当来访者不能解决任务时，这往往是他们陷入停滞的一个阶段，阶段三的治疗工作可能会反复进行，实际上并不能为某些来访者解决任何任务。在某种意义上，这一阶段治疗师所要做的最重要的事情就是帮助来访者继续该任务，在治疗期内中断之后重新返回该任务。此外，治疗师当然可以帮助来访者将普通情绪体验区分为更精确的表达、接近原发适应性情绪、隐藏于继发性情绪和原发不适应性情绪背后的重要情绪过程，以及情绪智力的关键要素（见第二章）。

阶段四：部分解决（出现转变）

最终，辩证探索过程可以使来访者接近新的体验层面，特别是某种情境下的反应或以前曾经被忽视的情绪层面（例如，核心需求和价值观）。这时候，来访者在对问题的觉察上至少会体验到小小的转变，有时候相当不明显，很难察觉。这一转变代表着任务的部分解决。通过倾听，了解可能的转变（不至于错过它们），帮助来访者进一步探索和展开，治疗师可以更好地促进这一过程。尽管可能并没有完全解决问题，出现的转变依然可以被视为处理任务的成果。这一阶段运用的情绪智力技能是通过识别对来访者重要或有价值的问题，实现基于情绪的优先考虑。

阶段五：重构和情绪过程变化

部分解决之后，来访者可能会，也可能不会继续推进下去。如果来访者准备好继续下去，那么他在对自我或他人的总体看法上就会有明显的转变，同时表明运用情绪理解和解决问题的个人能力有所增强。大量的转变包含逐渐地、更好地理解自我或他人（Timulak & Lietaer，2001）或者从更积极的角度来看待自我或他人。这时候，治疗师能为来访者所做的就是更好地帮助他们详细描述这些转变，而不是对他们进行评论或不耐烦地、仓促地推进到其他方面（Gendlin，1996）。这一详细描述过程包括自省（探索和符号化）和对变化的赞赏和欣喜之情。这些过程有助于来访者巩固已产生的变化。

阶段六：推进（完全解决）

为实现完全解决，来访者需要从自我多方面变化的反省转向对变化含义的进一步思考，特别是治疗之外对待生活问题的转变。这包含相互竞争的需求或价值观之间的协商，或表现为决定投入精力达成一个目标，或在生活态度发生改变后决定做出与之相应的行动。这种协商和投入常常伴有和情绪体验相关的内在意识，并且伴有明显的症状或身心缓解。完全解决采用情绪智力技能将情绪转换为适应性行为以改善生活处境。在这一阶段，基于他们对当前体验的评估，治疗师可以用这些过程帮助来访者，有时候需要温和地探询来访者是否准备好了进入协商或投入阶段。

除了提供一般的学习不同过程体验疗法任务的组织框架外，这些阶段是我们从第七章到第十二章提出的每一任务和"体验治疗分期表"（Elliott，2002a）中任务解决等级的基础。

个体内在任务解决中的辩证过程

按照辩证构建主义的治疗模式（见第二章），所有治疗中的变化过程主要依赖于来访者和治疗师之间的辩证过程；然而，一般的体验治疗，尤其是过程体验疗法的独特之处在于来访者的内在辩证过程所起的关键作用。图6.1阐述了我们认为的个体内在任务中的一般变化模式，即来访者在多个层面或声音之间以某种内部对话参与的任务（Elliott & Greenberg, 1997）。一般说来，过程体验疗法鼓励自我不同层面和不同情绪的出现，以便使新的、刚显现的层面和情绪能够与旧的、占主导地位的层面和情绪相互接触，进而转化它们。实际上，类似形式的内心对白或来访者各个层面的相互作用贯穿第九章到第十二章所描述的治疗任务。这在双椅技术中特别明显（第十一章），其中来访者的不同层面得以明显地扮演，然而，在聚焦以下任务时也能发现两种主要的内在来访者声音或自我层面（见第九章）：系统性唤醒展开和意义创造（见第十章）以及空椅技术（见第十二章）。对比这些任务，每一种似乎都包含某种自我的两个层面间的相互作用：更为"外在"或概念的层面之于更为"内在"或情绪的层面。内在和外在声音呈现的形式随任务的变化而变化，产生的相互作用的性质同样如此。

例如，针对冲突分裂的双椅技术（也称两把椅子）中有两种主要的声音：批评者和体验者。尽管每把椅子都是由自我的相关层面或行动倾向构成的，正如第十一章所描述的，但是自我的批评者层面一般代表了重要他人或社会（比如，媒体）的内化声音，就像古希腊戏剧中的合唱队。自我的体验者层面以个人或个体的自我身份发言，是来访者内在体验的载体，尤其指基于生物适应性情绪体系之上的情感和需求（Greenberg et al., 1993, Greenberg & Paivio, 1997）。在治疗中，由于自我的批评者层面的打断或对它的表达做出严厉反应，自我的体验者层面经常首先被间接地意识到。冲突分裂成功解决的标志是出现一系列明显的变化，最明显的是通过表露恐惧或共情表达，自我的批评者层面态度逐渐缓和。

同样，对于问题反应点的系统唤醒展开（见第十章），外在层面或声音与来访者的情境认知相对应，在此情景下，会出现令人迷惑的反应，内在层面或声音涉及来访者对情境的内在反应。在帮助来访者理解问题反应时，治疗师鼓励他们要么分别详细叙述情境的外在细节（例如，通过引导来访者注意诸如当天时间、活动和在场的人等环境细节，以及通过搜索认知中最显著的能加快这一反应的刺激因素来构建想象场景），要么详述它们的内在情绪反应（包括探索和区分情绪的性质）。特定的来访者可能详述要么是外在的，要么是内在的一面，但每一面都有明显意识，要经常鼓励来访者从一面转向另一面以促进治疗，这就包含了这两种声音的辩证互动。部分解决涉及在内在认知的声音和外在感受的声音之间搭建意义的纽带。通过这两种声音之间的对话，来访者逐渐意识到导致这一反应的情境是什么。完全解决包含探索更普遍的自我情绪过程（看法、需求、价值观），包括探索看待自我的不同方式和涉及的各种权衡（Greenberg et al., 1993）。

空椅技术针对未完成的情绪事件（见第十二章），它涉及来访者和外在声音的内在表征之间的显性对话，即发育期中的重要他人（例如，有忽视或虐待行为的父母）。内在的声音是受伤和生气的自我，包含了早期童年的自我和目前成年的自我。在这一任务中，尽管来访者不总是在他人椅子上发言，但他们的确主动构建了治疗中心在场的他人陈述，扮演他人对促进自我椅子发言进程和解决未完成心结（尤其是放弃未实现的愿望和未满足的需求）很有帮助。通过两种声音的对话与全新的自我和他人的整合，任务得以解决。

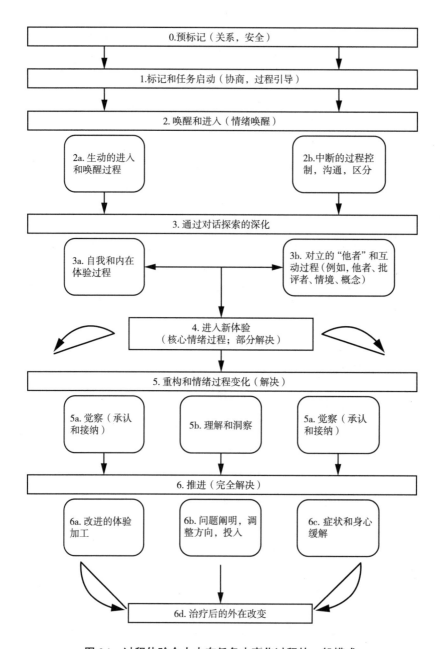

图6.1 过程体验个人内在任务中变化过程的一般模式

资料来源："Multiple Voices in Process-Experiential Therapy: Dialogues Between Aspects of the Self", R. Elliott and L.S.Greenberg, 1997, Journal of Psychotherapy Integration, 7, p.234. ©Plenum Press. Adapted with permission.

在聚焦以获取不清晰的感受信息中（Gendlin,1981,1996;本书第九章），内在层面是一种前语言的、复杂的和整体的内在身体察觉，是一种来访者起初能体验到，但无法用语言表达的感受。治疗师帮助来访者将其注意力转向内在的察觉，然后鼓励来访者寻找并斟酌可以描述它的恰当语言或意象。因此，这一任务中的外在层面，是通过一系列的来访者验证其内在察觉感受的语言标签或视觉意象来体现的；通过这些，来访者利用其储备的共有文化概念和语言符号来呈现事物、事件或体验。

克拉克（Clarke,1989,1996）研究过另一任务——意义创造（见第十章），用来处理痛苦的生活事件产生的强烈情绪反应，如创伤或失去。在这一任务中，痛苦的生活事件是外在层面。意义申辩是内在层面（Elliott,Davis,& Slatick,1998），这是个体的复杂反应，包括生活事件带来的痛苦情绪和深信不疑的信念表达（例如，"要是我小心点，糟糕的事情就不会发生在我身上"），这些都被生活事件所质疑。解决的辩证过程包含了通过创造新的意义，搞清楚对深信不疑的信念的质疑是什么。

一般来说，这些任务中的外在自我层面相对倾向于外在化或以概念为导向，反映了（1）人际过程或社会过程的内在化（双椅技术、空椅技术）；（2）外在事件的内部表征，通常包含其他（例如，展开、意义创造）；（3）语言（聚焦）中基于文化的体验符号化。这些代表了个体的社会身份。相比而言，内在自我层面更密切地与体验、情绪或核心的个体过程相联系，也更能认同情绪上基于本我的声音。

自我两个层面相互作用的本质随任务的不同而发生改变。它可能包含两个层面的相互作用，以创造新的意义（展开，意义创造）；以问询、倾听和核对（聚焦）的形式来展开两个层面隐性的、结构化的对话；或者展开自我的两个层面之间显性的对话（双椅技术，空椅技术）。

总之，我们注意到在过程体验疗法中，个体内在任务能帮助来访者利用其情绪智力的几种成分。首先，这些任务帮助来访者将重要的自我层面分开；其次，让彼此产生心理接触。这样可以帮助来访者更充分地探索或表达每一层面，赋予某种问题的自我体验过程以声音。特殊的任务干预让来访者在自我的两个层面之间创造某种形式的对话。这一内在辩证产生新的信息，首先，导致小的转变（阶段四）；其次，拓展到情绪过程的更广泛的转变（阶段五）；最后，探索行为和体验的改变（阶段六）（了解更多有关自我不同层面或内在声音的对话，见 Elliott & Greenberg, 1997）。在本书的第二部分，我们将侧重介绍过程体验疗法的具体实施过程，以及人际和个体内在的任务。

第二部分

过程体验疗法的具体实施过程和

各阶段的任务

第七章

共情和探索：
过程体验疗法的核心

共情不但是一种治疗技巧，而且是一种基本的关系过程（Bohart & Greenberg，1997a；Kohut，1971；Rogers，1975；Watson，Goldman，& Vanaerschot，1998）。在任何形式的人际交往中，即使在表面上，也需要一定的共情来理解他人。然而，有几种不同程度的理解和多种类型的共情过程。例如，在理智或道理上我们可以理解一个人，或通过了解其价值观、世界观、追求和目标，也可以理解一个人。可是，正如我们在第二章所指出的，人们的情绪流露受事件意义或含义的影响。因此，为做到真正地共情，我们必须知晓外在的事件或事物是如何影响情绪的。

对他人的共情也是情绪智力的一种基本组成成分（Goleman，1996）。它是复杂的、多维的了解方式，包含了人们的情绪和认知系统（Bohart & Greenberg，1997a）。根据发展理论的观点，它是一种与生俱来的，当个体情绪和认知系统发育成熟时，随时间逐步发展起来的能力。20世纪早期，心理学家爱德华·铁钦纳将德文单词Einfühlung翻译成"共情/移情"，这个词的原意是"谨慎小心地进入"（Bozarth，1997）。这一术语最早为德国艺术批评家所使用，用来描述了解艺术作品的途径。20世纪40年代初，首先是罗杰斯（Rogers，1959，1975），其次是科胡特（Kohut，1971，1977）将共情提出来作为和他人相处的重要途径，促进护理康复，包括心理治疗。

正如我们所看到的，共情既是一个根本的改变过程，也是一系列确定的治疗任务。因此，在本章的前半部分，我们将讨论作为改变中有效成分的共情。然后我们将在第五章详述治疗师的共情体验，以帮助治疗师进一步做好心理准备并做到真正共情。在此之后，我们将描述共情的不同形式或路径，还有许多用来标志来访者为治疗师共情做好准备的微标记。接下来，在本章的后半部分，我们将关注两个基于共情的治疗任务，以紧密衔接第六章的框架。第一个任务是共情探索，它是过程体验疗法的基础任务、治疗的起点，也是其他任务的基础。第二个是基于共情的任务，是对脆弱的共情确认，来源于人本主义疗法传统，主要解决来访者的脆弱和羞愧感。

作为积极改变过程的共情

大多数治疗途径认为共情是支持积极干预或特定的改变过程的必要背景条件。然而，我们将共情看作治疗中促进变化的有效成分，是帮助来访者发挥更多情绪智力的关键过程。共情反应的语言分析表明它的作用类似于解释、矛盾介入法（又称矛盾意向法）和重新阐释（Elliott，Slatick，& Urman，2001；Watson，2002）。然而，从新人文主义的观点看，共情反省更有效地培养和维持了一种平等的治疗师-来访者关系，并且支持来访者的自主意识。作为促进变化的有效成分，共情在治疗中有三个主要功能：首先，它促进积极的工作同盟关系；其次，它有助于探索和解构来访者的世界观和假设；最后，如第二章指出的，它可以促进和提高来访者调节情感的能力（Watson, 2002; Watson et al., 1998）。

共情的人际功能

就最基本的意义而言，共情帮助来访者提高安全感。共情反应使来访者感觉有人倾听，被人理解，得到支持。安全感使来访者在治疗时间内能聚焦内心关注的事情。除了创造一个安全场所，治疗师的共情在形成和维持同盟关系中也很重要。共情对于任务的谈判协商和治疗目标的达成至关重要。共情治疗师能够监控和来访者的互动，如果来访者在治疗中有障碍时就要调整他们的反应。通过敏锐觉察他们对来访者干预和整个同盟关系质量的影响，在治疗中和整个治疗期间，共情治疗师都要警惕同盟关系的破裂和同盟关系中时时刻刻的转变（Watson et al., 1998）。

共情的探索和解构功能

共情反应对探索和解构来访者的世界观、观念构建和关于自我及他人的假设很重要。从这个角度来说，共情治疗师之于来访者就如同译者之于文本。在探讨文本和翻译的一系列讲座中，意大利作家翁贝托·埃科（Umberto Eco, 1998）认为不同的文化、历史和语境知识妨碍了不同语言之间的一一对应。因此，为了成功地提炼和传达显性的和隐含的源文本意义，译者必须跳出直译的圈子。

这一观点凸显了共情的阐释学层面（Keil, 1996; Watson & Greenberg, 1998）。治疗师参与揭示来访者的意思和意图，正如译者承担揭示文本意图的责任一样；同样，译者和读者可能觉察并揭示出作者意图之外的附加意义和所指。因而，治疗师有时候也会充分觉察到来访者叙述的不同意义的复杂性，从而更好地帮助来访者提炼和揭示这些意义（Watson,

2002）。治疗师能帮来访者觉察后者隐约意识到的事物，即在某种程度上后者知道，但却没有充分地觉察到。如果来访者强烈地感受到了这一点，这些反省就可以阐明来访者模糊意识到的体验。因此，共情反应能帮助来访者探索和解构他们的世界观，以便来访者觉察到他们知觉的主体性，对事件的阐述更加谨慎；反过来，这一过程拓宽了来访者行动的选择范围。

治疗师在探索和解构来访者个体的、特殊的世界观时，共情发挥着重要的功能。共情反应促进了意义协商的过程，以至于出现对来访者世界的共同构建。这就是辩证构建的过程（见第二章），在此过程中，来访者和治疗师的理解时刻在发生改变。就来访者的共情探索和共情解构而言，沃森等人（1998）注意到共情探索和解构能够让来访者对事件的构建更加灵活，出现更令人满意的表达方式。通过共情探索的方式，来访者能觉察到他们的假设、价值观、目标和需求，以及他们对世界和自我的知觉和建构。一旦这些知觉和建构得以揭示，就可以对它们进行仔细研究和重新评估。这一观点强调了个体固有的自我实现能力；它将来访者看作反身行为主体，能够改变他们对世界的构建，规划新的行为和行动方式，提出解决问题的对策（Bohart & Tallman, 1999；Greenberg, Rice, & Elliott, 1993；Rogers, 1951；Watson & Eennie, 1994）。

共情的情绪调节功能

无论是在治疗期还是从长期来看，治疗师通过共情的反应性调和来帮助来访者调节自己的情绪，学会抚慰自己的情绪。第一，当人们此刻感到被充分理解，甚至当体验到强烈的痛苦情绪时，就会产生极大的释然和宽慰。第二，通过帮助来访者接近和加工情绪，在治疗期反身性地接近情绪并对其符号化，治疗师帮助他们学会抑制自己的情绪。通过对来访者情绪体验的觉察和理解，以及对其适应能力和机能的表达，来访者的情绪能更容易迅速恢复（Greenberg，2002a；Kennedy-Moore &Watson，1999）。第三，受到共情倾听的体验可以帮助来访者构建更积极的、培育性的自我情绪过程，培养对自身更为肯定的、保护性的和宽慰性的反应方式。这样，来访者就能够修改他们的自我情绪过程，多一些自我接纳，少一些自我评判。发展与自身更具培育性和肯定性的关系，对那些受到忽视、遭遇虐待或其他痛苦经历而未能培养出这些态度的来访者来说特别重要（Barrett-Lennard，1997；Rogers，1975）。

共情：治疗师的内心体验

治疗师不能鹦鹉学舌般复述来访者的话而假装共情，实际上这只能表明治疗师对来访者理解甚少。真诚、有效的共情必须来自治疗师的内心体验，它不是简单地死记硬背一套行为规则。相反，通过实践和个人成长任务，我们需要培养的是一种心态或对待来访者体验的态度。依照这一观点，本小节以共情作为起点，继续探讨第一章中介绍的作为治疗原则的治疗师共情调节，进而探讨第四章中的治疗师内在加工。

按照我们的观点，尽管难以描述，但共情调节是一种确定无疑的体验。我们将这一内心体验归纳如下（参见 Greenberg et al.，1993；Vanaerschot，1990）：第一，为达到真正的共情，治疗师必须摒弃或搁置以前的成见或对于来访者的程式化概念。第二，治疗师积极接触并进入来访者的世界。第三，治疗师与来访者的体验产生共情，亲身体验。第四，治疗师搜寻挑选对来访者最关键、最强烈或感触最深的情绪进行体验。第五，治疗师要捕捉来访者体验的特殊性，将它表达、反馈给来访者。

摒弃

在帮助来访者打开内心世界时，真正的共情治疗师对模糊性有较大的容忍度（Rice, 1965, 1974）。在共情倾听时，治疗师必须愿意接纳他人的内心体验，用心感受和领会。治疗师需要暂时搁置自己的价值体系，同时也必须谨慎，不要做出仓促的决定。培养一种"不知道"的态度相当有用。这有点类似现象学里的悬搁：暂时搁置对"符合事实"感兴趣的"自然态度"（Wertz, 1983）。这一态度主要指并不期待知道来访者到底在体验什么，而是期待来访者的意外发现。在共情调节中，治疗师尝试对来访者此刻对现实的知觉做出反应，而不是对某种"正确的""客观的"或"外在的观点"做出反应。为实现这一目标，治疗师应该在治疗之前花点时间做些准备，通过"清理"或搁置成见、判断、期待、预先的理解或分散注意力。同样地，当来访者引入新的话题或体验的其他方面，治疗师应当尝试进行自我清零，共情倾听接下来的体验。

进入

接下来治疗师要进入来访者内心世界、认真聆听他的表达过程。对这一步骤有不同的描述：靠近或小心翼翼地进入他人的世界，设想处于别人的境地，"站在别人的屋檐下"（走进他人的屋子这个隐喻就是understanding一词的最初含义）。当进入过程比较轻松时，那种感觉就像是自然的、毫不费力的一种加入、沉浸或吸引的过程。当进入过程比较困难时，它更像是积极的或刻意的摸索过程，主观设想或角色扮演（Bohart, 1997）。

当共情进入在治疗期内发展变化时，它也跟踪来访者即时即刻体验的发展变化。这需要治疗师仔细聆听并对这些情绪或内容变化做出反应。例如，在短时间内，来访者的体验会从青春期叛逆记忆转向对遭到父母拒绝的恐惧，直到对自我产生失望或沮丧之情。而且，进入来访者体验意味着在情绪上和认知上理解来访者（Fiedler, 1950）。它要求治疗师沉浸在他人的体验中，品味、觉察、感受，从而掌握来访者描述中细微的意义差别。

共情

治疗师无须表达赞同或不赞同，只试着觉察来访者的体验即可。治疗师理解并体会来访者的意图、情感和知觉，设身处地感受来访者此时的体验，但又不能忘记自己的身份是治疗师，不能完全"融合"于来访者的体验（Rogers, 1975）。这种与来访者产生共情体验类似于歌唱中的和声。它和来访者"和谐融洽"，一同感受或相互谐调，跟随或者适应来访者体验的模式或节奏。

治疗师发挥各种认知-情感能力用以共情，正如罗杰斯（1961）所指出的，其中最重要的是想象力。来访者分享的经历和体验激活治疗师的想象力，允许治疗师确切表达对来访者的每一个大致感受。这种想象的激活通过以下方式实现：生活经验积累起来的隐性知识、临床经验、文献浏览、积累的对世界及其多样性普遍认识。它不局限于治疗师的个人经验，而是超出了个人经验。

在倾听来访者时，关于治疗师聚焦自身的体验过程，很多人对共情倾听都有描述（Vanaerschot, 1990; Mahere, 1997）。他们建议治疗师应充当来访者的替代体验者，真正地、发自内心地体验来访者的体验。他们描述了一种共情过程，来访者对他们自己体验的描述可诱发治疗师的身体感受。正是这种身体感受为来访者将其体验符号化提供了基础，当然，它必须和来访者加以核对，如有必要，进行修正（但是，治疗师的真实感受其实是对来访者感受的一种体感理解，而不是来访者类似感受的某种复制; Greenberg & Rushanski-Rosenberg, 2002）。

搜寻和选择

来访者的体验和他们对体验的表达是复杂的、不断变化的，要求治疗师选择倾听的内容。作为基准线，共情过程一般包含仔细聆听当前的、强烈的或对来访者重要的部分信息，通常是一些情感、体验和特殊的意义的边缘。然而，根据要完成的任务类型，选择的内容也不相同，这也正是共情最难掌握的一方面。

具体来说，第二章里描述的原发适应性情绪、不适应性情绪、继发性情绪和工具性情绪反应之间的是有区别的，治疗师可以参照这些区别进行治疗。例如，一位来访者正在谈论她对妹妹有多么生气。治疗师建议做一次空椅对话以促进来访者对负面体验的进一步加工。当来访者在空椅上描述完她的妹妹的情况之后，治疗师看到的是一个无助、可怜的流浪儿童。治疗师展开共情猜测，猜想来访者更核心的情感反应可能实际上就是对妹妹困境的悲悯，来访者愤怒情绪的表达来自看到她妹妹受到伤害和遭到打击后的沮丧感。当治疗师试探性地反省她对妹妹悲惨遭遇的体验时，问她是否感到难过。想到妹妹的遭遇，来访者立刻失声痛哭，并开始探索她对妹妹绝望处境的感受。

可是，所有共情反应都是在试探性、探索性态度的背景下进行的，表明这是来访者自我发现的过程。在这一过程中治疗师观察、揣测、反馈自己的觉察，实际上就是拿一面镜子映照来访者当前进行的体验。治疗师必须选择来访者所呈现的信息，但同时，毫无疑问来访者是他们自己体验的专家，对什么是重要的有最终的发言权。

理解和表达

有时难以理解来访者，因为他们的体验常常是复杂的、多层次的、微妙的，有时更是令人迷惑的、混乱的或自相矛盾的。因此，有时候理解来访者试图传达的重要但微妙的体验并非易事：当治疗师最终弄明白时，会释然地说声"啊哈"，终于明白了，有一种真正的成就感。

同时，治疗师对来访者表达他自己的理解也很重要。正如我们在第五章指出的，治疗师可以用很多方式表达共情，而不仅限于各种形式的共情或探索反省。治疗师还可以用非言语的方式表达共情：关注的神情、专注倾听、身体前倾、注视，以及有意识地调节说话的音质。当治疗师关注、善于表达、出于关心地好奇，或者采用尊重的试探性语气时，他的声音也能传达共情和理解。治疗师简明扼要地使用生动的唤醒语言来表达他的理解也很重要（Rice，1974；Sachse，1993）。治疗师简洁的表述也有利于来访者有充分的时间发言；同样，来访者的信息反馈有助于治疗师做出理解，予以修正。最后，治疗师需要像慈爱的父母一样，持续不断地为来访者提供共情。卡法斯（Kalfas，1974）发现在治疗过程中，来访者觉得多种形式的共情评价并没有持续的共情评价效果好。

共情路径和来访者对治疗师共情的微标记

治疗师始终保持共情状态很重要，他们需要不断地参与到过程诊断中，以确定从一个瞬间到下一个瞬间他们的共情反应焦点（Greenberg & Elliott，1997）。在这一小节中，我们将描述一些共情微标记和对应的治疗师共情反应。然而，正如我们在对有关搜寻和选择的讨论中所表明的，在任何一个既定的瞬间，都有许多治疗师需要关注的可能的来访者体验层面或"共情路径"。这就是有这么多不同种类共情反应的主要原因（见第四章）。

共情路径

可以将来访者的体验路径和对应的治疗师共情反应区分为七种不

同形式（斜体部分）：

- 来访者诉说的重要内容；共情理解；

- 来访者的感受；唤醒反省；

- 来访者的边缘意识和体验；共情探索；

- 体验来访者的感受；体验表述；

- 来访者表述的过程和方式；过程观察；

- 隐含的或言外之意；共情猜测；

- 来访者所回避或轻描淡写的内容；共情再聚焦。

因此，每一条路径都需要某种方式倾听和回应来访者。实际上，因为可以倾听任何来访者反应以获取其主要关注的内容、情绪和模糊的体验，所以这些形式的共情反应是过程体验疗法实现共情反应的基础，也是其独特的探索方式的基础（见第一章）。

治疗师应当在来访者体验的不同层次和路径之间转换注意力。例如，如果只注意来访者的情绪而忽略他所说的要点就不对。同样，如果治疗师不注意倾听来访者未表达的、隐含的、刚出现的或处于边缘的来访者觉察，那么就会错失帮助来访者拓宽或打开体验的宝贵机会；而且，如果治疗师从来不注意聆听过程、来访者的表达方式及某种伴随的体验，那么他也会错失良机，让来访者停止参与模式，反省他们如何对其体验进行加工。

特定来访者微标记的共情行为

治疗中来访者痛苦的、当前体验的情绪表达

当来访者在哭泣、表达愤怒或恐惧时，治疗师通常能觉察到他们的声音中有明显的情绪崩溃（Rice, Koke, Greenberg, & Wagstaff, 1979）。触及来访者情绪的其他表现还有对剧烈痛苦情绪的描述或者使用生动的个人独特性语言。这时候，治疗师对来访者的体验进行共情验证和确认很重要，允许他们有安全的场所，自由公开地体验情感，不用担心受到指责或感到尴尬。这时，不适合让他们进行更深入的情绪探索或挑战更强烈的情感体验；相反，体验治疗师可以公开承认来访者对痛苦和脆弱的表达。

然而，来访者往往不愿长时间停留于强烈的情感，而是匆忙转向他们的讲述——例如，含泪的述说。这种情况下，治疗师可以温和地打断他们，故意放慢进程。例如，治疗师可以说：

> **治疗师**：我看到你哭了。（温和地）我们可以停留片刻吗？（停顿）谈到你的爸爸，你很伤心吧？回顾那些真的让人很痛苦。
> **来访者**：（哭）是的。

这种打断旨在允许来访者感受和表达痛苦，也明确指出过程体验疗法中的一个重要任务：倾听和加工情绪体验。通常，治疗师如何回应是关键。只要治疗师始终将注意力放在来访者身上，而不是控制、操纵对话，他们就不会觉得受到了侵害和不尊重（Watson，2002）。

自我和情境的分析描述

有时，来访者可能将自己描述为好像他们在观察第三方（Watson，2002）。他们显得很理智，他们的叙述听起来好像是预先准备过的。通常，他们的表述滴水不漏，严丝合缝，以至于治疗师感到无法进入，没有多方探索的余地。此时，治疗师可以尝试帮助来访者接近他们的情感，通过共情探索和唤醒反省让其觉察到事件的影响和意义。另一个方法是治疗师可以尝试共情猜测，猜想来访者正在感受什么，这一揣测基于在相似的情境下治疗师会感受到什么，或鉴于目前对来访者的了解，治疗师想象他们会感受到什么。这种情境也要求礼貌性地打断、给予来访者必要的体验指导和恰当地提问。

非反省的批评式评估和假设的表达

当来访者对自己或他人妄加批评或不假思索地提出假设时，以共情理解反应对此进行反省常常是没有用的。而更为有效的是让来访者慢下来，让自己共情再聚焦于这些假设和评估。例如，有一位来访者在她的丈夫失业后对他非常生气。

> **来访者**：他很懒，整天坐在沙发上，什么也不做，也不想改变现状。
> **治疗师**：在你看来，他只是懒散。看到他消沉沮丧，不可救药，让你觉得很难受。
> **来访者**：是。（停顿）是，是这样。我害怕他的低落情绪也会拖垮我。

在这段对话中，治疗师试图帮助来访者解构她所说的话，以获取不同的看法，但依然支持来访者。

或者，当来访者在表达自我批评时，治疗师可以采用双椅技术（见第十一章）。这时目的在于诱发来访者对自我批评的情感反应，以便形成对强化和重视自我的其他反应的阐述。在所有这些干预中，主要目的就是帮助来访者对事件产生新的不同的情绪反应。

最后，有时候共情地反省来访者的价值观也很有用（"所以对你来说重要的是……"）。这种反省最好放在来访者将他们对情境的体验和内心情感反应符号化之后。根据新的辅助性信息，当来访者认真细察他们的价值观和假设时，对治疗师来说重要的是帮助来访者实现这一阶段的自我反省，混合使用共情理解和共情探索反应，尤其是当来访者权衡重要价值观和标准的用处和相关性时（见第十章，有关系统唤醒展开的讨论）。

对相关问题体验的一般共情探索

共情不仅是一个基本的变化过程和引导原则（见第一章），还是一种态度或内在的治疗师加工和一系列的治疗师反应（见第五章）。而且，在本章其余的两个具体的治疗任务——共情探索和共情确认中，它是作为主要的变化过程而出现的。

过程体验疗法的首要任务经常是探索和详述来访者体验。治疗师的每一期治疗都是以倾听和帮助来访者确认要探索的一个或多个相关问题体验开始的。相关问题体验常常是强烈的或令人忧心忡忡的困扰性问题，极大地或持续地使来访者分心（Mahrer, 1989）。然而，它们也包括刚出现的新体验，比如最近的变化。再者，一般的共情探索是引发其他任务标记出现的任务，所有其他的任务标记在某种程度上都是特定形式的相关问题体验。最后，共情探索是当来访者和治疗师完成了其中一项任务，对变化或问题的解决进行加工时，他们又返回来进行的一项任务。

在共情探索中，治疗师试图通过帮助来访者探索某一情绪过程或更大范围的体验来促进来访者体验。"探索"是什么意思呢？探索一词意思是"系统性地调查"或"搜索或漫游"某地（比如，乡村）"以达到发现的目的"（*The American Heritage Dictionary*, 1992, p.463）。当来访者停留在某一领域或情绪过程（例如，遭虐待的痛苦）时，治疗师帮助来访者再次体验过去的情境，探索体验的边缘或不清楚的地方，对体验的种类加以区分和详述。因此，探索来访者体验就像发现和勘察新的领土。

来访者有时会依赖未分化的情绪过程，诸如"糟糕的""好的"或者"还可以"。通常，他们依赖于相对有限的一套情绪过程，就是因为他们无法用更丰富、更复杂的语言来描述自我、内心状态和彼此的关系。共情探索任务的目标在于帮助来访者完成几种探索活动，包括：

- 将注意力从外部事件转向内心体验；
- 更详细地重新体验过去的事件；
- 搜索意识的边缘地带；
- 区分或者更精确地详细描述体验；
- 详述或填补缺失的情绪过程。

总体目标是帮助来访者绘制更丰富、更复杂的关于自我、他人和世界的体验的图表，以此增强来访者在反应方面的灵活性和创新性。任务的解决表现为更强烈的、更具差异化的或刚刚才理解的体验。这一任务可能只需几分钟，有时却需要一个甚至更多的治疗期。

共情探索中的来访者和治疗师加工

在共情探索任务中，治疗师的一般途径是仔细聆听、共情调节、系统探索来访者体验的不同方面并表达来访者对情境的感知，同时鼓励来访者的好奇心，保持反省距离。例如：

来访者：我感到消沉沮丧。

治疗师：呃，有种内心已死的感受，但也有点感觉像是"有什么用呢，没人在乎"。

来访者：对。是这样。有什么用呢？

治疗师：现在的内心感受是什么？

来访者：我感到很难过，有种孤独感，你知道。好像没人真正在乎我的感受。

　　每当来访者集中注意力于对个人很重要的事件时，治疗师就开始采用共情探索。来访者开始治疗时总是明确告诉治疗师他们现在的状态，上次治疗以来发生的变化。尽管过程体验治疗师并不总是让他们进行描述，但来访者常常将这一任务作为慢慢进入治疗的方式，确认他们想解决的更广泛的任务。下面是一个聚焦于意义区分探索的简略描述的例子（Toukmanian，1992），来自第六期对丽贝卡的治疗：

> **治疗师：**那么，这周过得怎么样？［探索式提问］
>
> **丽贝卡：**什么也没发生。这周过得很平静，我原来可不这样认为，哦，我原来认为自己会感觉不安全，你知道吗？
>
> **治疗师：**不"安全"？［共情跟踪；将"简单"作为探索的目标］
>
> **丽贝卡：**因为万圣节，那么多人——大学生，你知道的，那么多醉汉。（紧张地笑）
>
> **治疗师：**"不安全"。对你来说"不安全"是什么意思？［探索式提问］
>
> **丽贝卡：**我是说我原以为我会非常紧张不安，你知道的。
>
> **治疗师：**呃。
>
> **丽贝卡：**但却还不错。
>
> **治疗师：**呃。
>
> **丽贝卡：**真的是平静的一周。
>
> **治疗师：**尽管你以为自己会更焦虑、更紧张。［探索反省］
>
> **丽贝卡：**对，但实际上，我没有。
>
> **治疗师：**不焦虑，不紧张的感受是什么样的？［探索式提问］
>
> **丽贝卡：**感觉很好。我是说，本以为会有点儿不安，但实际上没有。我不知道我为什么不紧张了。可是感觉真的很好。布鲁斯（她的男友）和我一直走到车那儿，房子和车之间的距离有好几个街区那么远……
>
> **治疗师：**呃……

来访者：……因为不好停车。我们在凌晨 2 点步行到那里，因为我们要拿点东西，整个期间我都没有感到焦虑，你知道。像个正常人一样，让我觉得纳闷。不过我越来越坚信他不会撇下我不管，但（笑）他有点过于友好了。

从这个共情探索的片段中我们可以看出来访者对"安全"的体验意味着：

● 没有料想的那么焦虑或紧张不安；

● 能做她平常不能完成的事情；

● 面对觉察到的潜在威胁时，有点儿，但并不那么焦虑。

进一步的探索可能会揭示更多的层面，也可能涉及"安全"和"不安全"对照状态的系统探索。

第一阶段：标记确认

能吸引来访者注意力的任何体验都可以成为共情探索的目标，并且从探索性活动中获益匪浅，诸如将注意力转向内在体验、再体验、搜索、区分和详述。这些体验有如下特征：

● **兴趣。**来访者表达对体验的兴趣或参与的热情；从来访者的言行举止可以明显看出他对该体验是否有所感受，该体验对他的是否有意义。

● **个体相关性**。体验对来访者有着某种直接的个体相关性（而不是对普遍的政治或人的关注）。

● **不完整性**。在某种程度上，体验是不完整的或阻滞的。也就是说，来访者将其体验为强大的、令人感到苦恼的、不完整的、未分化的、笼统的、抽象的，或仅仅是外在措辞的表达。所以，显而易见，简单的共情理解是远远不够的（比方说，还需要两次或四次轮流发言）。

相关问题的体验有几种不同的形式，包括内心痛苦的叙述、强烈的情绪或反应：

> **来访者**：（紧张地）我真的很担心明天（离婚听证会）。
>
> **来访者**：一周以来我一直感到很懊恼，这就是我想说的，每当我懊恼时就会感到内疚。

相关问题的体验也可能包括取得的进展或痛苦的消失，比如丽贝卡的例子（见第五章提到的精神受创的来访者）：

> **丽贝卡**：我们外出度周末。一切都好。非常平静，我感觉很安全，知道吗？

丽贝卡尝试描述痛苦消失的体验，最初她将其描述为"很安全"。此外，负面的自我意识也可能成为焦点：

> **丽贝卡**：有时候我觉得自己很软弱，就像虚弱的、微不足道的什么，我也说不清。

她后来将与创伤相关的心理恐惧作为进一步加工的心理目标：

> **丽贝卡**：上个星期以来，感觉恐惧就像一个我可以对付的水泥球，你知道我的意思，我可以设法解决它。

共情探索的不同目标也可能是重要他人或外在的困扰。例如：

> **来访者**：我还在尝试弄明白我妹妹的意思。到现在还是没有任何答案——或者任何好的答案。

在这些例子中，治疗师的部分工作就是帮助来访者将注意力转移到对重要他人或外在困扰的内在体验上。

实际上，任何能吸引来访者注意力的体验都可以作为共情探索的话题。这自然涵盖了不同种类的体验，包括那些痛苦的、迷惑的或令人愉悦的体验；能充分理解的或根本无法理解的体验；或以内在字眼（"我感到"）直接表达，或以外在语言间接表达的体验。

如果来访者的体验一开始就相对生动、清楚并且已分化，治疗师的主要工作就比较容易，共情理解该体验，帮助来访者激活该体验，使其更清晰、更外显、更细化。如果来访者对该体验的理解已经十分完整了，那么来访者就可以马上推进到下一个环节。然而，当体验还不完整、模糊、笼统或仅仅以外在的字眼来表述时，共情探索就变得很有必要。

第二和第三阶段：任务启动和深化

图7.1概括了可能出现在共情探索中的任务解决过程。在任务启动阶段，来访者和治疗师需要辨别哪些特定的体验值得进一步探索。然后治疗师需要采取本章开始描述的一般原则和态度，开始探索加工。治疗师可以鼓励来访者描述其最初的体验（进入反应："你能告诉我关于……""所以你感到……"）。

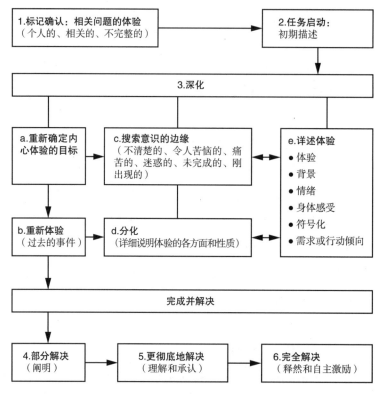

图7.1 相关问题体验的一般共情探索任务解决模式，数字对应的是任务解决阶段

可是，大多数的探索工作是由各种形式的深化构成的。它可以划分为五种深化形式：重新确定内心体验的目标；重新体验；搜索意识的边缘；分化；详述体验。这些来访者活动可能以各种形式结合在一起出现，或者依次出现在来访者行为表现当中；它们不一定同时全部出现。

重新确定内心体验的目标

来访者通常以独有的外在措辞表达开始探讨对个人至关重要的体验，有时候沉浸于对他人的冗长叙述中。在这种情况下，治疗师要仔细聆听，进入来访者的体验世界，辨别最强烈的或最痛苦的情绪。如果来访者进行外在的叙述，治疗师应当倾听以找到进入来访者的体验之"门"，或找到来访者正在体验的指示信号，包括对他人强烈行为反应的描述，或很多人（包括治疗师）可能会产生的某种反应的时间节点。按照温妮（Rennie，1994b）关于"内在路径"的研究，治疗师认识到这一点很有帮助——即使当来访者不带明显情绪地进行外在表述时，实际上，他们内心深处的情绪可能得到高度唤醒。因此，治疗师要善于寻找未表达情感的非言语符号，或许可以让来访者停下来，要么询问，要么用下面的话进行反省探索：

● 我想知道，当你对我讲述这件事的时候，你的内心感受是什么？
● 可能会翻起很多的陈年往事。
● 对发生的所有这些事情，你有何感受？
● 感受到你内心的某种……

当来访者继续进行外在叙述时，另外一个策略便是治疗师想象来访者处于正在描述中的哪一种体验状态，并且试着以共情猜测捕捉对这种体验状态的觉察，比如：

● 终于明白了，明白了发生在身上的所有这一切，是不是啊？你感觉有点儿，我不知道，有点儿完全深陷其中了？
● 好像你所有的精力都花在那些事上了，那些一直在发生的事情，因而，你和老板之间的这些事儿有点像是耗费了你所有的精力，而且，除此以外好像没有什么别的事儿。

重新体验

重新体验指来访者回顾之前的经历，部分地重温或再次体验。在这一过程中，来访者以情景记忆的方式找回过去的经历，以确认情感和情绪过程，并且获得他当时可能忽视或早已遗忘的信息。因此，如果来访者的重新体验是笼统的或抽象的，那么治疗师可以鼓励来访者在想象中再次进入外在情境，如下面的例子：

- 你能想起有那种感受时的确切时间吗？
- 你能带我回顾一下吗？当时……

此外，治疗师可以帮助来访者通过运用隐喻和现在时态来增强这一重新体验：

- 你正坐在餐馆里，灯光有点儿暗淡，然后……
- 我估计你可能现在心里正在想着什么，但那都是徒然的。

我们认为重新体验既不是最初经历的真实再现或准确复制，也不是"虚构性捏造"；相反，它是综合回忆和经历的想象性重构的再次扮演。重新体验是过程体验疗法中的一个普遍过程，它能够激活情景记忆。它在其他任务中也很重要，包括唤醒展开、创伤复述（见第十章）和空椅技术（见第十二章），在这些章节中，都有对重新体验的详细描述。

搜索意识的边缘

随着探索的继续进行，通过关注来访者无法用语言表达的对意识边缘的觉察，治疗师也鼓励来访者探索体验的边缘地带。在过程体验疗法中，这些边缘地带，"灰色区域"和模糊地带被认为是新意识的潜在来源。这种感受可能是不清楚的、令人苦恼的、迷惑的、鲜活的、原发的或刚出现的、强烈的、主要的或真实的、未来的或潜在的、具有某种特质的或特殊的。不管哪一种感受，治疗师鼓励来访者关注这些体验，因为它们有可能是新的体验、发现和成长的来源。治疗师可以这么说：

● 所以你依然不清楚的是……

不知什么原因，你就是不能完全确切地确认它，但感觉它就像是内心的一种"能量"。这样说你能明白吗？

● 此刻你刚刚开始明白你有点儿愤怒。

从第九章到第十二章所描述的各种任务标记都是一些边缘体验的特例，并且阐述了共情探索是如何为其他治疗任务的出现提供"土壤"的。因此，当边缘地带是一种模糊的感知信息时，就要采用聚焦；当体验是一种迷惑反应时，则表明展开法可能有用；阻滞或撕扯感是双椅技术的标记；空椅技术主要用于治疗对重要他人挥之不去的、未解决的情感。当其中任何一种特定的边缘地带出现在共情探索中时，常常标志着来访者已经准备好以一种更聚焦、更明确的方式参与，正如与特定标记相关的任务模式所表明的那样。

分化

另一重要的来访者探索活动类型涉及区别过于笼统的体验。分化是一个普遍的发展过程，通过分化，生命体（和其他生理系统）发展为更复杂的结构体（Mahoney, 1991; Prigogine & Stengers, 1984; Werner, 1948）。通常，分化是朝着逐渐复杂的图式结构进行的，来访者逐渐产生更广泛的、更精确的、有细微差别的一整套感知、意义、情感和可能的行动。例如，来访者可能会这样说：

● 无法用语言来形容。不完全是"担忧",就像不断烦扰我的某件事,好比忘了某件重要的事,但我就是说不清楚。

● 这就是我的焦虑所在。我感觉它不在头脑里或心里,就像是在胃里的小小的黑色球体。

这些例子也阐述了怎样符号化"不是"的体验状态,是分化的一个重要方面。治疗师可以用许多方式促进体验的分化,比如用共情理解和共情猜测反应。例如:

● 好的,所以用"愤怒"来描述你的感受有点儿过了。是不是有点像"烦恼"?

此外,体验指导和探索式提问可能有用:

● 有很多种形式的愤怒。愤怒可能是冷冰冰的或强烈的,或者可能那种能逐渐吞噬你的愤怒。你现在感受到的是哪一种愤怒?

详述体验

当来访者探索对个人来说很重要的体验时,他们开始填充隐性的情绪过程,添加缺失的部分。可用四种情绪反应类型(见第二章)来引导这种探索形式(参见Leijssen,1996,1998)。因而,当来访者探索体验时,治疗师要仔细倾听以确保情绪反应的所有主要因素都出现:知觉情境(包括情景记忆)、身体表达、言语象征和动机行为等要素。正如我们在第二章中讨论的,缺失的情绪反应要素是情绪加工障碍的一种重要形式。因此,当治疗师注意到以下四种情绪反应类型时,如果其中有所缺失,就要通过询问缺失的要素来促进情绪加工:

1.缺失的背景或"相关性"：如果来访者疏忽了将体验和某种情境或历史背景联系起来，治疗师可提出以下问题：

● 为什么感到抑郁？

● 这种感受来自你体验的哪一部分？

● 当时你觉察到什么？

2.缺失的内在身体体验：如果来访者没有用内在的或有关身体的字眼来描述体验的特征，那么治疗师可以问：

● 你内心的感受是什么？

● 你感觉它位于你身体的哪个部位？

3.未符号化的体验：如果来访者只用笼统的字眼（"奇怪的"或"糟糕的"）描述体验，或者根本没有用语言或比喻来描述，治疗师可提议来访者这样做：

● 你是如何描述或想象自己的？

● 你对自己是怎样说的？

● 你对"奇怪"的感受是什么？

4.缺失的需求、愿望或行动倾向：如果来访者没有谈及与体验相关的需求或行动倾向，那么治疗师可以这样提问：

● 你希望它成为什么样？

● 你想怎样做或处理？

● 那种感受表达了什么？

　　用这四种情绪反应要素帮助来访者详细阐述体验，可以做到对体验的完整探索，增加了有效阐明或觉察出现的可能性，也会增加接近和探索重要相关情绪过程的可能性。

第四、第五和第六阶段：解决

在共情探索任务中，来访者参与重新确定内心体验的目标、重新体验、搜索意识的边缘、分化和详述体验的探索过程，直至以下三种情形有其中之一发生：（1）其他任务出现的明显标记；（2）来访者达到能对体验进行描述和解释的程度；（3）他们放弃并转向其他方面。像其他的任务一样，有可能出现不同程度的解决，如表7.1所示，从部分解决到完全解决。部分解决（第四阶段）出现在当来访者对自己的体验有明确阐述的时候。这表现为对特定任务的清晰标记，这反而促使了来访者对此任务的解决。更彻底地解决（第五阶段）涉及对体验觉察水平的增强（例如，知道是"关于"什么的）或对体验的新理解，通常伴随对体验的理解和承认（"这下我终于明白是怎么一回事了"）。最后，完全解决（第六阶段）包括了以上这些要素，但伴随有明显的如释重负的感受，能够自主激励，而且知道该如何体验。

一旦来访者对体验逐渐清楚或有了新的理解，治疗师也应帮助来访者探索这些体验转变，有时候更应促进来访者自我反省或推进产生变化的正常过程。所以，治疗师可以说：

- 现在你明白了它是不一样的。它不再是模糊的，你真正感受到的是失望。
- 你就想逃离这里，告诉他，你们之间到底发生了什么。

然而，在来访者可能还没有做好准备的时候，治疗师不能也不应该强迫来访者对所有的任务都达到一定程度的解决。相反，治疗师的工作是倾听和询问以探讨可能的解决方法，给来访者提供机会以实现更彻底地解决——如果他做好了准备的话。

表7.1　相关问题体验的一般共情探索

共情探索阶段	治疗师反应
1.标记：来访者对以下体验感兴趣：强烈的、令人苦恼的、不完整的、未分化的、笼统的、抽象的或仅以外在字眼表述的体验	聆听并反省可能的共情探索目标
2.任务启动：来访者确认某种值得进一步探索的体验并开始探索	确认和反省相关问题体验 提出一般探索性问题
3.深化：来访者转向内在体验，可以重新体验过去的事件，搜索意识边缘，或详述体验的整体或缺失层面	促进来访者重新体验 反省不清晰的、刚出现的体验 鼓励对体验的分化和详细阐述
4.部分解决：来访者对体验的清晰阐述，包括对另一任务的明确标记（比如冲突分裂）	帮助来访者用符号标记清晰化的体验 建议探索刚显现的标记
5.更彻底地解决：来访者能充分理解、正确评价，承认其复杂性和丰富性（"我现在终于明白是怎么一回事了"）	帮助来访者用符号标志并体验新的理解、评价，承认体验
6.完全解决：除上述以外，来访者还感到明显的、普遍意义上的释然，自主激励或对体验决定采取的措施（比如知道该怎么做）	促进来访者探索，将情绪的变化或对自我意识符号化

脆弱性的共情确认

　　来访者脆弱性共情确认是人本主义疗法传统经典的治疗任务。这种反应最适合在这个时候进行，即来访者明显不愿意透露其普遍的、痛苦的脆弱感、羞愧感或穷途末路的感受（Greenberg et al., 1993）。

　　这一任务中有几个关键的变化过程在起作用。其中最核心的是在安全的治疗关系中，来访者能够体验充分表达易受伤害或脆弱的感受，不必顾忌不良后果或看法。作为首要的来访者个人内在接触的参与模式例子（见第四章），这一过程将令人羞愧的、往往是长久隐藏的秘密转化为有效的自我表露。反过来，这也能很好地帮助个体感觉自己又重新融入社会，就像宗教忏悔使有罪的人回到他的信仰共同体一样。假设有此障碍的人有令人羞愧的自我层面，当他们决定冒险表露羞愧的经历时，治疗师应给予他们接纳和肯定，允许他们反思消极的看法。此外，来访者最后能够接纳并同化他们以前竭力逃避的羞愧体验等相关感受。当人们体验到自己被重要的、关心他的他人所接纳或认为有价值时，他们可能更愿意开始考虑接纳自己。另一个"你"对"我"的认可极大地激励了自我（Buber,1958）。

此外，潜在的原发适应性情绪的成长和培养在促进这些瞬间变化方面很重要。也就是说，如果来访者能停留足够深入体验并允许痛苦和脆弱的感受，他们就能开始解决继发性情绪问题，诸如无价值感或内疚感，还有原发不适应性情绪问题，诸如普遍的羞愧感；反过来，这将使他们进入原发适应性情绪，诸如对丧失的悲伤或对侵犯的愤怒。这些适应性情绪基本上是成长导向的，因为它们最终指向适合于情境的适应性行动，比如主动和他人接触，或不受他人虐待或操纵，有自主生活的自我主张权利。

脆弱共情确认过程中的来访者和治疗师

治疗师的任务是提供无干扰的共情在场、接纳和重视来访者的任何体验，允许来访者最大限度地进入其痛苦、绝望或羞愧的体验。治疗师不能强迫来访者进入内心体验；相反，他们帮助来访者体验并深化脆弱的、易受伤害的情感，主要提供确认、理解和接纳。治疗师可以帮助来访者进行自我抚慰（例如，鼓励来访者调整呼吸），但不提供专家式的安慰，在其未准备好之前，不提供任何使来访者摆脱脆弱状态的帮助。相反，治疗师一般热情地提供可靠的共情理解反应，并减少探索反应。

共情确认的艺术在于相信来访者具有成长潜力，治疗师看到并确认来访者当下的真实状态，提供安全性，确认脆弱性，来访者将变得更具适应性。因此，治疗师跟踪确认来访者的体验，允许来访者深化这种脆弱性直到跌入谷底。然后，在治疗师的帮助接纳和确认下，来访者自发地反弹，开始抱有希望。治疗师相信来访者的固有成长倾向，在安全有效的关系背景下，来访者的触底反弹很重要，但是也很难。

在这一过程中，治疗师的体验和方式很重要。因为治疗师真诚地关心来访者，想象性地进入来访者对脆弱和羞愧的体验，他说话的方式温和而又充满重视，声音平静而又关切，尊重来访者的脆弱情感，好像在对受惊吓的小动物说话。此外，治疗师的谈话语速要缓慢，重复并详细叙述来访者的话，常常以第一人称，好像他就是来访者（"一身兼二职"）。表7.2总结了来访者任务解决模式和有用的治疗师反应。

表7.2　来访者脆弱性的共情确认

共情确认阶段	治疗师反应
1.标记：强烈、普遍的脆弱性。来访者提及的强烈的、消极的与自我有关的情感（例如，脆弱、羞愧、绝望、无助、精神疲惫）和对此痛苦感受的表达	倾听，反省脆弱性
2.初期深化：来访者描述脆弱性的形式，允许更深层次的感受出现，对治疗师的共情确认做出反应	转向共情确认和重视 提供共情理解，详述脆弱性的形式 采用缓慢、温和的谈话方式 如有必要，支持来访者的自我抚慰
3.集中深化和触及谷底：来访者表达可怕的情绪或自我层面强烈的痛苦，似乎触及谷底	继续共情确认和重视模式 倾听并提供比喻以捕获并深化脆弱性
4.部分解决：触底反弹，转向成长或唤醒希望，来访者表达与原发适应性情绪相关的需求或行动倾向	倾听、反省并详述希望，成长需求或行动倾向

续表

共情确认阶段	治疗师反应
5.评价：来访者描述或表达痛苦减轻和更大程度的平静，表达对与治疗师之间关系的评价	探索、支持来访者缓解和平静地觉察
6.积极的自我图式改变（完全解决）：来访者表达作为完整的、可接纳的或有能力的自我觉察	探索、支持自我图式的改变

第一阶段：标记

共情确认的标记主要指强烈的、普遍的脆弱，可以描述如下：

1. 来访者描述自我的消极面。

2. 有影响一系列体验的普遍脆弱或羞愧感，常常表达为有缺陷的或不足的自我。

3. 有一定性质的痛苦表白，好像来访者第一次不情愿表达某些东西。

4. 有一定的强度（像是走投无路），以声音、姿势、叹息、面部表情等形式暗示，好像来访者最终意识到或承认这是多么的糟糕。

实质上，来访者是在尝试面对和展示过去一直向其他人隐藏的另外一个人的强烈、恐惧的自我层面。下面是来自来访者处理威胁生活的疾病或创伤的脆弱标记的一些例子：

● 这，这简直太过分了！我怎么又这样！我整整折腾了一辈子却什么也没干成！（哭）我只是想让我的生活有点实质性意义而已。

● 我感觉就我一个人处于这种状态，非常害怕，非常孤独，非常难过。

● 我就是觉得需要有些东西或某个人陪伴……我害怕，因为他们正在确认这不是癌症。这真的让我觉得很可怕，非常可怕，每当我有这种想法，我就感到异常的孤独（改编自Rogers,1983）。

共情确认任务的顺利进展，取决于来访者进入深度脆弱的状态，有时没有双椅技术或聚焦法这些任务这么常见。然而，这一任务的强度和深度至关重要，尤其是在治疗有精神创伤和抑郁症的来访者以及有边缘过程的来访者时（见第十四章）。来访者与这些强烈的情感作斗争，比如，个人的羞耻感、无价值感、脆弱感、绝望感或产生于继发性情绪反应的失望感，它们妨碍自我或体验的强烈、恐惧的层面。此外，在促进其他任务的过程中，过程体验治疗师对出现的脆弱性标记必须非常警惕，这优先于其他探索任务。总之，只有来访者足够信任治疗师和他们自己时，他们才会冒险透露自我隐藏的、脆弱的一面，这时标记才会出现。

脆弱性类似于意义申辩（见第十章），因为来访者通常在表达高度的情绪唤醒。然而，在意义申辩中，来访者聚焦在一些重大生活事件上，而在脆弱性中，来访者聚焦于他的虚弱和作为普通人的挫败感。脆弱性标记的高度情绪唤醒和虚弱也将它和本章之前描述的共情探索任务区分开来。实际上，治疗师在这一任务中本着完全不同的态度和观点：治疗师不是让来访者参与积极的探索，而是待在一旁，不予干预，采取更为冷静的态度。从体验的角度看，治疗师感觉像是目睹和确认了来访者的体验，打消对事先判断的担心。

例如，帕特是一位54岁临床患有抑郁症的白人女性，她嫁给了一位患有双相情感障碍[①]的男子，他对帕特混乱的生活和持续的经济和健康问题非常生气。她的治疗师是一位27岁的研究生，对温和地处理脆弱来访者的加工似乎有着天赋（参见Warner,1998）。来访者参

[①]双相情感障碍是一种精神类疾病状态，表现为两种极端不同的心境，狂躁和抑郁。——译者注

与第十二期的治疗时，出于对她妹妹和其他兄弟姐妹的怨恨而显得情绪激动，因为他们都很成功，但在情感上对帕特艰难的生活处境袖手旁观。在治疗进行到半程的时候，治疗师建议对她妹妹采用空椅技术，帕特的脆弱开始以恐惧的形式出现（为突出共情确认治疗我们修改了原稿中的几处地方）：

治疗师：你觉得可以让你的妹妹坐在椅子上并和她展开谈话吗？

帕特：不。（停顿）

治疗师：这对你来说真的很难。（停顿）你现在的感受是什么？

帕特：（小声地）害怕。［脆弱性开始出现］

治疗师：（轻声地）害怕。（停顿）呃。是害怕关于……［确认害怕的感受］

帕特：我们之间这种微不足道的（遗憾地笑）关系会怎样。

治疗师：哦，你害怕如果你在这里坚持表达自己的观点，就有可能失去她。

帕特：无法把握对她、对我会带来什么变化。

治疗师：呃。"如果表达我的情感或对她嫉妒的真实感受，就会彻底毁了本已支离破碎的关系？"

帕特：呃。

治疗师："甚至连维系收发电子邮件这样的关系也会毁掉？"可能连获得彼此一点点网上留言和消息的机会都没有了，一想到失去这种关系就让人不寒而栗，感到害怕。

帕特：嗯，嗯。是。要冒很大的风险。我不知道是否能承受这种失去。没有她，我什么都没有了。［开始清楚地表达不能承受的失去感］

治疗师：就像这种感受，"失去了这种关系，我将彻底孤独无助"。

帕特：对，就是这种感受，彻底孤独，什么也不是。

> **治疗师**：哦，毫无价值。
>
> **帕特**：是，想到这一点，死的心都有。
>
> **治疗师**：甚至没有人知道。
>
> **帕特**：是。我感到喉咙发紧。
>
> **治疗师**：呃。
>
> **帕特**：我感到胃疼。
>
> **治疗师**（低声）：好的，它开始影响到你了。好的，你甚至闭上了眼睛，试着平复恐惧，是这样吗？
>
> **帕特**：嗯，深呼吸。

当来访者在此过程中继续推进时，治疗师的接纳和确认会提升自我的强化。

第二阶段：初期深化

第二和第三阶段的共情确认涉及帮助来访者深度探索脆弱、无助、绝望等。在帕特的个案中，治疗师从探索转换到确认，必要时给帕特的自我抚慰提供支持：

> **治疗师**：很好。（停顿）好好地平复一下，深呼吸……（低声）稍微放松一下。平静一下内心。（长停顿）
>
> **帕特**：有时感觉就想蜷缩在床上，不要被人打扰。[脆弱性进一步出现]
>
> **治疗师**：嗯，嗯。"想闭上眼睛，把所有的痛苦都拒之门外。"
>
> **帕特**：嗯，嗯。
>
> **治疗师**："把所有的人都拒之门外。"是吧。
>
> **帕特**：嗯。
>
> **治疗师**："就想让所有的痛苦远离我。"（停顿）是，说实话，上周

谈起这件事的时候，你都不想醒来……

帕特：嗯。

治疗师：……真的，那时认为死是一种解脱……

帕特：嗯。

治疗师：……总比现在痛苦地活着好。

帕特：还有，对未来不抱任何希望。如果你问我两三年以后会怎样：什么也不会改变。

治疗师：呃。因为你感到绝望。"两三年以后可能我都不在了。"

帕特：嗯，或者想"我会在哪儿呢"。

治疗师：呃，"我看不到未来，我看不到任何活着的意义。"

帕特：对，对。

治疗师：好了——"为什么就不能睡着了再也不用醒过来。"嗯。（停顿）真的，真的很绝望。（停顿）真的，真的很痛苦。（停顿）心里满满的都是痛楚，同时又觉得空落落的。（帕特叹气）有喘不过气来的感觉。

在深化过程中，治疗师帮助来访者体验痛苦、脆弱情感的反应上，同时倾听整个事件当中感受最糟糕的部分。例如，对于帕特，治疗师提起她之前表达的想死的念头，对此来访者十分认同。治疗师也完全可以用温和的方式问：

治疗师：目前你最痛苦的是什么？我知道这真的很难。（停顿）感觉最难受的是什么呢？

第三阶段：集中深化和触及谷底

通过帮助来访者体验脆弱的情感层面，反省最糟糕的感受，治疗师帮助他们进一步深入到脆弱感受。情绪痛苦的生动比喻（Bolger，

1999；Greenberg & Bolger，2001），比如，心如刀绞或暴露在外面的伤口，社交孤立或孤独感对来访者深化体验也很重要：

> **帕特：** 或者像溺水……
>
> **治疗师：**（低声地）溺水……
>
> **帕特：** ……我一直努力向上，从小到大我一直都在挣扎。
>
> **治疗师：**（低声地）就像你的一部分溺于水中，一只手或一只胳膊，拼命地向上挣扎……
>
> **帕特：** 嗯。
>
> **治疗师：** 沉浸于所有的痛苦中。让人窒息，不能呼吸，甚至动都不能动。
>
> **帕特：** 嗯。我的痛苦，身体上的痛苦。（帕特有慢性自体免疫疾病。）
>
> **治疗师：** 呃，被痛苦包围，下沉，身体不能动，不能呼吸。（停顿）
>
> **帕特：** 对我来说最可怕的事情之一，就是（深呼吸）跳入游泳池，潜入水下，太……（停顿）就是，你对任何事物的意识都被隔断了……
>
> **治疗师：** 呃。
>
> **帕特：** 你不能，听不清，哦……
>
> **治疗师：** 呃。
>
> **帕特：** 当然，不能呼吸，也闻不到。有时你可以看到，但我，还是不知道……
>
> **治疗师：** 你觉得自己被彻底地隔断了。
>
> **帕特：** 在水下。
>
> **治疗师：** 在水下。
>
> **治疗师：** 就像，只有你，就那样，那就是所有的。
>
> **治疗师：**（温和地）你就是所有的存在。
>
> **帕特：** 嗯。

治疗师：没有过去。

帕特：嗯。

治疗师：没有现在。

帕特：嗯。

治疗师：没有其他人。

帕特：嗯，嗯。

治疗师：只有你。

帕特：嗯。

治疗师：在水池中，你害怕……

帕特：嗯。

治疗师：……害怕溺水。

帕特：呃。

治疗师：因为只有你在那儿。

帕特：嗯。

治疗师：当你快要沉下去的时候你有什么感受呢？

帕特：嗯。

治疗师：（停顿）这真的很可怕。（停顿）

帕特：嗯。

治疗师：（停顿）就像是不知道如何……走出来……

帕特：对，对。

治疗师：……甚至会乱抓一气。

帕特：嗯，嗯，嗯。

治疗师：哦。

第四阶段：部分解决

与此同时，治疗师见证并接受来访者体验的羞愧层面，使来访者内心深处的绝望更加生动，治疗师倾听其对真正立面的出现。这就是成长倾向，它推动来访者唤醒希望，重新接触他人和外部世界。成长倾向不是戒备性回避或表面上对痛苦的退缩，而是基于原发适应性情绪（诸如对失去的悲伤或对危险的恐惧）的需求或行动倾向的表达。对于帕特，成长倾向出现于对孤独和恐惧的感受，这种感受和她儿时差点被淹死的情景记忆密切地联系在一起；当她急切寻求他人的安慰和安全感时，这种"向上的转机"就显得清晰可见了：

> **帕特**：（更坚强）你知道，伸手去够，不断地去够……
>
> **治疗师**：嗯。
>
> **帕特**：……我想是我的一个哥哥（遗憾地笑）意识到我溺水了（大笑），你知道，把我拖了出来，嗯，我甚至记不得当时自己有多大，但因此受到很大的精神创伤。
>
> **治疗师**：那现在，好像你在说，"有人能过来把我拖出来吗？"
>
> **帕特**：嗯。我想说，似乎，（停顿）没有看到有人来安慰我或准备……
>
> **治疗师**：呃。
>
> **帕特**：……准备说，"别担心，一切都会好起来的。"
>
> **治疗师**：所以你还没有看到任何安慰你的人。
>
> **帕特**：是的。
>
> **治疗师**：它不只是对你的童年的描述，也是对你的生活、你的现状的描述。
>
> **帕特**：呃。
>
> **治疗师**：没有安慰你的人。
>
> **帕特**：嗯。
>
> **治疗师**：所以好像是你在尽全力支撑着自己，但却还是在沉没。
>
> **帕特**：嗯。我伸手去够，想抓住某个东西或某个人。
>
> **治疗师**：呃。
>
> **帕特**：（长长的叹息）你知道，回想到过去，我认为，是的，对于

嫁给戴夫，当时的确有着不切实际的期待，又离开了他。这一点让我真的很兴奋。

治疗师：所以你伸手去够他……

帕特：嗯。

治疗师：……想让他将你从儿时的溺水中摆脱出来……

帕特：嗯。

治疗师：……你现在所做的，就是希望有个人将你拖出……

帕特：嗯。

治疗师：……这个湖……

帕特：嗯，嗯。

治疗师：……或大海。这就是你希望的。

这种对希望或重新接触的表达，至少表明某种程度的解决已经发生。治疗师识别并确认了刚出现的希望和对重新接触的渴望。

第五阶段：评价

在来访者开始恢复，努力唤醒希望，出现成长转机后，可能把刚刚出现的希望描述为释然和平静。与此同时，来访者可能很少表达孤独感，对同盟关系做出评价。通过与外部世界的接触可以看到这一体验。遗憾的是，帕特治疗过程的录音带到此就结束了，我们不能确切地知道接下来发生了什么。然而，帕特脆弱性的进一步解决应该是这样的：

治疗师：（长时间停顿）你现在的体验呢？

帕特：我想这就是为什么说治疗对我很重要。我真的需要有个人帮我找到方向。在某种程度上，对别人倾诉这些事情让我感觉很好。

治疗师：了解你的感受，知道你在很大程度上想主动了解并接触别人，真的很好。

帕特：哦。我并不急切需要我的家人，比如兄弟姐妹，来帮我，或者当他们忙于自己的生活，抽不出时间，无暇顾及我的时候，我也不会很生气。但是，我依然不会放弃和他们的关系。有些时候我知道我可以做到这一点。只是有时感觉让人难以承受，好像又回到了溺水的地方。

治疗师：所以，不管怎么样，有时候你感觉自己可以对付？

第六阶段：积极的自我图式改变（完全解决）

如果一个来访者可以表达自我新意识：完整、可接受或有能力，就能够实现问题的完全解决，这体现了来访者自我图式的改变。同时，治疗师通过探索和确认来访者的缓解、平静或自我图式中刚出现的变化，促进来访者在最后这两个阶段的体验。多期治疗以后，帕特似乎已经达到了这一阶段，在她治疗的结尾，当时她描述说自己好像长出了一对"脚蹼"，可以让她随心所欲地在水下游来游去，不用再担心困于水中。

了解更多有关共情探索和共情确认

想了解更多有关共情探索的知识，建议阅读罗杰斯等人（Barrett-Lennard，1981；Rogers，1975）的经典论文。新近的有关治疗师共情的观点见格林伯格等人（Bohart，Greenberg，1997b；Greenberg，Elliott，1997；Ickes，1997；Watson，2002；Watson，Greenberg，& Litaer，1998）的著作。格林伯格和沃森等人（Bohart，Greenberg，Watson，2002）最近的综述性研究表明，治疗师共情和治疗效果之间存在着正向关系。

了解更多有关脆弱的共情确认，见格林伯格等人（1993）的著作，采用选自罗杰斯（1983）研究中穆恩女士的例子，还有莱斯和格林伯格（1991）的著作。如果你有机会获得穆恩女士的治疗录像，观看时特别注意罗杰斯的治疗方式。埃金多夫（Egendorf, 1995）的著作"通过痛苦聆听来访者"，描述了和创伤幸存者非常相似的情形，华纳（Warner, 1998）的著作中有一章专门讨论她所称为的"脆弱过程"，涵盖了遭受严重虐待的精神紊乱来访者的可比性基础。我们将在第十章讨论任务的重新加工中转向处理创伤问题，在第十四章中转向处理人际关系的创伤和受伤问题的处理。

第八章

治疗关系的呵护和培养

过程体验疗法中的治疗关系到底是什么样的呢？在治疗期间它会如何发展变化？在治疗的早期、中期和后期，为发展和维系良好的工作同盟，具体关系任务是什么？过程体验治疗师如何处理出现在这些阶段的具体问题？他们如何协同来访者解决关系破裂的问题？这些就是本章我们要着手解决的。

对治疗关系的普遍理解

人们几乎普遍认为工作同盟是疗法中一个重要的变化媒介（例如，Henry & Strupp, 1994; Horvath & Greenberg, 1994, Norcross, 2002; Orlinsky, Grawe, & Parks, 1994; Rogers, 1959）。莱斯（1983）提出，在人本主义疗法和体验疗法中，工作同盟有两个功能。首先，治疗师的真诚共情、接纳的态度和行为，可以促进他们自身的成长，能帮助来访者理解并接纳自己。其次，增强同盟关系的态度和行为也帮助来访者培养对治疗师和治疗过程的信任，以便来访者能够参与到对困难任务的自我探索和积极表达中。

　　尽管过程体验治疗师承认和重视其中的第一个功能，但他们也强调第二个功能，即同盟的任务促进功能。因此，过程体验治疗师的一个重要目标就是做到共情调节，当来访者辨别和解决认知情感问题时，给他们提供一个安全的工作环境（Greenberg, Rice, & Elliott, 1993；Watson & Greenberg, 1994, 1998）。更积极的干预，结合共情、接纳和重视、真诚和在场以促进来访者的变化过程（Greenberg et al., 1993）。因此，过程体验治疗师面临一个特殊的挑战。因为在任何一个特定的瞬间，他们必须评估是实施更积极的干预，还是对来访者的内心现象世界保持调节反应，这一点对他们非常重要（Watson & Greenberg, 1998）。建立协作工作同盟最根本的一点就是认为来访者是探索和过程变化中的源动力。据此，后面的章节中描述的积极干预可以看作对同盟关系的加强和深化，在此关系中，来访者是其自身体验的专家，治疗师是促进不同类型探索的专家。

　　在人本主义疗法传统中，与佩尔斯等人（1969）一样，罗杰斯（1959）发现机能障碍的出现是他人的观点和标准内化的结果，来访者以牺牲自己的情绪智力为代价。正如我们所说，过程体验疗法的首要目标就是帮助来访者接近并获取他们情绪中的隐含信息，以培养更大程度的自我和谐，以更具适应性的方式行动。为促进这一过程，过程体验治疗师不轻易做出判断，而且允许来访者自由地探索自我，以提升自主性和独立性，培育来访者情绪智力的两个关键方面：（1）共情倾听自我的能力，从而能觉察到以前遭到否认的自我层面；（2）自我反省的能力，以便摆脱机能失调状态（Bohart & Tallman, 1999；Watson & Rennie, 1994）。

　　像人本主义治疗师一样，过程体验治疗师能将同盟关系中出现的问题转变为来访者情感转移的契机，注意到这一点很重要。相反，可以将同盟障碍视为对此时此刻发生在参与者之间的问题反省，也可视为参与双方彼此真诚互动的契机（Watson & Greenberg, 1998）。如果来访者不愿参与某个任务，例如，面对空椅发言，可以将它视为治疗契机，讨论来访者的目标，讨论这一任务如何可能或不可能帮他实现那些目标。它也能提供更好地理解来访者对治疗过程感受的机会。

同时，我们发现相当有用的是，利用人际心理治疗传统的理论和研究来阐明变化过程中的同盟破裂和修复的作用，包括波尔丁（Bordin, 1979）、沙弗安和穆南（Muran, 2000）的研究。尤其是我们对处理同盟障碍的关系对话的阐述是基于于来访者正视挑战的研究（Agnew, Harper, Shapiro&Barkham, 1994），以及最近的有关格式塔对话（Yontef, 1998）的研究著作和当代体验（van Kessel & Lietaer, 1998）途径。人际关系修复研究对来访者尤其重要，特别是那些有严重受虐或其他形式受害经历的来访者，包括有边缘情绪障碍的来访者（见第十三章）。此类来访者有明显的情绪反应，始终将潜在的看护人视为无用的或危险的人。

然而，同盟破裂和修复不应当被认为只限于解决来访者长期的人际关系障碍。治疗失误和共情失败是所有疗法中不可避免的一部分，比如来访者的期望和实际治疗之间的不匹配。就来访者而言，这种障碍的结果是失望，有时候甚至是愤怒。如果治疗师对这些障碍处理不当，比如不承认、不处理、持戒备心甚至还击，那来访者真的极有可能退出治疗，不再参与（Rhodes, Hill, Thompson, & Elliott, 1994），治疗甚至会对他们造成伤害（Binder & Strupp, 1997）。

沿着这一思路，罗杰斯（1961）和其他研究者指出了关键一点，即除了共情和重视，治疗师在处理和来访者的关系中需要真诚，这意味着有时候即使表达他们对来访者体验到的消极情绪时，也要讲究策略。可以将消极情绪界定为在协作中治疗师体验到的不必要的或侵扰性的情绪（Rogers, 1959）。同时，其他学者（例如，Greenberg &

Geller，2002；Lietaer，1993）提醒治疗师在对来访者保持透明和公开治疗的时候，履行责任也很重要。对治疗过程进行表述和评论时，不应该对来访者或他们的参与者进行指责或批评。独立地或在监督下完成本职工作有助于治疗师设法重新梳理消极情绪及积极表述。相应地，阐明一个人的行为也会影响另外一个人，这对来访者（和治疗师）的人际关系的成长大有裨益。相比而言，消极表述会使同盟关系出现不可挽回的破裂，所以对消极情绪的处理必须小心谨慎，巧妙得体。

最后，在本章中，我们认为关系问题和障碍的性质在治疗过程中会发生转化，需要治疗师针对不同时段、不同来访者做出及时反应。例如，在治疗的早期，治疗师首先关心并让来访者参与到治疗中来。然后，如果在治疗期出现障碍，来访者和治疗师将逐渐建立一种信任和协作意识，完成治疗任务，帮助他们解决这些障碍（Horvath&Greenberg，1994；Horvath & Luborsky，1993）。最后，需要认真考虑和处理在治疗末期和治疗结束时出现的问题，尤其是在时间有限的治疗中。

治疗开始时的创建工作同盟

治疗的首要任务是在来访者和治疗师之间建立一种安全的工作同盟。创建工作同盟的目的是帮助来访者高效地参与到共情探索的基本任务中来（见第七章），要求来访者关注他们的内心体验，探索内心体验的不清晰或不完整的层面，并用语言表述出来。与共情探索并行的任务是在参与者之间建立一个安全环境和信任感，以便来访者能参与到体验中并且探索更多的痛苦体验（Lietaer，1998；Watson，Greenberg，& Lietaer，1998）。然而，如果来访者和治疗师之间的情感纽带不够牢固，或者治疗任务和目标协议未能得到很好的协商和沟通，那么在一开始就可能出现同盟障碍。这些障碍可能包括来访者感到无法转向内在感受，聚焦内心体验；感到与治疗师在一起不安全，质疑治疗的有效性；期待他们的治疗师有异乎寻常的表现。这些障碍可能导致来访者在接受一到两期后就结束治疗。

如表 8.1 所示，可以把创建工作同盟的任务理解为类似于更具"工作导向"的治疗任务，诸如双椅技术或系统唤醒展开。创建工作同盟通过几个连续阶段逐渐展现，最终实现高效的工作关系，这代表了任务的完全解决。因此，开始治疗可以看作第一阶段，创立安全的工作环境是第二阶段，等等。

表8.1　作为治疗任务的创建工作同盟

创建工作同盟阶段	典型障碍
1.标记：治疗开始	治疗还没开始来访者就退出
2.创立安全的工作环境：共情调节和创立以接纳、重视、公开和在场为特征的安全工作环境，	来访者感觉被误解、指责或不安全 来访者认为治疗师不真诚或不值得信任 来访者将共情调节看作危险的侵扰
3.确立治疗焦点：基于治疗师的内心觉察和技能，理解对来访者来说，什么是重要的或核心的觉察意识，来访者对重要内容的觉察，显性的来访者问题，注意力的焦点，任务标记	缺乏治疗焦点 来访者难以发现并保持聚焦 来访者注意力分散或只是听从治疗师的建议
4.对目标达成一致：就治疗焦点或目标达成一致	来访者对改变的矛盾心理 来访者不能坚定地投入完成与主要治疗焦点有关的目标中去 来访者对其自身问题的原因在看法上不同于治疗师
5. 对治疗任务达成一致：就如何实现治疗目标达成协议（包括开始参与到共情探索和处理刚出现的来访者对任务的顾虑）	来访者难以将注意力转向内在 来访者对参与治疗以解决问题的意图和价值质疑 来访者对治疗任务和过程的期待和治疗师背道而驰

续表

创建工作同盟阶段	典型障碍
6. 创建高效的工作环境：来访者信任治疗师，能积极地参与富有成效的治疗任务	认真地、毫无戒备地聆听可能的同盟障碍，如有必要，可直接询问（例如，退出治疗）

第一和第二阶段：治疗开始和创立安全的工作环境

如金德林和比伯（Gendlin & Beebe, 1968）所指出的，体验疗法的首要原则是"在达成协议之前就保持接触"。我们在第五章和第七章就已经详述过，过程体验治疗师开始治疗时，通过在场并试图设想来访者的观点以了解他们的感受，但不是完全融合或过度认同他们。治疗师的共情促进来访者体验和对治疗环境的安全感。来访者感受到治疗师表示出重视和尊重也能促进安全治疗环境的创立（Greenberg, Elliott, & Lietaer, 1994; Lietaer, 1998）。而且，如果治疗师和来访者公开、坦诚地相互交流，就能创造和维持治疗环境的安全。为做到这一点，对治疗师来说重要的是治疗期间的在场并且无干扰地触及自己的内心体验，清晰地觉察在此关系中所发生的情况。这样，治疗师就能尽可能公开和自发地做出基于自我觉察的反应，而不去烦扰来访者或破坏这种关系。

正如在长期的治疗中所做的一样，短期治疗中的来访者也需要一个安全的工作环境和对治疗师的信任感，以便他们能够接近并标明潜在困难和威胁性的内心体验。然而，短期治疗的特殊要求是在很短的时间内培养这种治疗氛围，要求治疗师积极主动地协同来访者一起构建安全的工作环境。

第三阶段：确立治疗焦点

为增强短期治疗的功效，体验治疗师在治疗早期也要确定焦点，主动协作，与来访者达成一致的治疗目标（Greenberg & Paivio,

1997）。一致的焦点有助于确保来访者在治疗任务中的合作。沃森和格林伯格（1996b）发现如果来访者和治疗师在治疗早期未能确立一致的治疗目标，那么短期的抑郁症人本主义疗法和过程体验疗法的疗效最差。这些疗法缺乏针对潜在的决定因素或导致访者产生抑郁的疑难问题的聚焦。这种来访者的治疗效果和具有最佳疗效的来访者形成了鲜明对照，后者到第五期治疗时就治疗目标已经和他们的治疗师达成了一致，并不断地聚焦某一特定的焦点。想不到的是，未能确定焦点和明确目标并不影响来访者对他们和治疗师之间关系的评价（Weerasekera, Linder, Greenberg, & Watson, 2001）。

确定早期治疗焦点的一个重要因素是治疗师能够觉察来访者生活中的事件和经历的重要意义，以及它们如何导致来访者的症状和目前的痛苦。有经验的体验治疗师能够留意到来访者的语言使用和情绪唤醒水平，并且运用他们的内在觉察作为内在标志来判断什么对来访者是有意义的、显著而重要的。这反映出治疗师的自身体验能力和人体机能的隐性知识，这是治疗师的实践经验和来访者的结合，也是治疗师的自身生活经历和理论知识的融合。这些能力能以灵活、积极反应的方式引导他们理解和介入。

比他们自身体验更为重要的是，过程体验治疗师能够用来访者的内在体验作为引导，了解治疗期间什么是合适的，什么是正确的感受（Gendlin, 1996; Leijssen, 1990; Watson & Rennie, 1994）。也就是说，他们运用来访者的情绪反应作为引导聚焦的指南。通过跟踪来访者的情绪，过程体验治疗师帮助他们接近并跟踪看似完全不同却很可能是很重要的体验层面。

除了跟踪来访者重要的情绪以外，体验治疗师要特别留意来访者提出的有关体验的某些问题，因为这些问题常常可以确定治疗目标和焦点（Klein, Mathieu-Coughlan, & Kiesler, 1986）。有些来访者可能清楚一直困扰他们的问题，例如，他们在哪种情境下会感到抑郁和迷惑。然而，有些来访者可能无法清晰地阐述他们的问题。但在开始的两到三期治疗中，如果治疗师关注不断困扰来访者的话题和隐含问题，他们就会将这些反馈阐述给来访者，进而就治疗任务和目标建立合作关系。而且，相对于没有留意到来访者的注意力和聚焦的情况而言，这样做会更快、更有效。

帮助来访者阐述体验的方式之一就是过程体验治疗师要对来访者任务标记保持警觉（见本书第六章到第十二章）。例如，来访者申明他们无法执行某个决定或进行自我批评时，这可能表明他们正在体验冲突分裂，借助双椅技术对其进行探索对他们有好处（Greenberg et al.，1993）。或者当来访者申明他们对重要他人依然怀有未解决的消极情感时，就表明采用空椅技术可能效果要好一些。从第一期治疗开始，在提出任务之前，反省关键的来访者标记有助于确定早期疗法的治疗焦点，从而加强治疗同盟。

最后，在治疗的第一期或第二期中，治疗师应当尽量理解来访者对出现的主要障碍和首要治疗目标有一个大致的了解。这个任务涉及理解来访者的障碍和寻求适合其生活总体规划的疗法，包括中断的或受到威胁的生活计划（例如，去上学，培养令人满意的亲密关系）。例如，有一个来访者最初寻求帮助，因为担心分离性障碍会妨碍他在大学的生活，将其视为脱离家庭虐待、实现经济和情绪独立的非常重要的一步。

第四和第五阶段：对目标和治疗任务达成一致

对来访者和治疗师来说，重要的是在疗法早期制定的共同治疗目标（做什么）和任务（如何做）。基本的共情探索任务（见第七章）适用于帮助来访者转向内心，将体验以新的方式符号化，关注他们不熟悉的其他信息来源。在长期治疗中，有更多的时间让来访者逐渐进入自我表露的一般任务，采取聚焦内心的方法，参与到自我探索中。然而，在短期治疗中，如果治疗想要取得成功，这些活动必须得尽快完成。帮助来访者转向内在的重要部分就是在来访者和治疗师之间制定关于治疗目标和任务的协议，以便来访者做好准备以自我表露，聚焦自我（Rennie, 1994b; Watson & Rennie, 1994; 表8.1中的第四和第五阶段）。

为完成这些阶段，治疗师可能也需要明确告知来访者这种关系的性质，明确探讨治疗任务和目标。在实际操作中，这涉及三个主要的治疗师活动：（1）简明扼要地描述过程体验疗法；（2）提出可能的目标；（3）提出任务以帮助来访者实现达成一致的目标。

首先，在第一期或第二期治疗中（和以后合适的时候），治疗师一般要采用体验指导方式，简要介绍过程体验疗法，包括在改变过程中情绪的作用。例如：

治疗师：该疗法的主要目标之一在于帮助来访者了解如何利用他们的情绪。情绪能帮助人们了解自己的需求，并知道如何满足这些需求。

其次，在倾听并询问来访者主要的障碍和中断的生活目标，确定治疗焦点之后，治疗师采用体验阐述，作为潜在的目标将这些反馈给来访者，请求来访者的确认或矫正。例如：

来访者：我不想一直感到害怕。我是说，我想我能够去上学，但我太害怕了。

治疗师：因此，你现在有点儿像陷于困境。因为你对曾经受害经历的恐惧，所以这就是需要我们解决的问题，对吗？

一般而言，治疗师接受来访者提出的目标和任务，与来访者积极协作描述与它们相关的情绪过程。有时候，治疗师也可以共情猜测的形式主动提出可能的治疗目标；例如：

治疗师：据你所说，听起来在治疗中你想解决的主要问题之一是决定该怎样对待你的婚姻，是否和你的丈夫继续维持这种婚姻状态。[共情猜测]是这样吗？

正如上述例子所表明的，明确的共同目标比隐含的共同目标要好得多，但并非必不可少。

最后，至少治疗师需要给来访者一些治疗任务的暗示，帮助来访者达成一致目标。这样，治疗师才可论及探索情绪或在治疗期尝试不同的"实验"，甚至尝试重现治疗期里一些有问题的过程。例如：

治疗师：有时候，我会建议你试着接触一些相当痛苦的情感。[或者，回顾创伤情境；或者，试着在这里和我一起重现当时惊恐症发作的情形。]这可能会让你觉得很难、很恐怖，所以很重要的一点就是只要你觉得安全，我们就可以很快地重温一次。你明白吗？你觉得这样做可以吗？

第六阶段：创建高效的工作环境

如我们在第七章所看到的，过程体验疗法的一般任务是，通过有治疗师共情支持的探索过程，让来访者觉察其内心体验。为了让来访者增强这种觉察，罗杰斯（1961）和其他学者（Barrett-Lennard，1998）专注于治疗关系，将此视为促成变化的首要手段和媒介。他们一直强调在某种特定的最佳条件下，来访者能够反省、整合各种信息来源，包括知觉、情感、价值观、愿望和需求。为了在治疗中做到这一点，来访者需要充分信任他们和治疗师的关系是安全的。

我们在第四章和第七章中就已指出，这种自我探索的一般任务涉及一整套最基本的来访者微加工（尤其指关注内心体验、体验搜索、主动表达和允许治疗师对自己进行了解）以及各种来访者活动（诸如重新确定内心体验的目标，重新体验，搜索意识的边缘，分化，详述体验）。完全成功的同盟有一个特征：来访者足够信任治疗师，全程参与相关的参与模式和任务活动，包括感受和表达痛苦情绪体验。

早期创建工作同盟中的具体障碍

我们已经描述了一切进展顺利时正常的、"不受干扰的"创建工作同盟的顺序。现在我们转向创建工作同盟期间在治疗早期出现的一些具体障碍，表8.1列出了一些。过程引导干预可以帮助本节描述的那些有初期同盟障碍的来访者。而且，在后期治疗中他们通常需要进行附加的同盟修复工作。

来访者变化阶段（第二和第三阶段）

来访者在整个变化过程中，确定目前所处的状态对于短期治疗中能够实现的目标有重要的意义（Prochaska，DiClemente，& Norcross，1992）。例如，治疗师可以这样来确定变化过程中来访者的状态：

治疗师：你想怎样用此疗法进行治疗？

来访者：我不知道。我什么都不知道。我甚至都不明白自己为什么来这里。要不是我妻子逼迫我来这里治疗，我是不会来这里的。

在这种情境下，对来访者进入治疗时矛盾心态的共情探索是很重要的，如运用于动机式访谈中的共情探索（Miller & Rollnick，2002）。

有一个来访者有抑郁症状，似乎也有参与治疗的动机。她愿意开始参与治疗师提出的各种治疗任务，但之后她会变得漫不经心，异常情绪化，无法继续进行下去。这表明来访者和她的治疗师在工作中南辕北辙，目标不一致；治疗师认为来访者的焦点是抑郁，但来访者甚至还没有完全准备好投入治疗过程（第三阶段）。换言之，来访者依然处于紧张的思考改变阶段，而治疗师却以为她已经到达准备做出改变的阶段（Prochaska et al., 1992）。随着来访者承认她对治疗的矛盾心态，并对此进行追溯，找到情绪脆弱的感受，这时候明显出现另外一个问题，那就是在治疗中她感觉缺乏安全感（第二阶段）。幸好，这种探索和治疗师共情确认使得来访者和她的治疗师可以协商，以获得更多的安全感，这样她就可以将注意力集中到导致抑郁的问题上来。

心理健康观念（第三和第四阶段）

对于心理问题的成因和治疗的不同看法是初期创建工作同盟过程中障碍的主要来源。即使对治疗的功效和价值深信不疑的，有经验的来访者也可能抱有和治疗师完全不同的期待。有些来访者可能怀疑治疗理念是否适合他们；有些来访者可能希望治疗师会对他们的体验做出解释或对他们如何行动做出指导；有些来访者可能希望治疗师用更加积极的干预来促进他们更快、更容易地接近其内心体验。

当问及对抑郁症的理解时，一个来访者说他的医生告诉他是"脑啡肽缺乏"引起的。结果，他难以理解探索情感的相关性或甚至尝试不同的做法。治疗师利用指导体验的方式，提供了一些有关神经可塑性的"过程体验大脑理论"方面的知识（参见Kolb, 1995），其大致内容是有关大脑、情绪和行为之间的关系，它们是双向运行的，改变情绪或行为可能也会改变大脑机能。对于将问题视为源自外在原因的来访者，同样如此。例如：

> **来访者**：我的所有问题就是我丈夫和他的女朋友。要不是因为这个，我不会抑郁的。

最后，很多来访者，尤其是那些有焦虑或冲动问题的来访者认为他们的问题主要是情绪引起的。他们来治疗时抱着这样的目的，希望治疗师能帮助他们压制、克制或忽视他们的情绪：

> **来访者**：我想让你告诉我怎样控制我的情绪，不再做有害的事情，像赌博（或自残、胡吃海塞、酗酒、打女朋友，等等）。

对这些来访者，重要的是在开始时就要与他们的理解——"情绪如同敌人"——产生共情。对这些来访者来说，过程体验疗法的基本原理（情绪是变化过程的关键）听起来简直就是胡说八道；他们需要的是对情绪的类型和层次进行更为细致入微的解释。例如，治疗师可以说：

> **治疗师**：我想说的是，依我的理解，在你的体验中，情绪一直都是噩耗，让你干坏事。因而，我们想帮助你理解这是如何发生的，当中涉及哪些情绪，在导致你做那些事情的情绪背后是否还有其他潜在的情绪。如果能发现其他的情绪，就可以告诉我们你所需要的，有没有更积极的方式满足你的需求。你明白了没有？想不想尝试一下，或许只需要几期的治疗时间？

来访者的矛盾期望（第五阶段）

对治疗师和来访者来说，对治疗同盟有共同一致的期望也很重要

（Al-Darmaki & Kivlighan，1993），尤其是各自分别应当做什么（任务协议）。有几位学者已经在有关治疗关系的文献综述中指出（例如，Hardy，Stiles，Barkhan，& Startup，1998；Henry，Schacht，& Strupp，1990；Sexton & Whiston，1994），为确立工作关系，治疗师可能需要用外显行为补充来访者的行为。因此，当来访者显得过分友好时，治疗师需要坚定地表明行为界限，反之，当来访者表现出敌意时，治疗师以共情、温和的态度对其做出反应。有些来访者需要更多的时间理解不同类型疗法的要求，甚至可能难以理解在治疗师整体结构化的干预下，参与自我表露的任务。在有效参与之前，来访者通常需要了解这一过程。

力图做到内容指导（第五阶段）

有些来访者因为治疗师未能就内容给予指导而感觉沮丧，也就是说，治疗师没有解释来访者的体验或给出建议。结果，来访者和治疗师也许就治疗焦点和目标达成了一致，而来访者在改变过程中应该发挥积极作用这一点未与治疗师达成一致，导致来访者感到沮丧。这种沮丧会由于短期治疗中的时间限制而加剧。假如来访者已经接触到更具结构化的、内容指导性的治疗形式，或者他们对自己的问题已经接受了起初的生物学解释，那么来访者对治疗师采取的缺少指导性的态度所产生的沮丧感可能会给治疗带来障碍。一个以前有过认知行为治疗经历的来访者对她的治疗师所采取的方法特别失望，她希望治疗师更具指导性，指出她的非理性信念，提出建议以改进她的思维模式。然而，在后续治疗中，她评论说，回顾过去她更看重治疗师的方法，因为她学会了确认体验，从而获得了更多的自信。所以，如果来访者对他们认为缺乏指导和更加平等的态度感到不满时，改变治疗方向可能于事无补。可是，治疗中一旦出现这些情形，就很有必要和来访者探讨这种期待。

实现内在聚焦中遇到的问题（第五阶段）

对从未学过以内心体验作为导向的来访者，或以主动疏远内心体验的方式来处理创伤和早期困难生活情境的来访者而言，关注内心或运用体验搜索是很困难的。因此，有些来访者可能难以转向内心，以新的方式去发现并且表述他们的体验。这可能导致他们不断外向地施展其能量，用外化的声音表达自己。或者，他们会撤回或收缩自己的能量，以更为受限的声音表达自己（见第四章），这更有可能发生在经历过身心障碍（Sachse, 1998）、焦虑障碍（Wolfe & Sigl, 1998）或过度控制（强迫症状或知性化）过程的来访者身上。这种来访者可能很难将他们的内心体验当作生活中有关问题的重要信息来源。患有创伤后应激障碍的来访者可能会很快从一个话题转向另一个话题，当他们主动地试图回避与创伤事件有关联的情感和记忆时，就难以彻底完成对一个话题或观点的探索（Horowitz, 1986）。这些来访者或许也难以确认治疗焦点或目标（第三和第四阶段）。

处理早期创建工作同盟过程中的问题的一般治疗师策略

在最初的治疗期，如果治疗师的反省未能成功促进共情探索的一般任务（要求来访者接近并陈述他们的内心体验），那么另外几种治疗师策略能够促进来访者安全感、焦点和任务合作的发展和维持。治疗师首先通过元信息传递和沟通，争取让来访者积极参与内在体验探索任务的合作与协商；其次通过具体任务的实施帮助来访者将注意力转向内心。

元信息交流（关于交流的交流）涉及治疗师以真诚的方式对过程进行评价。例如，他们可以提供有关疗法功能和目的的基本原理，解释该原理如何促进治疗中来访者目标的实现（体验指导）；或者，他们可以解释，来访者探索他们所关心的有利于阐明体验过程中迷惑或困难的层面。因此，治疗师完全可以给来访者解释，体验疗法的首要任务之一就是聚焦内心，觉察环境或事件的影响。通过确认和标明他们对环境的观察和对观察的情绪反应，来访者可以对他们的需求和目标获得更多的理解；反过来，这也会帮助来访者解决问题，确定行动方案。

在下面的例子中，一位来访者想知道怎样讲述她的抑郁症才更有帮助。治疗师试图提供有关理论说明并争取来访者的同意，让她来参与任务：

> **来访者**：我不知道怎样跟你讲才有用……我是说，我对我丈夫很生气，但是我不得不抑制这种情绪，甚至有时感觉自己好像快要爆炸了。
>
> **治疗师**：或许你可以借此机会来表达、探索你的愤怒情绪，不要让这种消极情绪反复出现。你觉得怎么样？
>
> **来访者**：是……我不知道怎样做才会有帮助……
>
> **治疗师**：不过，你有机会倾听你的情感，仔细检查你和丈夫的关系中出了什么问题，以便规划你的行动方案，而不会对你造成伤害，这可以帮助你实现目标。
>
> **来访者**：呃，虽然我并不完全相信，但尝试一下又不会失去什么。我必须做点什么。我知道再也不能这样了！

培养和修复协作破裂的另外一个途径就是元信息交流，用特定任务帮助来访者转向内心以接近其内心体验。如果来访者成功地参与此类任务，他们就会开始真正意识到内心探索的效用和价值。在考虑这类治疗任务时，要记住雷森（Leijssen，1996；见第二章有关情绪调节障碍的内容）在来访者中间所做出的区分，即来访者对体验的相对距离是各不相同的。有些来访者不堪承受他们的情感，不能获得足够的距离来调节或改变他们的情感反应和人际关系的处理。有些来访者疏远自身的内心体验，以至于无法察觉它的存在，因而无法利用它获取重要的信息，找到对环境做出反应和进行处理的参照点。

只要治疗师帮助他们将情绪唤醒调节到可控水平，对情绪不堪承受的来访者和情绪反应就能更轻易地将注意力转向内心，参与内心导向的体验搜索。对照之下，更多聚焦外在的来访者，或很少觉察并调整自己的反应和他人交流的来访者，通常需要更多的帮助将其注意力转向内在。这些来访者通常表现出外在化的声音，暗示他们更关注现实中的行动，而不是反省或阐述新的体验，对于此类来访者，治疗师可以采用体验聚焦任务（Gendlin，1981；见本书第九章），让他们关注身体感受或内在环境的其他方面。这将重新引导来访者聚焦内在，提供其自身内在的其他信息来源。

系统性唤醒展开（见第十章）是过程体验疗法中另外一种能给来访者提供原型或有效工作模式的任务。作为帮助来访者更加有效工作的手段，治疗师可以建议来访者做觉察练习，通过它，来访者可以在各个治疗期之间观察自我，以确定他们是否发觉自己的行为或反应方式让人迷惑或费解。例如，一位来访者观察到在和她的婆婆交流之后自己变得异常生气，但却并不理解到底是什么导致了这种反应。接下来，可以采用展开任务以促进治疗期内的回忆和对某一情境的重新体验来探索这种让人迷惑的反应。由于这种探索，来访者经常获得对特定情境反应的理解，开始意识到事件、情感和行为之间的联系（Greenberg et al.，1994；Rice & Saperia，1984；Watson，1996）。

在治疗早期，有效参与这些任务不但可以帮助来访者、治疗师确立工作同盟，而且可以处理早期出现的同盟障碍。它还可以帮助来访者和治疗师理解来访者的问题，阐述具体的治疗焦点和目标。个体任务为来访者提供了过程体验疗法中具体活动的工作模式，展示这些活动是如何帮助来访者实现他们的目标。为此，在进行空椅技术之前的第二期治疗时就可以采用聚焦和展开这两个治疗任务。通过共同确定目标，达成一致的治疗任务，工作同盟的关系才能得以发展和维系。来访者感觉受到欣赏和理解，并很自信地认为这个同盟者会热心地帮助他们解决问题。

修复同盟障碍的关系对话

在最初的创建工作同盟后，治疗中会出现几种类型的同盟障碍，这一节我们将介绍用关系对话处理和解决这些障碍的过程体验任务模式。这一模式部分源自有关阻碍治疗事件的研究（Elliott, 1985; Elliott et al., 1990），但它尤其建立在有关关系挑战研究基础之上（Agnew, Harper & Barkham, 1994），同时也基于有关同盟破裂和修复破裂的元信息交流的研究（Safran & Muran, 2000）。尽管沙弗安和穆南等人（Agnew, Safran, Muran, 2000）的路径都源自人际关系治疗传统，但他们也受到过程体验疗法的任务分析方法影响（Rice & Greenberg, 1984; 也可参见第六章），而且他们的路径大部分和过程体验疗法的操作是一致的。可是，相比沙弗安和穆南而言，我们更强调治疗师的真诚和在场，以共情猜测和体验指导取代解释元素。

对话情境

一旦安全的工作环境和询问焦点得以确定，来访者明确了体验疗法的一般任务之后，治疗师就可以频繁采用积极的任务干预。这些任务必须聚焦特定的、关键的认知情感问题，并能增强来访者的情绪唤醒，促进治疗期间来访者接近和表达内心体验及关键的情绪过程。

尽管治疗师的过程引导很重要，但也可能成为治疗中期同盟问题的来源，因为这是一个真正促进体验深化的阶段。如果过程体验治疗师过分突出过程引导，就会有有关系破裂的风险，因为他们可能无法跟踪来访者的内心体验。根据比斯科夫和特西（Bischoff & Tracey，1995），以及沃森（1996）的研究，对这些行为来说有一个最佳治疗范围和最佳比例，大致是每两次共情探索反应出现一次过程引导反应。治疗师也许会发现出错未必就是坏事，因为这样反倒有利于确认和理解反应，但一定注意不要过度控制或纠正治疗期的来访者。

对适合长期治疗的来访者来说，容易出现两个明显的任务焦点，其中人际关系是关注的核心，另外一个是来访者内在聚焦内心，跟踪其内心体验的轨迹，借助于确定任务干预，帮助解决其他方面的问题（Rennie，1992，1994b；Watson & Greenberg，1994）。因此，在治疗的中期阶段，采用积极的干预，比如空椅技术，可能导致同盟的破裂。在治疗中期阶段出现的障碍（要么是与任务有关的障碍，要么是与治疗关系相关的障碍）的性质，部分是由治疗时间的长短和来访者所纠结的特定问题来决定的。

同盟障碍标记

来访者和治疗师的同盟关系在许多方面会出现问题（Agnew et al.，1994；Harper & Shapiro，1994；Safran& Muran，2000）。例如，哈普尔（Harper）和夏皮洛（Shapiro）对回避和对抗同盟障碍做出区分，即来访者退出治疗，或者直接对治疗师质疑。除了这两大类之外，我们又增加了一类：特定的治疗师障碍。这种障碍在治疗师身上比较常见。我们在这里仅仅探讨6种特殊的同盟障碍标记：（1）自我意识和任务拒绝；（2）权力和控制问题；（3）依恋和关系问题；（4）隐性的回避障碍；（5）提前退出；（6）特定治疗师问题。

自我意识和任务拒绝

有关任务的同盟障碍是指来访者拒绝参与某种活动，属于一种回避障碍。这种拒绝的出现可能有三种原因。第一，来访者在治疗中对体验自己的情感有很强的戒备心理，比如，要求在想象重要他人的时候。第二，来访者可能害怕在治疗期情绪失控，觉得体验过程太快而心理上难以承受。第三，来访者不愿参与任务，因为他们认为自己跟目标没有关联。或许他们觉得这些活动和任务过于虚假，人为设计，不够自然，完成这些任务让他们觉得自己有些傻——比如，当要求完成空椅谈话时。

权力和控制问题

有些同盟问题可能反映了信任的终止和合作的失败，这主要是来访者对治疗情境下权力差别的敏感造成的。例如，跟当权女性发生过矛盾或存在问题的男子，可能很难和一个女性治疗师一起合作开展治疗。或者，年龄大点儿的来访者可能会认为年轻一些的治疗师缺乏经验，有的来访者可能会觉得治疗师故意存心让他们感到沮丧懊恼，拒绝对他们特别困难的生活情境和需求做出反应。例如，有一个来访者抱怨说他的治疗师对待他就像一个高高在上的君主，而他就像一个卑微的臣子，治疗师仅仅出于同情才忍受他，因为这样使他有种优越感。权力和控制问题导致要么对抗、要么回避障碍标记。

依恋和关系问题

来访者偶尔会产生这样的情绪——觉得治疗师并不真正关心他们，甚至不喜欢他们。例如，有一个来访者曾责备治疗师对她漠不关心（对抗障碍标记）。每当她离开治疗师办公室的时候，她都觉得自己没有存在感，觉得在治疗师的世界里，自己无足轻重。因而，她不愿自我表露，唯恐加剧被抛弃的意识。

隐性的回避障碍

并非所有的同盟问题都是显而易见的。有几位研究者已经证明，确实存在着治疗师没有觉察到的、来访者没有不愿谈及的、严重而又隐性的同盟破裂问题（Rennie，1994a；Rhodes et al.，1994；Watson & Rennie，1994）。例如，在一项来访者探索问题反应（见第十章）的研究中，所有来访者在结束治疗后的面谈中说到，尽管他们参与了治疗任务，但他们对治疗师要求认真体验脑海里的电影场景（Watson & Rennie，1994）的任务都默默地质疑。随后将干预视为有效并给治疗提供动力和方向的来访者认为它很有价值。这种随后的重新界定对来访者和治疗师的同盟关系有积极的影响，比起持续感到困惑、内心抵制、即使外在上遵从治疗师要求的来访者，他们能够更积极地参与到探索中来。特别有意思但并不令人吃惊的是，后者的来访者群体无法解决其问题反应（Watson & Greenberg，1994；Watson & Rennie，1994）。

提前退出

当来访者在治疗中途退出时，短期的治疗形式有时候会产生同盟问题，因为他们意识到这种关系将会很快终结。尽管这并不经常发生，但它对那些感到被看护人忽视或遗弃的来访者而言是一个问题。觉察到来访者的依恋经历可以提醒治疗师注意这种可能性。对有早期遭受忽视和失去的来访者而言，这种对他人依恋的敏感性并非不可避免。可是，重要的是确认并支持来访者的失去感，允许他们表达不愉快的心情，尊重他们为保护自己而退出治疗的愿望。

特定治疗师问题

特定治疗师问题即里耶塔尔（Lietaer, 1984）所称的治疗师制约性，或者治疗师不能以无条件接纳的方式对来访者做出反应。这些问题表明障碍主要在于治疗师的经验，因此就治疗师而言，需要额外的个人努力来确定反应的哪些方面——如果有的话——可以有效地表露给来访者。有时候，治疗师对某些来访者或他们的行为有强烈的消极反应。例如，我们当中有人曾经遇到过这样一位来访者，他的工作主要是充当打手，替老板追回贷款。还有更多普通的例子，比如有些来访者依赖或滥用药物，或者有自残行为。另外一个特定治疗师问题是过度劳累、疾病或过度投入，或者其他可能会干扰共情和妨碍有效治疗任务的精神状态。

关系对话任务

在解决同盟障碍中，和来访者一起解决导致障碍产生的情绪比一味说服他们障碍并不存在要好得多。元信息交流和反应反省一起被称为关系对话——在治疗师和来访者之间讨论有关障碍的问题，告诉他们某些起初看来古怪或人为干预的目的和作用（Rennie, 1992; Safran & Muran, 2000; Watson & Greenberg, 1994）。霍华士、马克斯和卡曼（Horvath, Marx & Kamann, 1990）发现来访者对治疗师意图的理解明显和他们对治疗师帮助的评价相关。尽管原信息交流在参与者达成一致方面很有用，但瑞妮（1992）注意到，特别当关系对话用以劝说来访者参与某种治疗师所希望的活动时，它并不总是有效。相反，应当将关系对话看作一种双向过程，每一方都可以表达自己的障碍并承认对此过程的贡献。

关系对话也可以有其他功能，对构建工作同盟关系很有帮助（见表8.2）。首先，参与者之间相互理解的增强可以使他们对来访者的问题形成共识，并做出决定以何种任务实现来访者的目标。其次，关系对话澄清了参与者之间的误解，便于加强工作同盟的关系纽带，确认来访者体验（Safran, Muran, & Samstag, 1994）。最后，关系对话阐明来访者的进程，帮助他们觉察到某种行为或对解决主要障碍有益的反应方式。

表8.2 修复同盟障碍的关系对话

任务解决阶段	治疗师反应
0. 前标记任务	认真、非防御性地倾听可能的同盟障碍 如有必要，可直接询问来访者是否觉察到障碍
1. 标记：来访者提出可能的同盟障碍	对抗障碍：确认来访者的不满；一开始就对潜在的障碍进行切实的共情反省，尽可能准确、完整地捕捉这些障碍 退出障碍：温而和又巧妙地提出可能的障碍，以确认来访者是否也将其视为障碍 采取缓慢、谨慎、公开的方式
2. 任务启动：提出任务和开始探索	向来访者提出讨论障碍的重要性，包括参与的每一方 提出障碍是双方共同的责任，需双方协作解决 任务启动以来访者和治疗师对所发生的事情阐述各自的观点和看法开始
3. 深化：辩证探索每一方对障碍的认知和觉察	通过仔细斟酌和透露自己的角色，对这一过程做出示范，予以促进 帮助来访者探索障碍（情绪过程）中什么是至关重要的
4. 部分解决：表达对障碍来源的共识	归纳和确定障碍性质的总体共识
5. 对实际解决办法的探索	鼓励来访者探索可能的解决办法；询问来访者需要什么 提出治疗导致可能的变化
6. 完全解决：来访者对于对话产生的治疗效果，表示完全满意；对治疗产生新的热情	鼓励对话进程 反省来访者对该任务的反应

前标记任务

许多同盟破裂的原因很微妙甚至很隐蔽，这就需要治疗师在治疗期间对每个人的意图都必须做到直言不讳，以便他们和来访者在目标上尽可能达到一致。通过向来访者解释干预的目的，解释为什么治疗师认为它们有用。更重要的是，通过监控来访者明显的、当前的治疗任务参与过程，可以取得这种一致性。此外，由于过程体验治疗师采用了积极的表达任务（不同形式的空椅技术），因此当他们在完成任务和实施过程引导时，他们对可能的关系破裂会更加敏感和高度协调。总之，过程体验治疗师一直试图认真、非防御性地倾听并共情反省可能的同盟障碍，在恰当的时候，可以直接询问。

第一阶段：标记

如果标记是来自来访者的对抗，那么治疗师一开始就要确认来访者的不满，对来访者关注的问题给予切实的共情反省，试图尽可能准确、完整地捕捉它们（表8.2，第一阶段）。下面的对话展示了来访者对抗标记：

> **来访者**：我很不喜欢你对我的感受夸大其词，听起来好像比实际情况还要糟糕！
> **治疗师**：噢。是的，那时候我那样说，确实有点儿过了，那并不是你的真实感受吧？
> **来访者**：不是。
> **治疗师**：那么你的意思是这个任务有点太重了，让你感到心烦意乱，有些烦了。对吧？
> **来访者**：是的，每次进行的时候，都让我无所适从，不知道该说什么！

另外，如果来访者想退出治疗，治疗师应温和地向来访者提出可能的障碍，以确认来访者是否也将其视为障碍。例如，在一位来访者缺席前一次治疗后，治疗师可以说：

> **治疗师**：不知什么原因，你上周没来这里。（停顿，以便让来访者做出反应。）不知你感受如何？
>
> **来访者**：呃，实际上，是忘了，睡过头了，醒来后才发觉我已经忘了，我感到有种释然，因为那天我对治疗没什么兴致。
>
> **治疗师**：这么说，有时候治疗似乎对你来说有点难以承受，有点难以掌控，还是什么别的原因？
>
> **来访者**：嗯，我不善于用语言表述我的感受，就是不知道为什么必须这样。

对于不管是对抗标记还是退出标记，治疗师最好的反应方式应当是温和、友好而关切的，而不是防御性或焦虑不安的。

第二阶段：任务启动

一旦来访者确认了同盟障碍，治疗师就应当建议他们探索该问题，以理解所发生的，包括为解决该问题各自应该怎么做。治疗师提出障碍是来访者和治疗师双方共同的责任，需双方协作解决。例如，对于觉得治疗师夸大其词的来访者，治疗师可以说：

> **治疗师**：好的，我理解这个问题确实在妨碍你。对我们来说探讨这个似乎很重要，谈谈到底发生了什么，该怎么处理。明白吗？

对于有所松懈以致忘记治疗的来访者，治疗师可以说：

> **治疗师**：我想知道，我们能不能花点时间谈谈你对治疗的感受，

看看是不是有些地方让你感觉不舒服。你愿意说说吗？

然后，来访者和治疗师开始对所发生的事情的阐述各自的观点和看法，通常由治疗师以例子引出：

> **治疗师**：我觉得确实有点儿夸大其词；其他来访者也告诉过我这一点，所以关于这个问题至少有一点是对的，有些言过其实，或许用了一些虚饰夸张的措辞，比如回顾以前你的感受，本来你只是有点"烦恼"，而我说成了"愤怒"。是不是这样？
>
> **来访者**：是，就像是你问我的感受时，我不敢说"愤怒"，因为你可能将它放大，所以我一般对自己的感受都轻描淡写，或者根本不想谈及。

第三阶段：深化

关系对话启动之后，来访者和治疗师以相互探索的方式继续进行，每一方对障碍表达各自的看法。实际上，每一方都在谈论各自的问题。自始至终，治疗师通过仔细斟酌和透露自己的角色，对这一过程做出示范，给以促进，有时候在治疗中花点时间对不清楚的障碍做一些个人聚焦活动（见第九章更多有关聚焦的内容）。例如，可以花点时间对来访者指责治疗师过于夸张进行细察，看看对哪些内容夸大其词：

> **治疗师**：嗯。所以你倾向于轻描淡写，而我则夸大其词。我们来看看，我想知道我对哪些进行了夸张或夸大其词？让我想一想。（聚焦，暂停）我想我已经习惯了来访者淡化其感受，而我又害怕错过其强烈的情绪，所以我常常有点矫枉过正。嗯。（对自己说）是不是这样？是的，当有人试图淡化我的感受时我也很不喜欢，

因此我肯定也不想这样对待我的来访者。在我看来，这可能就是问题所在了。

此外，帮助来访者探索障碍中至关重要的是什么，比如确认情绪过程，重要的生活事件或个人策略：

治疗师：（继续问）你呢？你对哪些进行了轻描淡写？

来访者：呃，我喜欢将一切保持在可控制范围，平心静气，尤其是情绪，因为在我家里轻易表露情绪会被视为软弱，所以当你对我的感受夸大时，感觉很不舒服。

一些治疗师反应认为帮助来访者深化他们对关系障碍的探索包括利用聚焦（"如果你花点时间省察内心，你会发现什么"）和寻找隐性的情绪过程或情景记忆（"这会让你想起更重要的事情吗"）。深化阶段是关系对话中的关键过程，一般耗时最长。

阶段四：部分解决

关系对话的首要目标是对每一方产生的障碍达成共识，包括对来访者和治疗师双方而言至关重要的问题和根源。正如用于治疗夫妻关系的情绪聚焦疗法（Greenberg & Johnson, 1988）一样，治疗师可以通过总结双方的问题和双方如何在一个互动周期中相互配合来促进这一过程。例如，倾向于夸大其词的治疗师和倾向于轻描淡写的来访者，在常常出现在探讨正确的咨访关系的文献中，来访者扮演"保持距离者"而治疗师充当"追求者"（很不幸，一种职业病！）：

治疗师：在某种程度上，有点儿意思！对我的夸张反应你做出的回应更多是对你感受的淡化，我听到你淡化的成分越多，我就越是做出夸张的反应，以保持平衡。对于这一切你和我的理解是否一致呢？

当然，非常重要的还有确认和来访者的总体共识，并且在必要时调整理解，直到来访者和治疗师双方对其准确性感到满意为止。

阶段五：对实际解决办法的探索

一旦产生共识，来访者和治疗师就有了探索如何解决障碍的最佳时机，包括治疗过程中治疗师可能采取的变化。在建立共识的基础上，可以明显看到有一个或多个解决办法出现，不管哪一方都可提出。对于夸张问题，有效的解决办法包括：

● 在症状轻微的时候对情绪进行探索，诸如恼怒的类型和程度；
● 询问来访者是否在特定的情形下真的感到"生气"或者现在是否"愤怒"一词更符合他/她目前的实际体验；
● 帮助来访者解决有关情绪表达方面的冲突（见第九章和十一章）。

另外，上述显而易见解决办法可能不是我们所需要的，在这种情况下，治疗师最好询问来访者的需求：

治疗师：现在你需要我怎么做，才不至于对你造成妨碍？

来访者：呃，实际上没有，既然你并非有意让我感到尴尬，那么当你误解的时候我会告诉你的。

阶段六：完全解决

可以直接检查可能的解决办法而不用进行探索任务和达成共识，但存在两个风险：（1）解决办法可能是表面的，而实际问题并没有得到解决；（2）治疗师可能错过宝贵的机会，帮助来访者确认重要问题。再者，来访者和治疗师之间重要个人问题的成功解决，将不仅修复关系，而且会加强这种关系。

例如，如果治疗师不探索夸张对来访者意味着什么，仅仅答应尽量不再夸大来访者的感受，则会失去重要的治疗机会，而问题可能会重新出现，因为难以提前预测是什么让来访者觉得夸大其词，或者治疗师和来访者可能会以其他方式进行"保持距离者-追求者"这一游戏。另外，如果来访者和治疗师共同认识到他们在参与一种消极的、根植于每个人的经历和价值观的互动周期，每一方更加倾向于"助对方一臂之力"，并且提出更多有关情绪疏远的问题，进一步解决。此外，每一方都应表达对此关系的赞赏之情，以示互相尊重和信任。

因此，同盟障碍的彻底解决需要来访者对同盟对话效果表示真正的满意，同时对同盟关系和治疗重新焕发热情。除了避免过早结束障碍，治疗师可以鼓励来访者对对话进行加工来促进关系对话，正如下面两个例子所示：

> **治疗师**：你觉得怎么样，能不能谈谈我们的关系？
>
> **治疗师**：你现在的问题是什么（是我的夸张，还是觉得给你带来了压力）？

最后，针对来访者对关系任务做出的反应进行共情反省也很重要。

总之，当过程体验治疗师意识到同盟中的不和谐或同盟可能破裂时，他们可以启动关系对话，在对话中强调对来访者的共情和反应。这将中断主动的干预（诸如空椅技术），被反省、探索问题、个人和过程表露所代替，以便和来访者就障碍进行元信息交流。应该鼓励来访者谈谈自己的抵制或其他障碍，主动表达自己的担忧，以便让治疗师在治疗期的不同时间点对他们的目标和需求有更好的了解。治疗师也应当对自己的障碍做一描述。应该承认来访者的恐惧和担忧是合情合理的，为参与者提供了有关来访者在治疗中的体验和体验方式的重要信息。过程体验治疗师关注的是减少来访者的威胁感或者治疗期的脆弱性。通过共情反应和确认来访者的担忧，治疗师可以打消来访者在治疗环境中相对他人的疏离感。此外，在另一方得到理解和确认之后，对人际关系中焦虑感的缓解会导致对更大的个人内在焦虑承受能力的增强，并且更加投入地参与治疗中。

结束治疗任务

治疗即将结束时，治疗师若能倾听来访者的失落、悲伤、释然、希望或自豪感将对治疗很有帮助。尤其是在短期或时间有限的治疗中，当来访者对能完成的和不能完成的治疗有了现实的认识时，通常对疗法的局限会产生失望。然而，和悲伤情绪同时出现的是来访者通常有乐观的情绪，期待可以处理好自己的情绪；也可能是有关将来的讨论，包括如果在来访者觉得应该继续治疗时却突然中断治疗，或者讨论将来来访者不用接受治疗时的规划等转诊和该群体其他资源的信息。在退出治疗时，来访者心里可能夹杂不安的心情，但当他们自己决定继续治疗时，很可能有些激动和期待。当治疗师退出任务聚焦活动时，重要的是确定来访者的失落感和自主意识，以及对自己的信心。或许只有在这一阶段治疗师和来访者才会保持高度一致，因为他们对来访者的成长和未来的发展方向以及退出治疗时的个人感受都达成了共识。下面的几个小节描述了一些具体的指导准则，用以指导终结过程体验疗法的常规做法（参见 Greenberg, 2002b）。

结束的方式

首先，对整个治疗过程的时间限制应该做出明确规定。在十到十六期的治疗中，治疗师每隔几期就要提醒来访者注意时间限制。特别是在剩下的四期或更少的治疗期时要特别提醒来访者，因为这样往往可以调动来访者开始探索任何未完成心结。其次，倾听来访者提及结束时的感受也不失为一个好主意，无论这些问题是什么时候提出的，都建议来访者在最后一期的治疗时间里预留一些时间讨论有关结束治疗的感受。

最后一期的治疗

在最后一期的治疗，完成几个结束子任务对来访者可能有帮助。首先，治疗师帮助来访者用特殊的共情探索任务形式来探索取得的进展，在此任务中来访者交替探索其目前和以前的心理状态（称为"从过去到现在的进展探索"）。例如，来访者在走出抑郁状态之前，通常并不能完全意识到他们的抑郁程度。同时，治疗师可以帮助来访者通过比较他以前的状态——治疗前的状态（"过去"），对其目前的状态进行充分的了解（"现在"）。在这两种状态之间反复进行比较，以便每种状态都能揭示另一种状态，如果探索局限于一种状态，就无法对这两种状态有更全面的意识和更深入的了解。

第二个子任务是探索结束治疗的体验。来访者对结束治疗的意义的理解有很大的不同。有些来访者忧心忡忡，惴惴不安，担心一旦停止治疗后"故态复萌"。有的来访者对于独自面对未来的挑战，随时做好准备，甚为乐观。如果结束治疗是外在强加的，有的来访者会感到措手不及，可能觉得结束治疗好像是遭到抛弃或拒绝，在这种情况下，治疗师需要付出努力以延长治疗或寻求其他的治疗方法。

第三个子任务是探索继续和未来的生活规划。不管来访者是否完全做好准备，在治疗结束后，探索来访者未完成任务的体验也是有用的。从某种程度上说，这种继续人生规划是来访者结束治疗体验的重要部分，来访者对它们进行探索，或许可以再次回到中断的生活规划的共识，这也是来访者最初寻求治疗的原因。

第四个子任务是表达个人对疗法的体验。在过程体验疗法中，治疗师表达个人对结束治疗的体验是合理的，通常也是有用的（例如，"有点伤感，但对你还是抱有希望"），并且表达一些同来访者协同工作的积极体验（例如，"我知道这对你来说不容易，甚至有时很痛苦，能和你一起完成治疗，我深感荣幸"）。一般而言，这种表达需要治疗师的个人努力，阐明自己对结束治疗和来访者目前状态的体验。然而，更重要的是，不管治疗师选择对来访者表露什么心声，都应该做到真诚，并对来访者有所助益。例如，对来访者所取得的进展表现出真心的喜悦，但这并不意味着治疗师可以编造某些他自己都不相信的东西。

最后，真正成功的治疗不但会改变来访者，而且会改变治疗师。除了这些收获，治疗师还可能积累更多的经验、共情、技巧和自信心，对每一位来访者的了解和治疗极大地丰富了人们的经验，也扩充了人类知识的宝库。对于不管从事治疗半年还是二十年的治疗师而言，这一点是毋庸置疑的——或许当完成对第一个来访者的治疗时，才是印象最为深刻的。

进一步阅读和研究的建议

沙弗安和穆南的（2000）《协商的治疗同盟》一书阐述的观点和我们本章所采取的路径和方法是一致的，我们推荐它作为进一步探索我们在此描述的种种关系任务的阅读材料（也见 Agnew et al.，1984）。其他有帮助的一般读物包括瑞妮（1994a，1994b），范·科赛尔和里耶塔尔（van Kessel & Lietaer, 1998），沃森和格林伯格等人（Watson & Greenberg, 1994, 1998；Yontef, 1998）的著作。同盟障碍是治疗具有边缘过程和相关脆弱过程的来访者时不可避免的，也是我们在第十四章中要处理的问题。格林伯格（2002b）也论及有关治疗结束的问题。

可以购买到成功同盟对话的视频资料——罗杰斯和格罗妮娅的治疗的短片（Psychological & Education Films, 1965），其中来访者反复要求治疗师以专家指导的方式指出对抗障碍标记。

接近并允许体验

在本章中我们将描述三种基于体验的任务。前两个任务，清理空间和体验聚焦体现了金德林和他的同行（Gendlin, 1996; Leijssen, 1998）有关聚焦导向疗法的研究成果，然而第三个任务，允许和表达情绪来自最近的情绪理论（Greenberg & Safran, 1987; Kennedy-Moore & Watson, 1999）。一般来说，相比解决困难的或创伤性经历（见第十章）和空椅技术（见第十一章和第十二章）的各种再加工任务，这些任务的情绪唤醒并不明显，这使得它们特别适合于治疗早期的来访者和正在处理困难生活事件的、焦虑而又情绪难以承受的来访者。这些任务对帮助来访者开发情绪智力尤其重要，因为它们强调关键的情绪能力，比如，接近当前体验的能力，系统地检查和省察自己内心体验的能力。

为聚焦障碍而清理空间

清理空间这一任务最初是由金德林（Gindlin, 1981）作为聚焦任务中的一个步骤来描述的。然而，在后来的著作中，金德林（1996）和其他学者（Cornell，1994；Grindler Katonah，1999；Leijssen，1996，1998）强调清理空间是一个独立的、不同的来访者任务，处理诸如癌症等创伤情境。

清理空间用于有聚焦障碍的来访者，或者在治疗期难以找到或保持适当治疗焦点的来访者。这一任务基于金德林（1981）的焦点距离概念，他将其界定为探索自身体验的最佳情绪唤醒状态。当来访者无法处理情绪失调时，可采用清理空间方法。这类来访者一般徘徊于两极之间：要么过于接近自己的情绪，要么过于疏远自己的情绪。如果人们拒绝或竭力克制自己的情绪，那么他们就无法接近和利用情绪中所包含的信息。相反，如果人们过度沉浸其中，过于认同或无法摆脱他们的情绪（例如，在惊恐状态下），他们就会变得思绪混乱而又焦虑不安，极有可能不知所措或陷入惊恐的情绪状态。无论在上述哪一种情况下，都不能出现任何情绪改变。

清理空间任务可以直接解决来访者在治疗期难以找到焦点的聚焦障碍问题，因而对帮助来访者修复同痛苦或困难体验之间的关系很有好处。此外，当来访者对要完成的任务显得茫然不知所措时，清理空间对确认当前治疗任务的焦点很有帮助。因此，清理空间也有助于增强来访者的自主权，并鼓励来访者确定治疗焦点和治疗进程。

对于进入治疗期而又对任务没有明确意识的来访者而言，可能需要几分钟的时间清理空间。另外，对不知所措、极度痛苦的来访者来说，这一任务可能需要占用大部分的治疗时间，甚至需要通过数期的治疗才能得以解决。

清理空间中来访者和治疗师的处理过程

来访者如何才能获得一种内在安全或自由的"空间"意识？治疗师

如何促进这一过程？清理空间中的关键问题在于帮助来访者找到有效的培养和保持焦点距离的方法。正如金德林（1996）、雷森（1996，1998）和其他学者指出的，对不同的来访者采取不同的清理空间方法，窍门在于通过试错法帮助来访者找到合适的策略。还有其他策略：

- 让问题远离自我，想象将它们置于房间的角落；
- 使用比喻性的容器，诸如可以合上、盖紧或锁上的盒子、罐子或壁橱；
- 先想象置身一个安全的场所，再去找出问题；
- 设想让自己远离问题或想象在自我和问题之间有某种保护层或可以缓冲的"喘息空间"（Leijssen，1998）。

重要的是不要将某种策略强加给来访者；相反，治疗师应当积极协同来访者一起找到解决来访者聚焦障碍的特殊策略。例如，日本的聚焦师发现了有效的策略就是想象将障碍归置到一个普通的家用罐子或容器中（tsubo；Itoh，1988）。

下面这段对话是帮助来访者发现有效焦点距离策略过程的一个例子：

治疗师：你能想象将愤怒置于一边吗？过会儿，看看你能否做到。（停顿）（来访者表现出不安。）做不到吗？

来访者：做不到。

治疗师：设想将它放进盒子里怎么样？

来访者：哦。好像还是不行。（停顿）将它扔到过道可以吗？

治疗师：（笑）我觉得可以，只要你觉得可以，哪儿都可以！

然而，有时候，来访者要想疏远或抑制痛苦体验是相当困难的：

来访者：它就是不离开。我无法将它从脑海里驱除掉。它不断地试图重新回来。

在这种情境下，对这一问题进行研究探讨很有必要，对其做出标志以便来访者稍后解决。有时候，来访者也不得不和问题进行"协商"。在这种情况下，治疗师可以说：

治疗师：好的，我们可以跟它谈谈，看看它需要什么。这就是你对自己身体和健康担心的地方。

来访者：是的。

治疗师：这些担忧里面最重要的是什么？它们想对你说什么？

来访者：我的身体好像在说："你再也不能忽视我了。如果再这样，我会不断地，越来越深地伤害你，直到你不得不听我的。"

治疗师："你再也不能惩罚我了。它都快不行了。"是这样吗？

来访者：是的。

治疗师：这很重要。你能说出这些担心，过会儿再回过头来解决这个问题吗？能做到吗？

来访者：我可以试试，但我不敢确定它愿不愿意听。

治疗师：什么，它不相信你？

来访者：是的，它好像在说："你老是这样，总是拖延。唉，我厌倦了等待！"

治疗师：我理解。（停顿）问问它现在到底怎样它才肯进入盒子。

来访者：它要我承认我不能再这样做了，虐待我的身体而不注意呵护……（和健康问题的感受信息交谈）是的，我想我可以。

治疗师：刚才说到哪儿了？现在你能把对健康的担心放到一边了吗？

来访者：可以了。

第一阶段：标记

在过程体验疗法中，清理空间主要用于两种治疗期内注意力聚焦障碍标记：无法承受和一片空白。

由于多种担忧来访者无法承受

由于多种担忧（正如广泛性焦虑障碍）或强烈的痛苦体验（惊恐症、创伤记忆、对疾病的恐惧），来访者可能感到无法承受或情绪失控。情绪无法承受的来访者由于个人顾虑或担心而感到困惑、吞噬、受到压制或者混乱无序。通常，这是由于来访者过于认同自己的问题而难以区别"我"和"我的问题"（Leijssen, 1998）。当来访者有过于强烈的情绪体验和唤醒水平时，情绪会不受控制和认知加工障碍也容易爆发，这种感受就变成了无法承受的情绪体验。换种方式讲，在情绪唤醒水平高的时候，人们就不能头脑清醒地考虑问题（Gilbert, 1992; Gottman, 1997）。他们不堪忍受自己的情绪，以致无法组织自己的思路，无法清晰地表达自己的观点，无法加工新的信息，也无法考虑别人的观点。他们的行为容易冲动，走极端。

对无法承受或情绪失控体验的来访者来说，他们的主要治疗任务是有效克制自己的情绪，以便参与区分和评估他们的情感和情绪行为的思考性加工，而不是被它们盲目驱使（Greenberg, 2002a; Rice & Kerr, 1986; Scheff, 1981）。

当来访者由于多种担忧而处于调节不足或疏远不足的状态下时，有效的帮助方法就是采用特殊方式的清理空间，称为"找到安全场所"。治疗师要求来访者设想一个安全的"场所"，不受干扰或威胁的妨碍，每当来访者感到无法忍受或有安全需求时，都可以进入这个场所。安全场所干预对有广泛性焦虑障碍、创伤后应激障碍、惊恐症、边缘型人格障碍和重大疾病或痛苦的来访者很有意义。

　　无法承受的来访者状态标记的例子包括以下情形："我不知道我能否忍受这种痛苦，真的让人受不了。我恐怕再也坚持不下去了""我有这么多让人担心的事。可我就是无法将它们理清。太多了"。下面的对话阐明了来访者和治疗师之间的任务协商，确定了适度的注意力聚焦障碍标记的呈现：

> **来访者**：简直让人难以忍受，我都有点儿不知所措了。
>
> **治疗师**：当你在两种不同事物之间来回撕扯时，你有一种不知所措的感受？
>
> **来访者**：也不全是。
>
> **治疗师**：或者更像是一种纠缠在一起、让人迷惑的感受……
>
> **来访者**：是，很纠结。
>
> **治疗师**：那么，如果你愿意，我们可以试着帮你在内心腾出一些空间。

感到一片茫然

　　第二种形式的注意力聚焦障碍是大脑感到一片茫然；来访者过度疏远自己的情绪或情绪唤醒不充分。这种情况下，来访者可能感到茫然，不知道在治疗期该做什么或如何推进，因为他们觉得没有什么突出的、特别重要的值得关注的东西。鉴于这种情况，有效的做法常常是让来访者采用清理空间，列出当前担忧的清单，并确定其中最重要的一项，在治疗时间里加以解决。大脑的茫然状态有时也见于一些进展顺利的治疗中和剩余治疗任务不多的来访者中（在这种情况下，这种方法可以帮助来访者探索其进展状况）。来访者会说："我不知道该说什么，最近一切进展相当顺利。"另外，茫然状态也可以反映出来访者对自己在治疗中角色的不确定。因此，第二期的治疗通常这样开始：

治疗师：最近怎样？

来访者：我不知道。我该说什么呢？

治疗师：我没有既定的规划；我们今天就完成你觉得重要的任务，不管是什么任务。

来访者：我真的觉得今天没什么可做。上次治疗后就再也没想过。你觉得我们该探讨什么？

治疗师：好吧，为何不审视一下内心，看看有没有什么需要我们关注的？

来访者：（停顿）好吧，有很多，但我不知道该说哪一个。

然而，更常见的情况是，感到茫然反映了某种情绪疏远的过程，诸如无助、陷入抑郁、对创伤后应激障碍的麻木回避，或者患有身心问题缺乏兴趣的来访者。反映来访者注意力聚焦障碍的例子如下：

● （停顿）（叹息）我不知道，今天什么也想不起来。

● 或者你提醒一下我，我们上次都谈了些什么。

● 什么也没改变，还是老样子。或许你可以就探讨的内容提点建议。

第二阶段：关注内在问题空间

表9.1归纳了来访者成功进入清理空间的各个阶段。在确认标记并获得来访者对解决该任务的同意之后，治疗师要求来访者将其注意力内在地"转向能感知事物的身体中间部位"。例如，一位名叫林迪的30岁白人女性，是一位有边缘过程（见第十四章）经历的来访者，在前几期治疗中，经历过一段时间的情绪失调（例如，她感觉好像透不过气来）和中度分裂，她将其称为"感到困惑"。对这位来访者而言，清理空间是帮助她更加有效地调节情绪的关键性治疗任务。下面的片段出现在第八期治疗中，在此期间来访者一直进行双椅治疗（数

字表示可供查阅的对话次序）：

林迪1：坐在椅子上我还是感到困惑。（紧张地笑）

治疗师1：是的，是的，或许你现在感到有点难以承受。是不是让你觉得有很大压力？

林迪2：没有，我就是感到困惑。

治疗师2：呃。或许，可以做点清理空间练习？

林迪3：好啊。

治疗师3：还记得我们上次做清理空间练习的时间吗？

林迪4：就是我们把东西放在床底下那次？

治疗师：嗯，嗯。

林迪：好的。我可以坐过去吗？

治疗师：当然可以。

林迪：（换了椅子）谢谢。可以闭上眼睛吗？

治疗师：完全可以。

林迪：不错。

治疗师4：你愿意像上一次那样去做吗？

林迪：是的。

治疗师：做几次深呼吸。

林迪5：好的，听起来不错。（做了两次深呼吸）

治疗师5：感觉身体放松一点了吗？嗯。（缓慢地）找找让你感觉舒服的地方，感觉安全的地方。这个地方在哪里？

林迪6：在床上。（大笑）

治疗师6：好吧，回到你的卧室。你要躺在床上吗？

林迪7：听起来不错，有点累。（在跟随治疗师反应期间，继续做深呼吸）

治疗师7：嗯。好吧。躺在床上，现在用心感受一切，所有让你觉得困惑、让你无法承受，甚至让你感到容纳不下的地方。

林迪8：（确定的）嗯。

治疗师在这个例子中做了很多工作：

● 关注可能的关系问题（治疗师1）；

● 提出任务和协商任务（治疗师2一直到林迪4）；

● 基于来访者以前的清理空间体验（治疗师3和4）；

● 让来访者感到舒服、放松（治疗师4到6）；

● 友好、灵活，接受来访者对这一过程的独特运用（林迪4）；

● 帮助来访者开始聚焦内心体验（治疗师7）。

表9.1　为注意力聚焦障碍清理空间

清理空间阶段	治疗师反应
1.标记：注意力聚焦障碍：来访者不知所措、无法承受或感到茫然	确认并将标记反映给来访者 提出任务
2.关注内在问题空间	要求来访者将注意力转向内心（聚焦态度）
3.列举担忧或有问题的体验	要求来访者关注那些"让你感受不好的事情" 询问"还有别的吗"
4.将担忧或问题搁置一边（部分解决）：来访者能够创建问题的情绪距离并确定对最重要的问题进行加工	让来访者设想将担忧搁置一边 建议采用容纳的意象 促进同担忧的协商 根据需要，提供最佳焦点距离的体验指导
5.评估已清理的内在空间（中度解决）：来访者感到释然，感受到自由或安全的内在空间	建议来访者体验并且探索清理内在空间的身体感受
6.泛化清理的空间（完全解决）：来访者对其生活中的需求、价值观或可能的清理空间或安全空间做出总体评估	探索来访者生活中价值观，或可能的清理空间和安全空间，以帮助他们对付无法承受的情感

第三阶段：列举担忧或有问题的体验

对来访者来说，接下来的一步就是梳理当前的障碍或目前的担忧，依次列举，并逐一搁置。为促进这一过程，治疗师要求来访者列举 "让你感受不好的" 或 "一直困扰你的" 此类问题。林迪是这样继续推进她的清理空间任务的：

> **治疗师**：嗯。抓住那些目前最为迫切的、不容忽视的感受。到底是什么让你无法清晰地说出自己的感受？
>
> **林迪**：迈克（她的男友）。
>
> **治疗师**：呃，是关于迈克的问题。
>
> **林迪**：嗯。
>
> **治疗师**：他让你感到困惑，让你无法承受，对吧？
>
> **林迪**：不是他，是我的问题，我对他的迷恋。
>
> **治疗师**：哦……
>
> **林迪**：就是，一想到他，就感到有点儿……难以承受。

第四阶段：将担忧或问题搁置一边（部分解决）

在简要描述了每一种担忧之后，治疗师建议来访者想象将它搁置在一边。在询问来访者能否做到之前，治疗师会留给他们一点时间。如果来访者可以做到，治疗师接着问："还有没有别的事情让你感觉不好？"这样就回到了第三阶段，倾听担忧。来访者在第三和第四阶段循环往复，直到没有担忧或问题为止。如果来访者能够将其所有的顾虑都搁置一边，便完成了该任务的部分解决。林迪的持续治疗如下：

> **治疗师**：好了，你能把关于迈克的所有想法，嗯，把它们放在，放在哪儿呢？一个小盒子里？
>
> **林迪**：好的。
>
> **治疗师**：好的，花一分钟想想。（停顿）明白了吗？现在，它需要

什么？把盒子合上？

林迪：好的。

治疗师：……你可以把它排成一列放在床底下。好吗？（林迪点头同意）现在我们把迈克，所有关于迈克的想法，那些让人压抑的想法，都收拾起来，放好。那么，还有别的吗？

林迪：我觉得有点儿累，有点儿饿。

治疗师：对了，这是一种疲倦感和饥饿感。像是生物饥饿，身体饥饿？

林迪：对。

治疗师：好了，现在我们要把它放到一边，装进盒子里，搁置起来。

林迪：好的。

治疗师：还有别的吗？

林迪：我的工作。

治疗师：嗯，你的工作，所有与工作有关的焦虑、担忧和……

林迪：承诺……

治疗师：……工作上的承诺和责任，对了，所有这些让你感到烦恼的事情，我们将它们打包，还有工作的事情，打包搁置在床底下。好的，我们把这些都收拾妥当。

林迪：好的。

治疗师：接下来我们要试着清理一些空间。我们已经把它们藏起来了。是什么让你无法头脑清醒？

林迪：钱的问题，今天银行账户里的钱。

治疗师（温和地）：好的，关于钱的担忧，银行账户和经济问题的担忧。

林迪：嗯。

治疗师：我们也将它们打包处理，也把它们藏起来，好的。你能放手那四件事情吗？对你来说，还有别的吗？（停顿）

林迪：这个周末即将到来的一次出行。

治疗师：好的，对此有什么特别的情绪感受吗？

林迪：对，就是觉得，有点儿不想去，但是……（停顿）

治疗师：你好像对它有种矛盾心理。

林迪：是的。

治疗师：嗯，那么把这种矛盾情绪也藏起来，我们也把它放进盒子里，藏起来。

林迪：好的。

治疗师：嗯。

林迪：也可以把收拾行李的压力，还有担心确保猫和狗有人照料一股脑都装进盒子里？

治疗师：当然可以，可以把它们收拾起来放好，做好出行前的所有准备，所有的准备，收拾行李，考虑周到，做好计划……

林迪：嗯。

治疗师：……包括安排相关事宜，都可以搁置起来，所以整个行程和其他一切都把它们搁置起来，现在就归置到床下，都打包收拾好了，现在我们要清理林迪的内心空间了……

如果来访者看似没有其他明确的担忧，但依然困惑不安，对治疗师来说，让来访者核对已清理的空间，看看有无潜在的不明显的担忧，这也不失为一个好的主意，正如下面来自另外一个来访者的例子。如果来访者辨识出某种潜在的担忧，治疗师应该建议来访者试着将它们搁置一边：

治疗师：好的，还有什么让你觉得不清楚的吗？（长停顿）

来访者：有，但我不知道是什么。（紧张地笑）

治疗师：嗯，所以有些东西，很难准确地指出，嗯。

来访者：是的，像是庞大而笨重的东西。

治疗师：庞大而笨重的东西。（来访者笑了。）嗯。尽管对它还不清楚，你能把它也打包吗？能把这种不清楚的意识也打包吗？

来访者：嗯。

治疗师：所以我们需要一个更大的箱子，因为它相当大，又很沉重，我不知道它有没有形状，或者说它是什么形状？

来访者：有点儿奇形怪状的。

治疗师：好的，我们把那种奇形怪状的东西放进箱子里面。所以，我们现在又要再次清理一下内心空间，好让你感觉清晰一些。我们已经把这几种担忧收起来放在一边了。做几次深呼吸，再看看。（来访者深呼吸，停顿。）

第五阶段：评估已清理的内在空间（中度解决）

在将所有的担忧搁置一边后，如果来访者能保持和感受几分钟的缓解、自由、轻松或安全状态，那么这些担忧就会得到进一步的解决。反过来再看林迪，治疗师建议来访者体验并探索已清理空间的感知信息，来促进这一评估：

治疗师：好的。你觉得现在思维是不是稍清晰一些了？

林迪：呃，当然比以前好多了。

治疗师可以建议来访者花些时间来体验清理空间的感受，也可以帮助来访者用符号来表示清理的空间。一位有创伤后应激障碍的来访者将这一空间用符号表示为一个温暖、有阳光的地方，感到很快乐。

第六阶段：泛化清理的空间（完全解决）

如果来访者能够对需求、价值观、保持清理空间或安全空间的可能性做出评估，就可能解决难以承受的或痛苦的情绪，即可达到清理空间的完全解决。确定这样一个"静止刹那"对于受创伤的或高度焦虑的、有长期情绪失调障碍的来访者来说，是非常重要的。例如，林迪在第八期的治疗中没有出现这一迹象，然而，在第十一期治疗开始时，她自发地评价道：

> **林迪**：你知道，我一直在运用你教我的那些方法，把问题装进盒子里，真的很有用。

为了泛化这种总结，治疗师可以说：

> **治疗师**：如果觉得有必要，这将是某个你可以回去的安全地方。

因此，在成功清理空间的不同程度上，来访者逐渐想象一个友好的、接纳的内在空间，把自我与问题或担忧分离开来，或者从意识的内容中跳出来，不过度认同它们，探索和巩固内化的安全感，感到释然和更大程度的整体意识。格林德尔·卡托纳（Grindler Katonah，1999）对身患癌症的来访者做了研究，发现学会清理空间的来访者能更好地照料好他们自己的健康。

对不清楚感受的体验聚焦

接下来的体验任务是金德林（Gendlin，1981，1996）所描述的体验聚焦，用来处理来访者不清楚感受的标记，他们常常受到不安或模糊感受的困扰。康奈尔（Cornell，1993，1994，1996）和雷森（Leijssen，1990，1996，1998）也对聚焦任务做过相关描述。在传统情绪聚焦疗法中，治疗师和培训师常常通过对个体的"引导"（Cornell，1993），在讲授聚焦和聚焦导向疗法（Gendlin,1996）之间做出区分，正如在过程体验疗法中一样，后者将聚焦和其他任务融合在一起。

关于聚焦，有大量的文献资料。因为我们提出的聚焦只是众多治疗任务中的一种，所以我们这里的阐述有必要简短一些。可是，聚焦在过程体验疗法中有重要的作用。首先，在治疗早期给来访者讲授一些基本的有关体验的概念特别有用。其次，这种讲授主要用于处理来访者提出的某种不清楚的感受（或"感知信息"）标记。最后，聚焦中的构成步骤和来访者加工在其他任务中的某个特定时刻可以单独使用。因此，为了提高对其他任务（比如双椅技术）的促进作用，聚焦任务非常值得深入学习。

聚焦态度

实质上，聚焦不是一种技能或技巧，相反，它是注意力内在导向的一种心理态度，在这种心理态度中，个人可以暂时将自己的想法、感受或理由等期待和见解搁置到一边，支持所描述的"等待的、隐现的没有说出的、接纳还没有形成的"想法和见解（Leijssen,1990,p.228）。就像是沉思、冥想，或者更准确点儿说，是塞格尔等（Segal,Williams & Teasdale,2001；Linehan,1993）所称为的"内观"。这种心态不是空洞的、盲目的，因为它是指向具体目标的。换而言之，它总是"关于"某事物的——例如，关于疾病，关于重要他人，关于自己的工作，或者关于来访者突如其来的幸福感。

培养和保持聚焦的态度需要一个安全的治疗环境，反过来，它将帮助来访者提高模糊容忍度和聚焦所需要的认知控制。聚焦态度是好奇的、开放的、关心的、耐心的、容忍的、体谅的。非聚焦态度则是确定的、淡漠的、不耐烦的，正如下面的例子所示：

治疗师：（温和地）你能坐下来，感受一下腹部的那种紧张感吗？

来访者：（没有停顿，正常声音）为什么这么做？

不清楚的感受和情绪过程

像共情探索任务一样，体验聚焦是帮助来访者接近和探索情绪过程的一般过程。有些学者所说的"感知信息"（或不清晰的感受）和我们所指的"隐性的情绪过程"极其相似。也就是说，金德林和其他学者将"感知信息"界定为某种可以符号化的并指向行动的、基于身体的、有情绪特征的内在感知。简而言之，它是一种不清晰的感受包含并由一个或多个隐性的情绪过程构成。

同样，康奈尔（1993，1994）已经描述了不清晰感受的五个方面，这和第二章中描述的完整情绪过程的组成要素极其相似（见图2.1）：（1）跟自己的生活或情境有关联（例如，有关犯罪受害）；（2）身体感受（肠胃里的肿块、胳膊的刺痛感）；（3）意象或象征（黑色、"模糊不清的犯罪团状物"）；（4）情绪质量（恐惧）；（5）活力、方向、欲望、需求（忽视恐惧，需要安全）。我们的阐述和康奈尔的稍有不同：我们将情绪质量或情绪过程核心置于中间，而她将活力和方向置于中间，但要素是相同的（也见于Leijssen，1996，1998）。

体验聚焦中的来访者和治疗师加工

为促进来访者聚焦，治疗师采取共情态度，仔细聆听来访者哪怕是微不足道的信息（Gendlin，1996）。治疗师尝试密切跟踪来访者对不清楚感受的即时即刻体验，特别是当它发生转换和变化的时候（Mathieu-Coughlan & Klein，1984）。治疗师也要密切关注来访者对治疗情境和治疗师的感受，尤其是来访者的安全，愿意进入并继续聚焦。此外，治疗师通常通过聚焦过程的步骤，每次逐步地、缓慢地、有意地、温和地引导来访者。最后，治疗师尽量做到和来访者在场，作为共同体验的参与者，同来访者的感知信息保持联系，进行同样的（个人的）聚焦加工。

正如金德林（1981）、康奈尔（1996）、雷森（1998）和其他学者所阐明的一样，在成功的聚焦中，来访者要通过一系列的阶段达到问题的解决。在每一阶段，治疗师帮助来访者参与某种任务或微加工（Leijssen，1990）。表9.2总结了这些解决阶段和促进它们的治疗师行为。

表9.2　对不清楚感受的体验聚焦

聚焦阶段	治疗师反应
1.标记：不清楚的感受，来访者感到模糊、不知所措、茫然、空泛的聚焦或只聚焦外部	识别并将标记反应给来访者 提出任务
2.关注不清楚的感受：包括整体的感知信息	鼓励聚焦态度 要求来访者将注意力转向内在，关注困扰或不清楚的感受 鼓励接纳性等待的态度，关注整体感受
3.搜索并核对潜在的、没有转变的感受（即，标志或符号化的呈现）	让来访者找出对应不清楚感受的字眼或意象 准确反馈来访者所说的 避免解释 鼓励来访者将标记比作不清楚的感受，直到找到符合这种感受的标记
4.感受到转变（部分解决）	提出探索问题（关于什么？还有别的吗？核心感受是什么？行动倾向是什么？）
5.接受（中级解决）：来访者评估并且巩固感受转变	鼓励来访者体验转变的感受 帮助来访者暂时将批评的或反对的感受搁置一边
6.推进（完全解决）：治疗之外或在新的治疗期内的任务	如果合适，倾听并促进治疗的推进

第一阶段：标记

体验聚焦的典型标记是不清楚的感受，觉得某事不对劲的模糊感知，通常伴随有偏执或者觉得某事"出了差错"，或在某种程度上，来访者不能明确指出这种"情绪无处安放"的感受。不清楚感受的日常例子包括乱放重要物品，像家里的钥匙，或者不能记住他人的名字。在治疗中，不清楚的感受呈现出普遍的不祥的预感、焦虑，或者模糊的对某人或某物感到不舒服的困扰感受。经常在"内心深处"有种"吞噬"感或"难以摆脱"（如果这种不清楚的感受是关于特定情境里某种令人迷惑的个人反应，我们称它为问题反应点，应当以情绪唤醒的方式解决，详见第十章）。

典型的不清楚感受标记具有三个辨识特征（Greenberg, Rice, & Elliott, 1993）：

1. 来访者提及某种内在体验（相对于抽象的、普遍的或外在的体验）。
2. 来访者无法清楚表达这种体验或将该体验符号化。
3. 来访者表达与这种体验有关的某些苦恼或障碍。

来访者可能会这样提出不清楚感受的标记：

● 我不完全明白对这次分手的感受。只是感觉有点不对劲，但我就是说不出哪里不对。
● 现在我觉得有点儿沮丧，但我就是无法用言语述说。

对迈克进行第五期治疗的片段中有一个关于聚焦拓展的例子。迈克是一个四十多岁的美国黑人，他来治疗时担心自己不能敞开心扉，也担心治疗关系中情绪上的私密性。他在开始治疗时，就表达了对即将到来的离婚听证会的莫名的害怕：

> **迈克**：一想到明天，我就有些紧张。我并不完全确定到底在紧张什么。
>
> **治疗师**：你并不完全知道这种焦虑是什么，但就是关于某件事情的焦虑。你想解决这个问题吗？
>
> **迈克**：嗯，我甚至都不知道从何说起。就是，有点紧张。

不清晰的感知信息的另外一种形式包含了治疗期内的情绪疏远，通常以一种理智的或外在化的方式进行表述，或者毫无重点，循环往复。发生这种情况时，治疗师可以温和地打断来访者，如以下假设的典型的例子：

> **治疗师**：我想知道，在你说话时，体验到了什么？
>
> **来访者**：我不确定，我只是觉得我有话说而已。
>
> **治疗师**：我想问问你，我们是不是可以尝试体验一下？（来访者点头同意）（慢慢地）你能花点儿时间，放慢速度，闭上眼睛，或者将目光聚集到墙上的某个点上？（停顿）当你这样做时，看看你能否聚焦内心，聚焦你能感受的那部分。（停顿）问问自己："我现在到底怎么了？"（停顿）看看会出现什么。（停顿）不要刻意为之。顺其自然即可。（停顿）然后告诉我会有什么情形出现……

第二阶段：关注不清楚的感受

在下面的对话交流中，治疗师通过识别重要的、需要聚焦的不清楚的感受，来帮助迈克从清理空间状态进入聚焦状态：

> **治疗师**：现在，想让你问问自己："哪些是主要困扰我，让我对明

天感到担心的事情？最重要的是什么？"看看你能感受到什么；不要强迫自己。（停顿）

迈克：人们认为我不好。

治疗师："人们认为你不好。"那么，你能把它拖出来，从角落里拉出来（在清理空间期间）并且设想它就在你面前吗？

迈克：嗯。

治疗师：好的。你能不能看着它，它就在那儿，你甚至可以和它说话，对吗？

在聚焦的这一阶段，治疗师鼓励接纳性等待的态度，采用过程建议、体验问题和沉默，让来访者聚焦内心的困扰和不清楚的感受。

第三阶段：搜索并核对潜在的、没有转变的感受

当来访者将注意力转向不清楚的内心感受，准备深入下去时，治疗师应当要求来访者用一个词或者意象来描述这种不清楚的感受：

> **治疗师**：……那么你能想象地问问它："是关于什么？——担心人们认为我不好。"看看会怎样。

当来访者回答时，治疗师专注地跟进，倾听潜在的体验描述（"把柄"）。在聚焦中，治疗师一字不差地反馈来访者所说的：

> **迈克**：人们认为，我就是不好，一无是处。
>
> **治疗师**："一无是处。"（停顿）

当来访者对不清楚的感受形成了标签、比喻或意象时，治疗师可鼓励来访者将它比作不清楚的感受，看看它是否符合这种描述。正如

以下例子所表明的，可能要经过数轮的对话对其进行核对和修正，才能形成这一潜在描述：

> **治疗师**：……核对一下，看看它是否和你的感知和感受相吻合。是关于担心人们认为你一无是处。是这样吗？准确地说，是"一无是处"？
>
> **迈克**：不。
>
> **治疗师**：不完全准确。更准确的是什么？并非完全"一无是处"，还有别的。问问它，"到底是什么？"
>
> **迈克**：我不能坚持到底，什么都做不好。
>
> **治疗师**：你不能坚持到底，你什么都做不好。说得对吗？"不能坚持到底，什么都做不好。"这就是你所有的不好之处？
>
> **迈克**：好像很无能，自己什么事也做不成。
>
> **治疗师**："自己什么事也做不成。"是这种感受吗？和你的感受一致吗？什么事也做不成。你在寻找一种感受，某种跟和自己形成共情的感受，看看是否吻合。
>
> **迈克**：我老是把事情搞砸。
>
> **治疗师**："我老是把事情搞砸。""没用的东西。"是这种感受吗？一种糟糕的感受，对明天要发生的事情的感受。"我老是把事情搞砸。"
>
> **迈克**：（确定地）是的。

这个例子贯穿了一系列来访者可能的体验描述：一无是处，不能坚持到底，什么事也做不好；不能或无法做好自己的事，老是把事情搞砸。

对不清晰感受的潜在描述出现在治疗中不同的时段，有时候以来访者自我阐释的形式出现。例如，来访者可能想知道，"在历经过去这几个月的兴奋和激动之后，我可能会感到失望和沮丧"，或者"也许我这样做的理由是害怕让你知道我是多么伤心"。对不清晰感受的潜在描述也可能并非来访者的体验陈述（比如当迈克排斥"一无是处"一词的时候）——例如："我对此不会生气。"

最后，如果来访者陷入困境或者如果治疗师凭借强烈的直觉感到什么才符合来访者不清晰感受时，治疗师可以主动提供潜在的描述。例如，治疗师可以这样说："几乎像一个迷失的孩子？是这种感受吗？"然而，无论什么情况下，对于描述是否符合他的感受，来访者有最终的发言权。通常，描述之所以明显符合是因为来访者果断（比如当迈克接受"老是把事情搞砸"这一措辞时）、明确和强烈的赞同。

第四阶段：感受到转变（部分解决）

有时找到符合来访者感受的描述会导致内心体验的变化或转变，通过微笑或感到释然的叹息可以发现这一点。这种"感受转变"包含了身体上的缓解、自由感、满足感，或许是一种完整的感受。然而，通常情况下，成功描述不清楚的感受并不能产生变化。在这种情况下，治疗师通过进一步询问来访者感受给予帮助。有些问题是普遍性的，例如，治疗师可以问：

● 关于这个［问题］这种感受是什么？［某种品质或特质，诸如"一无是处"］
● 有别的感受吗？

特别有效的治疗师的问题要询问来访者的核心感受：

● 这种感受最重要的特质是什么？
● 这种感受的症结或最糟糕的是什么？

此外，有时治疗师询问来访者与这种感受相关的行动倾向也非常有用：

● 它需要什么？
● 如果它得以解决，会是什么感受？

例如，当迈克将他的感受标记为"老是把事情搞砸"时，它并没有转变，因此，需要进一步的询问：

> **治疗师**：那像是什么？你能聚焦"老是把事情搞砸"的感受吗？像是什么？老是把事情搞砸，那种感受是什么？
> **迈克**：不好。像是暗自在想："我就是做不好。"
> **治疗师**：不断地尝试，还是永远都做不好。是这种感受吗？
> **迈克**：嗯。
> **治疗师**：呃。还有别的吗？对你来说还像是什么感受？
> **迈克**：几乎像是被彻底击败。
> **治疗师**："被彻底击败。"有点儿像是和老是把事情搞砸一样的感受。"被彻底击败"，是这种感受吗？

来访者经常通过深深的叹息流露出感受的转变，表明紧张情绪得到释放。然而，有时候，如果来访者和治疗师不对此探索，并不能看出明显的感受转变。对迈克来说，感受转变是以无法控制的自我表露形式出现的：

> **迈克**：感觉又回到像是一无是处这种感受中去了。
> **治疗师**：噢。又转回到这种状态了。当你体验到这种一无是处、被彻底击败、老是把事情搞砸的感受时，是否觉察到其他感受？

伴随有其他情绪没有？

迈克：（用更强硬的语气说）如果你是这么认为的，那么你就根本没有理解我。

这种抗议的声音抵消了隐含在不清晰的、一无是处的感受中的自我批评；它的出现标志着感受的转变。

第五阶段：接受（中级解决）

当出现感受转变时，通常会出现批评的声音。这时，重要的是治疗师通过共情和接纳新的体验，建议来访者把批评的声音搁置一边，体验新的感受层面，帮助来访者保护新的体验免受内在的批评。这一过程叫作接纳。接受对迈克来说不算什么问题，因为产生的新感受很强烈而坚定，而不是脆弱或痛苦的。在这种情况下，接受以对刚才所发生的事情进行加工的形式出现：

治疗师：好的，[你的]另一部分在那里，好的，好的。你清楚关于明天有什么需要担心的吗？

迈克：是的，我能明白发生的事，虽然不是很准确，但明白是什么导致的。

尽管可能更可取的是帮助来访者此时进一步探索自我肯定的层面，但是治疗师已经可以预见到这一探索可以通过双椅对话来完成（见第十一章）。因此，在处理出现的冲突分裂之前，治疗师应给来访者回顾最初任务的机会。作为回应，迈克表明他对不清晰的感受有了更清晰的感知，但他又有一个疑惑：产生"老是把事情搞砸"这种感受的源头是什么。进一步探索这种疑惑就会带来最后的聚焦。

第六阶段：推进（完全解决）

在成功的聚焦中，来访者开始探索更广泛的关联和相关问题，甚至有时候会准备采取新的行动。正如这个例子所展示的，这可能表现为新的治疗期内的任务，通常是用来解决冲突分裂的双椅对话。这样，迈克就可以通过双椅任务展示其隐性的自我批评过程，来推进他的聚焦：

> **治疗师**：就像是人们迫使你走到这一境地，将事情搞砸一样？
>
> **迈克**：是的。
>
> **治疗师**：感觉是这样。好吧。作为另一部分自我，你能换把椅子对他说不吗？（来访者换了椅子）对了。这就是不断出现（在聚焦期间）的那一部分自我，他想说："不，我不是。我没有老是把事情搞砸。"告诉他。告诉另一部分自我。
>
> **迈克**：我不是无用的东西。我能做到。我不是一无是处。我不是无足轻重的人。我还有很多你并不知道的优点。给我一次机会吧。

正如以上的例子所示，推进可能意味着将感受转变应用到治疗中，或者意味着可以将治疗延伸至来访者的日常生活中。

聚焦中的常见障碍

任何一种治疗任务都有一些常见的障碍。最重要的障碍就是治疗师以牺牲治疗关系为代价，过于执着于聚焦技巧。具体说，就是治疗师面对来访者时，过于坚持使用聚焦指令或总是使用聚焦的专门术语（"感知信息"或者"处理"）。例如，有些来访者对他们的身体持负面的看法，或者习惯于忽略它们。这些来访者经常感到困惑，或者发现强调身体感受常常是无用的甚至是让人恐惧的。此外，治疗师和来访者可以采用一些技巧来避免彼此之间的直接接触，治疗师可以用它来避免直接面对来访者对治疗关系的体验（Leijssen, 1990）。治疗师需要创造性地、灵活地使用聚焦来帮助来访者，始终关注来访者即时即刻的体验。

另一个常见障碍是给来访者留下一个误导性印象：认为聚焦比实际上要简单得多。尽管聚焦听起来简单，对来访者来说是很正常的一件事，但很多来访者觉得很奇怪、很难、很不舒服。对这些来访者来说，学习聚焦是一个循序渐进的过程，在安全的治疗环境下，每次一点一点地完成。康奈尔（1996）、金德林（1981）和其他研究者曾经探讨过这些问题和其他障碍，包括不耐烦、情绪失控或者分心，自我批评关闭聚焦过程。

允许和表达情绪

允许和表达情绪源自格林伯格（Greenberg & Paivio, 1997; Greenberg & Safran, 1987）、肯尼迪·摩尔和沃森（1999）研究中的一个治疗任务，可以促进情绪智力的一个组成成分的发展——能够恰当地将情绪表达给他人。然而，不像清理空间和聚焦，允许和表达情绪是一个更普遍、更高级的任务，囊括了更广泛的情绪发展过程中的许多其他任务。

对情感反应做出标记

我们在第三章中指出，当治疗师意识到来访者没有谈及他们的情绪体验时，治疗师需要对缺乏情绪体验的觉察保持警觉。通常，这些来访者只是谈及他们生活中所发生的，而很少注意到对他们及其内心反应的影响。他们以调制好的、有节奏感的语调谈话，似乎在发表经过预演的讲话或跟朋友聊天。他们没有立刻接触到他们的情绪；相反，他们似乎在疏远情绪。貌似在谈论情绪，却并没有体验或者表达当下对它们的感受。相比之下，当来访者接触到他们的情绪时，他们的声音是柔和的、迟疑的，在意想不到的地方有不流畅的停顿和强调（Rice & Kerr, 1986）。他们的语言强烈而生动，有种即时性和鲜活性。

体验治疗师可将来访者的情绪加工看作以下五个阶段的连续出现（Kennedy-Moore & Watson, 1999）：

1. 对诱发情绪的刺激所做出的前反省反映，包括：对刺激的认知，前意识认知情绪加工，伴随的心理变化；
2. 意识知觉和反应感知；
3. 对情感反应做出标记和阐释；人们一般利用内在和情境暗示来标记反应；
4. 评估该反应是否可以接受；
5. 评估目前的情景，以决定表露情绪是否可行或可取。

体验治疗师帮助来访者加工其情绪，并且促进每个时期治疗的完成。例如，他们可以帮助来访者对其反应做出标记，帮助来访者评估其反应或者他们目前的状况。

当人们不对其情绪体验进行加工时，就会出现表达丧失（Mongrain & Zuroff, 1994）。下面的几个小节描述了源自感知障碍或接受情绪体验障碍的一些例子，并为处理这些问题提供一些治疗策略。每一种表达丧失形式都指五个阶段中任何一阶段情绪表达的中断。

受阻的情绪反应觉察

临床上亟待解决的、最难的一种表达丧失方式就是来访者难以觉察其感受上的问题，因为他们阻止了情绪的觉察。来访者能觉察到自己不清晰的感受，但是却难以将其符号化。在允许和表达情绪的早期阶段，来访者没有充分觉察到他们的情绪，因为他们觉得受到了情绪的威胁。尽管所有的干预都需要一个良好的治疗同盟，但是，强有力的同盟关系，只有在处理涉及缺乏动机的情绪反应觉察时才显得尤为重要。来访者需要安全感以防掩饰他们的威胁性情绪。一旦来访者已经清楚地表达出他们的受阻感受，他们就有机会来修正对事件的认识和对他们的影响。他们可能逐渐意识到，虽然感觉痛苦，但可以忍受，渐渐就会觉得没有逃避的必要了。

　　治疗师留意来访者的非言语行为和他们在治疗期的表述，辨认受阻的情绪觉察。例如，来访者会很快绕开，避而不谈有关情绪的话题，而是聚焦不太具有威胁性的话题。或者在讨论情感沉重的事件或问题时，他们的态度可能会一下子变得冷淡。如果来访者有节奏的、闲聊式的话语听起来像是新闻播音员在报道预先排演好的材料，这也可能是情绪受阻的迹象（Rice，Koke，Greenberg，& Wafstaff，1979）。或者治疗师会觉察到其他行为，例如，用手指轻敲椅子的侧面，拳头紧紧攥起，或者微微地来回晃脚。这些行为中的任何一种都表明来访者在试图回避觉察或接触他们的情绪。

情绪体验的有限觉察

　　表达障碍也可能源于有限的情绪加工技巧所导致的情绪理解障碍。如果来访者不关注自身的感受，欠缺标记和阐释它们所需要的技巧，他们的适应性情绪表达有时候也会受到阻碍。有些来访者觉得倾听他们内心的主观体验相对比较容易，能相当熟练地将它用语言表达出来，但有些来访者却觉得很茫然，只能够聚焦生理现象或症状，例如，觉得胃里有一个结或感到口干舌燥。这些来访者经常说，"我不知道自己的感受"或"我无法用语言表达"。当问及对某事物的感受时，他们显得很迷惑。他们的注意力聚焦于外部世界。有的来访者可能觉得很难觉察到他们这一方面的机能（Leijssen，1996，1998；Polster & Polster，1973）。有几种可以提高来访者情绪加工的技巧，比如体验聚焦、共情探索反应（特别是凸显来访者非言语行为的情绪唤醒反应）以及识别问题情境、相关思想和情感的觉察练习。

对情绪体验的有限知识或理解

当来访者对自己的感受迷惑或不确定时，治疗师可以建议采用聚焦，要求来访者关注他们的内心体验，慢慢识别他们关注的主要感受或问题。或者，治疗师可以运用情绪唤醒或探索反省来帮助来访者接触他们的内心体验。例如，谢利正在平淡地、不带感情色彩地谈论她遭受攻击的经历。她并没有提及她的感受，甚至当治疗师询问的时候她都无法说出自己的感受。然后，治疗师让她描述所发生的一切：

> **谢利**：我下了公交车正往家里走去，事情就在这时发生了。
>
> **治疗师**：我试着感受一下是什么情形。你正走在回家的路上。感觉疲倦吗？感觉是漫长的一天？
>
> **谢利**：是的！为了完成一个项目我在办公室加班到很晚，所以感觉非常疲倦。
>
> **治疗师**：对了，工作了整整一天后的精疲力竭，无精打采。当你下了车以后，又是什么感受，又冷又黑？
>
> **谢利**：是的，天黑了，感觉开始下雪了。我低着头，往前走，突然感到我的胳膊被人猛地一拽，有人把我摁到了地上。
>
> **治疗师**：那时候你感受到什么？
>
> **谢利**：我吓了一大跳，然后就开始尖叫。同时觉得非常愤怒，非常害怕。

在开始提出更多探索问题之前，治疗师故意延缓来访者的叙述，开始情境再现，以便让来访者能够在治疗时对其感受进行充分加工。

对待情绪的消极态度

另一种表达丧失源于对情绪的消极态度。来访者有时候在治疗中刻意抑制自己的情绪表达，因为他们断定这些情绪是让人难以承受的、错误的或令人羞愧的。在治疗开始时，这种回避常常是一个难题（见第八章）。来访者可能不愿意聚焦他们的感受，并且担心这样做的后果，所以，重要的是给来访者提供一个安全、没有威胁的环境，让他们能够表达自己的情绪。

在采用针对加强情绪表达的任何技巧之前，有必要解决对环境缺乏安全感的来访者对情绪的消极态度。治疗师需要异常小心谨慎，不能置来访者与情绪表达相关的信念于不顾，尤其是当它们和治疗师的信念不一致的时候。来访者对待情绪的消极态度可能深深地根植于他们的认同意识，并且基于强烈的体验或者有重大意义的家庭或文化价值观。如果简单忽视这些信念或强迫来访者的言行举止违背他们的价值观，可能会阻碍良好的工作同盟的发展，根本不可能产生积极的治疗效果。当表达丧失来自对情绪的消极态度时，治疗师可以帮助来访者明确表达和情绪行为有关的个人目标和价值观（见第八章）。将这些信念明确地表达出来后，来访者就有机会对它们重新进行审视和修正；共情探索和双椅对话或者扮演是解决这一问题的两个有用任务。

向他人表露情绪的障碍

来访者对是否或何时适合向他人表露其情绪难以做出评估。过度的或不恰当的情绪表露会引发同他人的冲突，因此需要对它进行探索。然而，更常见的情形是来访者可能觉得生活中的他人会觉得他们的情绪让人难以接受，或者根本就没有人真正感兴趣。对这种态度也应该进行探索。治疗师可以帮助来访者识别"整体"感受，而不体验继发反应的表面感受（例如，愤怒），可以帮助来访者识别潜在的原发感受（例如，悲伤）；同时，他们或许也能明白如何表达这种感受才能够被他人接受。

成功而恰当的情绪表达

经常帮助来访者探索他们对治疗进展的感受也很有帮助。然而，有时候来访者的状况并不适合对重要他人进行情绪表达。在这种情形下，来访者至少可以向治疗师或支持性他人表达自己的感受，从而体验到一种认同感，感到被人理解和接受。

了解更多有关接近和允许体验任务的知识

本章介绍的每一个任务都有逐步发展的文献知识，需要花时间去努力掌握。以下是对进一步探索清理空间、体验聚焦、允许和表达情绪的相关建议。

清理空间

关于清理空间的研究请见格林德勒·卡托纳（Grindler Katonah，1999）和雷森（1996,1998）。聚焦研究所里也有关于清理空间的录音和录像带。清理空间是治疗师在一开始就需要学习的有用任务，因为它为治疗师提供了处理普通的加工障碍的方法。一旦治疗师学会了清理空间，他们就有办法处理来访者在治疗期无法承受的情绪，处理让治疗师感到意外，突然觉得无话可谈的来访者。

体验聚焦

所幸的是，现在有大量有关聚焦的临床文献。如果想了解更多这方面的知识，我们推荐康奈尔（1993,1994,1996）和雷森（1990,1996,1998）的著作，它们简明扼要，颇具实用性。金德林（1996）为我们提供了许多描述性的记录，精彩地描述了在更广泛的聚焦导向治疗背景下的聚焦。此外，在聚焦研究所也可以找到解释和阐述聚焦的录音和录像带。康奈尔（1996）的《聚焦的力量》是我们最喜欢的关于聚焦的一本书。

允许和表达情绪

想了解更多有关帮助来访者体验和表达情绪方面的内容，可参阅肯尼迪·摩尔、沃森（1999）和格林伯格（Greenberg,2002a；Greenberg & Paivio,1997）的著作。格林伯格（2002a）着力解决他称为的"情绪训练"，并且提出许多可以尝试的练习，还讨论了将其应用到家庭育儿和夫妻关系的可能性。

第十章

对疑难体验的再加工

　　本章描述的三种任务——系统性唤醒展开、创伤复述和意义创造——都可以解决具体的疑难体验。它们强调再体验，或对疑惑、困难、痛苦或重要的生活事件再审视的过程。这些任务对解决来访者的意外生活事件或突发的个人反应问题特别有用，诸如创伤后应激障碍（PTSD）、惊恐症、恐惧症或边缘型人格障碍（见第十四章）。可是，这些任务之间有一个关键区别：系统性唤醒展开和创伤复述是为了激发或唤醒情绪，在来访者疏远情绪的时候可以使用，而意义创造在某种程度上则用于帮助来访者克制强烈的痛苦情绪。重要的是要注意到，在所有这些情形中，当来访者进入情绪脆弱状态时，治疗师要非常谨慎地提供重要的人际支持和共情确认。

用于解决困难反应的系统性唤醒展开

　　莱斯（例如,Rice & Saperia, 1984）所阐释的系统性唤醒展开（简称"展开"），尤其适合于当来访者由于某种个人反应（即"问题反应"）

而感到困惑或不清楚的时候。系统性唤醒展开和创伤复述任务包含仔细回顾某一生活事件，进而理解它们。然而，在创伤复述中，目标更为笼统：需要获取经历中遗忘的基本方面，把整个经历连贯地串起来，发现经历中的"要点"。在展开中，目标是在刺激情境和来访者情绪和行为反应之间建立联系，以接近隐藏的情绪过程，对其重新审视。换言之，展开开始时，像是创伤复述，而结束时，更像是意义创造（本章将描述），来访者对自我和他人的理解进行反省。

展开中来访者和治疗师过程

展开中主要采用具体、丰富、具有表现力的语言，在治疗时帮助来访者激活问题场景。莱斯（1974）提出，要做到这一点，治疗师通常运用唤醒反省（见第五章）。这一观点旨在增强来访者的内心体验并唤醒他们的感受。莱斯阐释的展开方法目的在于让来访者缓慢而又小心翼翼地进入困惑的情境或体验，让他们对此进行描述，几乎就像放电影一样（Greenberg, Rice, & Elliott, 1993）。通过让来访者描述场景的生动细节，治疗师同时也在帮助他们回顾情景记忆，并允许重新体验当时的感受（Bower, 1981; Bucci, 1997; Watson, 1996; Watson & Rennie, 1994）。运用展开的目的在于描绘一幅让参与者都感到生动和鲜活的语言场景。只有做好这一点，来访者才能在治疗时反馈他们对该场景的回忆和重新体验，以及对此做出的反应（Watson & Rennie, 1994）。

重要的是要认识到展开源自传统的人本和过程体验疗法，因为反应最初没有聚焦来访者的内心体验，而是试图展示情境的具体细节。首先，要求来访者描述场景以确定引发问题反应的瞬间。然而，当治疗师和来访者一同构建场景时，他们需要持续不断地对来访者的反应和感受做出标记，跟踪来访者的感受和情境。

莱斯和萨佩里亚（1984）提出一个模式，界定了解决问题反应所经历的阶段。这些解决阶段和促进解决的治疗师反应总结在表10.1中。

表10.1 用于解决问题反应的系统性唤醒展开

系统性唤醒展开阶段	治疗师反应
1.标记：来访者描述意外的、迷惑的个人反应	确认并将标记反映给来访者 提出任务
2.重新唤醒体验：来访者重新进入场景，回忆并再次体验引发反应的瞬间	鼓励来访者重新进入和再次体验该情境
3.跟踪两个方面：来访者回忆情境刺激的突出方面，探索对情境的内在情感反应和情境意义的识解（construal）	帮助来访者探索对外部情境、内在反应和它们的关联的感知 如有必要，帮助来访者在外部情境和内在反应之间重新调整注意力
4.意义桥（部分解决）：来访者发现在问题反应和自己对情境刺激的解释之间的联系	聆听和反省可能的意义桥 评估来访者持续的迷惑感受 利用共情猜测提供可能的意义桥 辨认来访者的特有方式
5.对自我图式的识别和重新审视：来访者识别自身机能模式中更宽泛的问题层面的例子，并探索其他的自我图式及其结果	倾听并鼓励拓宽 帮助来访者探索问题更宽泛的意义及其出现的潜在含义 帮助来访者探索其他的自我图式
6.考虑新的选择（完全解决）：来访者获得对自我机能重要层面的新认识，并且渴望自我改变，开始感到有做出改变的自主权	倾听并探索出现的新的理解和改变的意义

第一阶段：标记

为了阐明问题反应，我们将采用34岁的曾任会计师的凯特的部分治疗过程。她身患抑郁症数月，但不知道是什么原因。3年前因公司重组而失业后，她又回到学校学习人类学。她觉得她并不满足于做一个会计师，她选择这一职业仅仅是为了取悦她的父亲。她刚刚离婚，但现在有了一段新的、固定的恋情，很幸福。凯特急于进行治疗，但只想关注当下以改善她的心境。当和治疗师一起治疗时，凯特善于表达，她的抑郁症状有所减轻。然而，在治疗的中途，在某次治疗开始时她说：

> **凯特**：那是艰难的一周。我真的觉得很抑郁，但不确定是为什么。就是感到枯燥无聊。
>
> **治疗师**：那是艰难的一周，你不确定是如何引起的？
>
> **凯特**：对。（停顿）嗯，直到星期四才感觉好一些。我们进行人类学课程的考试。试卷里考到我没料想的内容。这让我十分生气，然后我发现自己越来越消沉，有点儿陷入其中不能自拔了。
>
> **治疗师**：啊！所以，不知什么原因，在星期四考完试之后你发觉自己变得很抑郁。但并不完全理解你的反应，我这样理解对吗？
>
> **凯特**：对！有点儿让人无法承受，在那周剩下的时间里总是无法摆脱这种感受。

这个例子表明，三个特征可以界定问题反应：（1）情境描述（刺激）；（2）描述对情境的个人反应，要么是某种感受，要么是某种行为；（3）表明对这种反应的体验是有问题的，通常是令人困惑或费解的。另外一个来访者对问题反应的描述如下：

有天晚上我和朋友们出去吃饭，有一位朋友就我的泳装说了句很难听的话。我本不应该对此生气，但它让我觉得缺乏信心，觉得很羞愧。从那以后，我就不断地质疑我自己的判断，自我感觉很糟糕。我就是不能理解她的话为什么让我感到如此沮丧和愤怒！

在凯特的治疗中，治疗师识别出了她最近对自己感到挫败和愤怒的困惑感受就是问题反应标记。因此，为了唤醒她对事件的记忆，促使她接近自己的感受，治疗师让凯特对事件做尽可能具体和明确的描述。这样做的目的是让来访者和治疗师重构情景，让来访者重新体验情境和感受。引领来访者慢慢体验该情境并监控其感受，治疗师和来访者就能够辨识引发反应的确切瞬间。让来访者辨识诱因或情境中最突出方面的目的在于确认知觉、情感和行动之间的联系，即来访者对情境的独特和典型的反应方式。这时，来访者才能够用这些独特的反应方式做出改变。

系统性唤醒展开的第一阶段要求治疗师辨识问题反应标记并将它反映给来访者。在准确确认来访者的问题反应之后，治疗师需征得来访者的同意，从而深入探索该情境。例如，在凯特描述了她的问题反应之后，治疗师说：

> **治疗师**：你愿意进行仔细的审视，看看我们是否更好地理解了当时所发生的事情吗？或有没有更为紧迫的、不容忽视的问题？
>
> **凯特**：没有了，没有其他可谈的了，这一直让我很烦恼。
>
> **治疗师**：好的，再来核实一下我的理解：目前困扰你的是在考试之后你感觉很抑郁，而且不理解是什么原因？
>
> **凯特**：对，是这样。

这时，治疗师已经辨识出问题反应，确认了问题反应，获得了来访者的同意并对它进行探索。确认问题所在尤其关键，因为有时来访者对他们的反应感到困惑不解。但是随着进一步的阐明，他们发现是他人的反应在某种程度上，是令人不愉快的或有问题的。

第二阶段：重新唤醒体验

在第二阶段，治疗师让来访者更详细地对体验到的问题反应场景做一描述，目的是让来访者和治疗师更好地感受这一场景，这几乎就像是来访者把经历的事件像放电影一样过一遍。治疗师帮助来访者激活场景以便在治疗中对问题情境进行回忆和重新体验。另一个目的是帮助来访者确定引发反应的确切时间，这将促进对诱因或促成反应的显著情境方面的辨识。此外，为帮助来访者和治疗师跟踪来访者的反应，治疗师在来访者进入情境时对其感受采取周期性核查是很重要的。

在进入引发反应的情境之前，治疗师通过获取来访者感受的大体印象来促进这一阶段。这一评估很重要，因为它有助于将问题反应和来访者此刻体验的其他感受区分开来，有助于来访者确定问题反应引发的确切时间。通常来访者带着某种感受（例如，激动或悲伤）进入一种情境，这种感受可能是另一种相互作用或事件的延续，或者跟他们即将进入情境的期待有关。这些潜在的感受在某种程度上可能会影响来访者在问题情境上的感知，从而促进他们的反应。

当凯特和她的治疗师开始探索这一情景时，治疗师询问她当天的感受：

> **治疗师**：好的，凯特，在你详细叙述情境之前，让我了解一下你在进入情境之前的感受。那天的感觉怎样？
>
> **凯特**：好的，我想想。嗯，让我想想。（停顿）考试是在下午。早上上完课后，我花了些时间复习笔记。
>
> **治疗师**：你早上感觉如何，是有点紧张还是很放松？
>
> **凯特**：没有，我感到很自信，我一点也不紧张。我准备得很充分，一切都准备好了。

在这段对话中，治疗师试图理解凯特在考试之前的感受。注意到凯特很自信，这一点很重要。可能是在发现测试内容出乎意料时，凯特才感到震惊。

　　既然在考试之前凯特的心境已经确定，治疗师就应该缓慢地、更加专注地帮助她聚焦在情境之上。这一阶段治疗师鼓励来访者所做的刻意的搜索可能让来访者觉得不可思议，有些来访者说如果必须对事件进行详细描述有时会让他们突然陷入停顿。如果来访者不理解任务的意图，可能感觉很奇怪或挑剔。如果治疗师告诉来访者任务意图是放慢节奏，以创设情景，可能更有帮助，要注意到这样做，可能有助于辨识该反应是如何出现的。这种解释有助于达成治疗中任务和目的的一致，也有利于培养治疗同盟关系。

> **治疗师**：凯特，在这里我要放慢一下速度，以便掌握反应发生的确切时间，看看是由什么引起的，好吗？
>
> **凯特**：当然可以。
>
> **治疗师**：好的。你去了教室，坐下来。你的感受如何，有点紧张吗？
>
> **凯特**：是的，有点儿，但总体还好。
>
> **治疗师**：所以你到了那儿，参加考试，十分自信，带着一些（停顿），某种期待？
>
> **凯特**：对！
>
> **治疗师**：在你答卷的时候，我不确定，你看到了本不应该考的问题，然后发生了什么？
>
> **凯特**：哦，当时我正在看题，然后脑子一片空白。我又看了一遍，脑子里一片迷茫，因为我没有看明白。随后我意识到它出自另一个话题。我很吃惊。嗯，万万没有料想到！
>
> **治疗师**：所以你当时对这一出乎意料的问题感到很惊讶，你的感受呢？不公平？（停顿）我不确定是不是？
>
> **凯特**：是的，不公平，但除此之外，更多的是感到很意外。

　　凯特和治疗师辨识出了引发反应的确切时间和该情境中最突出的

东西，在这种情况下，它就是指考试中面临的意想不到的问题。

第三阶段：跟踪两个方面

在第三阶段，治疗师开始进行治疗时，让来访者辨别她的情绪反应，感受该情境对她产生的影响：

> **治疗师：** 哦，有点儿像遭到突然袭击……被欺骗……
>
> **凯特：** 是的，就好像有人改变了规则。当这一切发生时我感到非常害怕。我无法应对，这让我非常困惑。简直要疯了。
>
> **治疗师：** 所以，在某种程度上，规则的改变让你觉得简直要疯了。
>
> **凯特：** 对，因为我什么也做不了。就好像一旦我说出来，就显得我和别人格格不入，所以我只好闭嘴。

这时，来访者和治疗师对来访者的感受逐渐有了一些区分化的理解，但依然有些遗漏的信息。

这一展开阶段可能要花30秒或30分钟，或者这一过程也可能会陷入停顿，什么问题也解决不了，尤其是来访者在第一次进行的时候（Lowenstein, 1985）。总体而言，治疗师既要帮助来访者探索内在反应，也要探索对外在情境的感知。如果探索在一方面毫无进展（例如，内在反应），治疗师则要鼓励来访者返回到另一方面（即，对外在情境的感知）。例如，如果凯特不能在探索她的感受方面取得进展，她的治疗师就完全可以促使她探索对外在情境的感知：

> **治疗师：** 然后，当你走上前去跟老师说的时候，他说了什么？他回答的方式，或说话的语气有什么异常吗？

另外，如果凯特关注不重要的细节，治疗师完全可以帮助她探索其内在反应：

> **治疗师**：但是不知怎么地，你就是有种恐惧，就像是必须小心翼翼，否则他会突然向你爆发？那种感受对你来说是什么样的？

当来访者和治疗师探索内在反应并感知外在情境时，他们应当寻求在这两个方面搭建一座桥梁，区分来访者的感受，让他们变得更加喜欢刺激，探索情境刺激的情绪"吸引力"。因此，帮助来访者区分"害怕"的感受也许表明了一种更为具体的感受："行走在地雷之间。"另外，探索"他打断我的话"的意义，也许会帮助来访者记住她觉得"他不理会我，好像我并不重要，不值得浪费时间"。

第四阶段：意义桥（部分解决）

当探索来访者的反应和情境刺激时，治疗师倾听并反省可能的意义桥，也就是说，阐明情境和反应之间的关联。有时候意义桥可能相当微妙，因而，要询问来访者是否由于该反应而感到迷惑，尤其是当他们难以对此保持聚焦的时候。例如，治疗师可以询问：

> 你现在对这一段时间的抑郁感受怎样？你觉得是理解了还是依然感到困惑？

此外，治疗师对意义桥的性质偶尔提供共情猜测也很有用，尤其是如果来访者觉得陷入困境的时候。例如，凯特的治疗师给出下面的总结反省和导致她转入抑郁的一系列感受的共情猜测：

> **治疗师**：哦，这就是所发生的，莫名其妙地，你觉得无法表达感

受，因而你竭力抑制而不轻易流露，只是压制，而这样做又导致
了你的挫败感……感到抑郁？

凯特：是的，正是这样。觉得自己不堪一击。常常因为自己的感
受而觉得不知所措；让我想起我八九岁的时候……

在这时，治疗师和来访者已经识别出了意义桥。对凯特来说，意
义桥就是她处理感受的方式。很明显她将此事件解释为无法抗拒。她
还注意到了自己通常不表露感受，而是一味地压抑克制，随后逐渐抑
郁。意义桥通常揭示来访者对某种刺激做出反应的个人方式或独特方
式，它使来访者的探索范围自发性地拓宽（Watson & Greenberg,
1996a）。

第五阶段：对自我图式的识别和重新审视

一旦来访者识别出个人反应方式，他们就能够在其他情境中探索
并重新审视它们，形成令人满意的其他行为方式。这些独特的行为方
式有时候很有可能是适应性的，有助于来访者对付和处理某些情境。
逐渐地，来访者发生改变，然而来访者也会面临一些新情境，这时，
以前的反应方式并不奏效。因而，在第五阶段，来访者开始探索这种
个人行为方式的根源，同时也探索它在其他情境中是如何运转和起作
用的。在凯特的例子里，她意识到这是由孩提时代的一段经历引起
的，当时她看到母亲生气了。母亲在盛怒之下时，常常会乱扔东西，
并且说一些非常刻薄的、伤人的话。凯特在早年就决心再也不要像母
亲那样。她觉察到自己一直在压制自己的感受，因为她看到母亲频繁
地发脾气，她不想像母亲一样对他人造成情感上的巨大伤害。同时，
她还开始觉察到她常常克制自己的感受，不让现在的男友发觉，在和
男友的相处中她开始觉得自己变得抑郁了。

第六阶段：考虑新的选择（完全解决）

最后，来访者能够对他们的行为方式形成新的理解，了解在他们的生活中如何改变，改变什么。例如，凯特和她的治疗师继续探索她可能会变得更开放和更善于对他人表达自己感受的方式，包括她的男友。问题反应完全解决的另一个结果是觉察到一个人能够改变，实际上，已经开始改变，但还没有意识到这一点（Rice & Saperia, 1984）。

系统性唤醒展开阐述治疗师如何帮助来访者丰富地、生动地和详细地描述生活中困惑而强烈的体验，以便对情境唤醒的体验进行再现和再加工。这样，来访者就能学会辨识他们的反应（思想、感受、行为）和生活情境之间的关联。与共情探索的内在聚焦或前两章基于体验的任务相比，治疗师需要花时间构建对特定的外部事件的生动记忆，以便增强来访者的感受觉察和情境的突出方面。

创伤或痛苦经历的复述

自从莱斯首先提出展开方法以解决和阐明问题反应以来，人们辨识出了其他相关的创伤或痛苦经历标记（Elliott, Davis, & Slatick, 1998；Kennedy-Moore & Watson, 1999；Watson, 2002）。例如，展开方法也能够适用于解决创伤或对其他痛苦情境的强烈情绪反应，甚至在来访者并不对反应感到困惑的时候。我们将这一相关任务称为创伤复述。

在过程体验疗法中，对创伤或与创伤相关经历的复述，在治疗创伤后应激障碍方面非常普遍。尽管展开或创伤复述通常很痛苦，但受到伤害的人都有描述受害事件带来的后果的强烈需求。像展开一样，复述帮助来访者接近并再次加工治疗期的情绪反应，其最终目标是促进情绪调节的改善。正如霍罗威茨（Horowitz, 1986）所指出的，在高度唤醒期间，就信息加工短路的程度而言，威胁性情境依然没有分化，活跃并且显著。作为防止遭受进一步伤害的自我保护方式，这可能导致来访者超乎寻常的戒备和警惕。有时候，某些情境特征和最初创伤事件毫不相关，但也有可能诱发和唤醒相似的感受。

让来访者叙述创伤事件的目的之一，是让他们区分和明确地辨识它的相关特征。这种省察有助于限制个人的不适应性情绪反应模式（Kennedy-Moore & Watson, 1999）。当来访者讲述一段经历时，至少在某种程度上，通常会对此进行再次体验。此时，重要特征会变得清晰，包括持续迷惑或困扰来访者的一些经历。在治疗过程中，多次地让来访者叙述有关创伤的经历是有好处的，因为随着来访者对治疗师信任感的加强，随着记忆的补充和完善，随着经历中事件意义的发展变化和逐渐清晰，所叙述的经历也会慢慢发生改变。

创伤复述中来访者和治疗师过程

一般来说，在创伤复述中，治疗师试着让来访者放慢叙述的速度，详细讲述经历的细节，让他们沉浸其中。有时要求来访者倒回去，再次回顾，仔细检查。同时，如我们在共情确认的讨论中（见第七章）所指出的，当体验极其痛苦的经历时，治疗师允许自己被来访者所叙述的经历所感动，并以温和、肯定的方式表达出来。表10.2归纳了来访者转向解决的不同阶段和对他们有帮助的治疗师的反应。

表10.2 创伤和痛苦经历的复述

创伤复述阶段	治疗师反应
1.标记：来访者提及可以讲述的创伤经历（例如，创伤事件、中断的生活经历、噩梦）。其他形式：来访者述说强烈的反应	倾听并将标记反映给来访者 提出并协商任务，描述复述的基本原理

续表

创伤复述阶段	治疗师反应
2.详述：来访者开始详细地、具体地叙述创伤，并从外在的或基于事实的角度描述所发生的事	对有关情境、导致的原因和事实进行询问 鼓励来访者在想象中再次进入该情境
3.细想：来访者重新体验重要的瞬间或创伤的重要方面，同时保持安全感	提供唤醒反省 倾听并反省痛苦的经历 注意当前的来访者体验 帮助来访者保持安全的焦点距离 如有必要，停止任务
4.新意义的出现：来访者从内在视角记起或区分出个人的、特殊的和刚出现的创伤意义	倾听、反省和支持新的意义，尤其是不断减少的自责感
5.新认识的产生：来访者反省并试探性地评估其他的、已分化的创伤观点，并且整合以前毫无关联的、体验的不一致方面，使其变得有意义	帮助来访者反省和探索其他的认识
6.重新整合：来访者表达更宽泛或更完整统一的关于自我、他人或世界的观点，考虑新的行为方式，同时依然保持个人安全	反省并强调新整合的经历 促进新的行为方式的探索

第一阶段：标记

促进复述的标记称为有关创伤的叙述标记，即来访者对要讲述的创伤经历的某个方面的指称，如"当我遭到抢劫时，我什么也做不了，无法阻止他们"。除了受害叙述标记外，还有受害前叙述标记（"在我遭到抢劫之前，我一直都很小心"）和受害后叙述标记（"自从遭到抢劫以来，我甚至无法走近那个地方"）。最后一种与创伤有关的经历是受害梦魇，包含受害或其他受害形式。

如果来访者寻求通过治疗来解决他/她的创伤，在治疗的第一期，治疗师一般选择倾听创伤叙述标记。如有必要，治疗师建议最初可以进行创伤叙述的练习，不妨这样说：

我想知道，你是否愿意详细讲述你的创伤经历（或受害经历或暴力事件），前提是你在讲述时没有不舒服的感受。

这种表述在开始治疗时很有用，表明治疗师愿意"通过他/她的痛苦经历倾听来访者"（Egendorf, 1995）。同样，治疗师在前两期的治疗中，倾听受害前和受害后叙述，如有必要，也鼓励来访者参与创伤复述任务。例如，治疗师可以说：

我想知道，你是否愿意讲述在你遭受强奸之前生活是什么样子的——嗯，你过去的生活状态。

情绪紧张是标记的一种变化形式，通常是一个很好的线索，表明一个人需要对某种体验进行加工或某个问题很重要。这时候，治疗师可以留意该反应的强度，并询问来访者是否愿意做更深入的探索，或者鉴于反应的强度，向来访者表明该事件可能有更多有待加工的地方。如果来访者表示同意，那么治疗师可以询问更多关于所发生事件的细节。

例如，吉娜是一位30多岁的年轻女性，她对自己依然未婚深感抑郁。她来治疗时常常描述到一些对生活事件产生的强烈反应，其中包含很多与约会的人交往后的愤怒和极度抑郁：

吉娜：噢！真是一个悲惨的周末。我对比尔非常生气。真的，他简直无法让人信赖！星期五晚上他真的让我很伤心。（开始啜泣）

治疗师（温和地）：听起来你真的很受伤。这种感受特别痛苦。

吉娜：是！就像是巨大的、敞开的伤口。感到无法承受。我希望他不是这样一个混蛋。

治疗师：所以周末发生的一些事情让你很伤心。比尔做错什么了吗？

吉娜：是的！他视我如草芥。唉，为什么我以前不知道男人都是混蛋？

治疗师：能回顾一下当时的情境吗？看到你为此这么痛苦，这肯定是一件很重要的事情。

吉娜：可以！我厌倦了这事儿总是发生在我身上。

治疗师：好的。你能告诉我周末到底发生了什么吗？你和比尔之间到底哪儿出了问题？

吉娜：嗯，我们约会过几次。我一直认为进展不错，后来在周五晚上我和女伴去了一家夜总会，当时比尔和他一帮朋友也在那里。当时我确信他会过来邀我跳舞，但是，他没有。实际上，他一直在对另一个女人大献殷勤。当时我就在那儿，难道他没有意识到这样做未免太过分了吗？

第二阶段：详述

治疗师采用叙述展开反应，主动帮助来访者建构具体的、可见的甚至创伤事件的身体表征。来访者和治疗师一起回顾创伤情境，重构事件。在此过程中，鼓励来访者提供感官细节，以便他们能够清晰表达他们当时的所见、所闻、所感、所想和所做，用语言从情绪记忆中进行信息编码（Van der Kolk, 1995）。

娜奥米曾经是一位在严重车祸后经历创伤后应激障碍的来访者，对导致创伤后应激反应的大多数事件，她都疏远。她特别害怕回忆过去发生的事情。鉴于此事带给她的噩梦和焦虑，她还担心会回忆起非常可怕的事情，从而让自己彻底无法承受。来访者和治疗师采用复述的方式开始重构当天的事件：

治疗师：可以从你能记得的那一天开始讲述吗？是怎样的一天？

娜奥米：天气阴冷。然后开始下雨，冰冷的雨。下午晚些时候，我和未婚夫受邀去参加一个滑冰聚会。

治疗师：说详细点，那天早上是什么情形？

娜奥米：早上我出去溜达了一圈，回家做了点事情。我记得当时天气很冷，或许我就不应该去。

治疗师：好的，那天下着雨、凄冷、阴沉，听起来你并不想出去。

娜奥米：对！但后来鲍勃（未婚夫）过来了，坚持说肯定很好玩，所以我就去了。

治疗师：然后呢？你们两个准备动身出发？

娜奥米：是的，我们上了车。我和珍妮坐在后排，小伙子们坐在前排。布鲁斯开车。

在这个例子中，治疗师让来访者实事求是地复述导致创伤的经历，帮助来访者逐渐接近创伤事件。

第三阶段：细想

当来访者重现创伤情境时，他们便开始回忆和重新体验痛苦的事件。治疗师通过询问来访者的感受、唤醒反省、倾听并反省叙述中的痛苦来鼓励来访者这样做。因此，娜奥米的治疗师开始询问她的相关经历：

治疗师：当时你的感受怎样？仍然不想去？还是有点期待这一天？

娜奥米：我开始有点儿动心了。他们又笑又闹。但那时我依然觉得最好待在家里为客户做一份方案。

治疗师：好的，所以在你去的时候很犹豫。然后发生了什么？

娜奥米：我们决定在路上买些啤酒。当我们停车以后，我让他们把冰鞋放在后备箱，但他们都忘了，当我们再次启程时，我也不好再坚持了。（叹息）

治疗师：当你回忆说算了，不再坚持时，听上去有点沮丧。

娜奥米：是的，要是我坚持原则的话就好了。要是我待在家里，这事儿也不会发生。我会很安全，但是，就是因为冰鞋放在车里，唉，我受的大多数伤害都是冰鞋造成的。我对自己很生气。那以后我什么也不记得了。

这时候，治疗师决定暂时放弃重构事件，换用双椅法（见第十一章）来处理来访者的自责感。

对治疗师来说，不断核对来访者在事发当时的感受和目前在治疗中的感受非常重要。治疗师需要做到体察入微，在此过程中敏锐觉察来访者的感受，不至于让他们感到无法承受。同样重要的是尊重每一位来访者的节奏，缓慢向前推进。通常，来访者无法记起某些细节或场景，这时候，最好尊重来访者的主动中断，放弃进一步的探索，顺延至下一次的治疗时间。尊重来访者的节奏并帮助他们对绝望、羞愧和恐惧的感受进行加工，尤其是对那些遭受身体和性虐待的来访者而言，对防止他们受到再一次的创伤特别重要。

还有，当治疗师在进行重现场景时，通常有必要停下来探索来访者的强烈感受，比如，恐惧、自我厌憎和无助感，而不是强行推进创伤的重构。这些强烈的感受需要缓慢地进行，以便让来访者能够为所失去的表达遗憾之情，进而放手。娜奥米为她遭受的伤害而批评和指责自己，因而治疗师转而采用双椅技术，来帮助娜奥米在她的责任意识和所受的伤害之间达成和解，这样她才能够勇敢地面对认为自己有责任的自我批评，同时也认同她不必因为别人的需求而轻易地否认自己。

在接下来的几次治疗时间里，娜奥米和治疗师继续对事故进行重构。来访者描述了坐在车里的情形，她当时的感受，在商店那里停车以后的所见所闻。就在车祸发生之前，娜奥米唯一能够记起的事情是听到的"咔嚓"声，就像罐头瓶被压碎的声音。

第四阶段：新意义的出现

通过详细叙述创伤事件，来访者会逐渐了解更多的创伤层面及其含义。自始至终，治疗师要耐心倾听、反省并支持这些刚刚出现的新的体验和意义。娜奥米的创伤重构是慢慢形成的，借助他人叙述，她对所发生的事情构建出更清晰的叙述。例如，她能记得曾听到朋友的喘息，并回忆起在她昏迷之前，车辆的突然转向。后来，医生说她受到外物的猛烈撞击，她想很可能就是冰鞋，还有可能就是撞到了前排座椅的背面。

第五阶段：新认识的产生

一次完成的复述就是来访者体验的一次完整的叙述，契合而有意义，来访者有了清晰的理解和完整的意义（Wigren, 1994）。完成的复述还有一种标记，表明来访者已经对整个经历有了更大程度的觉察和理解。在娜奥米的例子中，通过重现场景，一点一点地进行细节整合，她慢慢地不再那么恐惧了。她开始明白所有的细节都回忆完了，她的夜惊症是未能对当时的事故进行充分的加工造成的。她不再焦虑，不再做噩梦，乘车的时候也不再有那么大的压力了。

第六阶段：重新整合

帮助来访者探索创伤情绪反应的另一个重要功能是它能够帮助他们了解自身的需求和目标，以便他们能通过其他方式在现在或将来满足它们（Greenberg & Paivio, 1997; Greenberg, Rice, & Elliot, 1993; Watson & Greenberg, 1996a）。对威胁的普通反应是冻结反应，它会限制人在危险处境的行动。尽管在最初的创伤情境中这可能是一种重要的求生功能，但它经常让受害者感到软弱、脆弱和自责。因此，帮助来访者重新审视和再次评估创伤期间的行为很重要，以便他们能够开始恢复一种掌控意识。这样做的目的在于帮助开发他们的安全区域；同时，通过更多地觉察到他们面临的局限和危险，来实现自我保护（Elliot et al., 1998）。

对娜奥米来说，这意味着她能变得不再那么警觉，能够直面电影或电视新闻中的事故场面，而不会体验到过度的焦虑和惊恐。尽管她已不再过分责备自己，但还是坚持认为，她依然坚持在将来会更相信自己的直觉，设法更多地和自己的需求保持一致。当她逐渐对以前颇具威胁性的情境感到安全一些的时候，她能够让自己体验并对自己身体功能的丧失深表遗憾，对再也恢复不到以前的自己而感到悲伤。当她能够直面自己的身体因创伤而发生的变化以及对她整个生活的影响时，她也开始能接受自己的身体残疾并让自己适应新的环境。这包含改变她的职业规划以便更好地适应因为车祸而改变的现在的她（我们将在本书第十四章返回到用过程体验疗法解决创伤障碍的问题上来）。

用于意义申辩的意义创造

意义创造活动是来访者用来面对痛苦的生活危机的重要手段，包括当前和过去遭受的创伤和损失。在创伤处理中，来访者经常提出有关发生在他们身上的事情的意义这一类生存问题。有时创伤作为"极限情境"，来访者直接遭遇重大的生存问题（Yalom, 1980），这可能包括他们自身或他人死亡的可能性，有关无能为力和责任问题的痛苦意识，被有可能帮助自己的他人所抛弃的孤立。然而，更严重的是个体丧失了意义感，以前认为正确的有关自我、他人和世界的核心假设变得支离破碎，完全丧失（Janoff-Bulman, 1992）。克拉克（1989）将这些核心假设称为"坚信的信念"，她在一系列的文章中提出了意义创造的任务分析方法（Clarke，1989，1991，1993，1996）。

意义创造不是一种将认知行为概念和干预伪装成体验疗法的方法。坚信的信念也不是对认知治疗师所称为的功能失调态度或非理性信念的重贴标签。坚信的信念包括毫无疑问的、之前认为理所当然的假设，即，这个世界是可感知的、公正的，或者我们是不会受到伤害的，我们的存在是有价值的，他人总是会给我们以支持和保护（Janoff-Bulman，1992）。因为我们对这些信念很熟悉，长期以来它们构成了我们赖以生存的基础，人们在情感上对此深信不疑。实际上，它们都是一些情绪过程，因为它们深深地嵌入人们与其外在环境的关系之中；在他们的身体里得以体验和表达；在语言、宗教、法律和政治制度中用符号得以体现；使人类基本的需求与行动的重要意义紧密地联系在一起。

当来访者对坚信的信念或许多信念做出改变的时候，就会出现意义危机。这种改变通常是温和的、有限度的，或者稍作调整以融入矛盾的生活事件。随着来访者的继续推进，这些变化伴随有情绪的改变，通常是从消极变为积极。

正如克拉克（1993）指出的，意义申辩标记和未完成心结是密切联系在一起的，因为意义申辩通常包含了重要他人的虐待或丧失。主要区别在于，在意义申辩中，情绪唤醒是关键因素；在未完成心结中，情绪阻滞或自我中断是关键因素。换言之，假如来访者在处理未完成的心结或愤怒中出现了情绪阻滞，空椅法通常有效。但是，如果来访者的情绪已经高度唤醒，那么体验空椅法则显得过于激烈或冒险。因此，尤其在解决遭受童年虐待的成年幸存者问题上，意义创造活动和空椅法能够很好地互补。

意义创造活动中来访者和治疗师过程

一般来说，来访者在意义创造中的任务就是创造（或再现）挑战性生活事件的意义。为实现这一目的，来访者既要反省生活事件，也要反省受到威胁的坚信的信念。治疗师的主要任务是提供关爱、共情的环境，充当辅助性的信息加工者。在某种程度上，这意味着倾听并共情来访者对坚信的信念的体验和对具有挑战性的生活事件的感受。除此之外，重要的是治疗师不要试图挑战或劝说来访者放弃坚信的信念；相反，应该尊重他们坚信的信念，好像一位老朋友一样，帮助来访者渡过难关，克服许多重要的挑战。但是，现在最需要的是和他们建立一种新的关系。

表10.3总结了来访者转向意义申辩的成功的解决步骤。克拉克（1991）把意义危机的解决整理为三个阶段——详细说明、探索和自我反省、修正——但我们还是将它分解为六个阶段，让它和其他任务保持一致。

表10.3 用于意义申辩的意义创造

意义创造阶段	治疗师反应
1.标记：在情绪高度唤醒的状态下，来访者描述和坚信的信念不一致的经历	倾听并将标记反映给来访者
2.详述坚信的信念：来访者阐明或符号化坚信的信念的性质和对挑战性生活事件的情绪反应	采用共情探索、唤醒共情、比喻和共情猜测，详述并阐明坚信的信念的性质
3.自我反省探索：来访者对反应进行反省，寻找坚信的信念的源头并提出假设	采用探索提问和共情理解，促进对来访者生活中坚信的信念的源头和意义的自我反省
4.探索和评估对坚信的信念的容忍度（部分解决）：来访者评估和判断与目前体验相关的坚信的信念的持续容忍度，并表达改变坚信的信念的愿望	探索"过去（源头）"相对于"现在"的坚信的信念 促进来访者生活中持续的价值观探索

续表

意义创造阶段	治疗师反应
5.修正：来访者改变或放弃坚信的信念	倾听并反映出现的其他形式的坚信的信念阐述
6.行动规划（完全解决）：来访者描述变化的性质或提出未来规划	基于已修正的坚信的信念，促进来访者对潜在后果和行动的探索

第一阶段：标记

当坚信的信念受到挑战的时候，个体就会进入我们所称为的意义申辩阶段，包含以下要素：

● 挑战性生活事件。来访者描述违背预期的生活事件（通常是负面的，但有时是正面的）。来访者可能会描述某种因生活事件而违背的坚信的信念，或最初对该信念深信不疑。

● 情绪申辩。如果来访者因生活事件而心烦意乱，就说明有事关重大的事情发生。一般而言，所持有的信念越核心，越深信不疑，或信念和生活事件之间形成的反差越大，情绪唤醒的程度就更高。情绪语气是对生活事件的抗议和申辩。

● 迷惑、惊讶或无法理解。在试图弄清楚挑战性生活事件的意义时，来访者说有种陷于其中无法摆脱或茫然的感觉。通常会出现语气上的惊讶、怀疑甚至愤慨。在没有帮助的情况下，来访者高度的情绪唤醒会干扰他/她对体验的理解能力。

例如，来访者可能会以一种情绪高度唤醒的方式说：

来访者：这不公平。我一辈子都想当一个好人，对其他人要公平，可是现在却这样！

来访者：本不应该是这个样子的。我一直想象当我退休的时候，

　　我和妻子能够环游世界，做我们之前没有时间去做的事情，可现在却再也不可能了！

　　因为意义创造通常包含失去、失望或其他生活危机，所以意义创造活动与创伤后应激、悲伤或慢性疾病有共通之处。

　　埃伦是一位患有抑郁症的白人女性，前来治疗时诉说了婚姻的不幸、缺乏自信以及对她已过世父亲的未解决的内疚和愤怒。在第三期治疗中，她开始探索内疚问题和对自己婚姻的信心，然后又联想到对经常酗酒的父亲的未完成的心结（更多细节见 Labott, Elliott, & Eason, 1992）：

　　第一阶段的意义创造活动包括标记前任务，帮助来访者清晰地表达该标记。例如，埃伦的意义申辩标记在表达迷惑感受之前就已出现：

　　埃伦：我想知道这是否有关联，你知道，我作为孩子小时候会不自觉地想……家庭的不幸是父母的离婚造成的，还是别的什么原因，既然我对他的酗酒负有责任，那么同样我对他们的离婚也负有责任，他不在了，这种爱也随之而去，哪怕这种爱根本没有存在过。或许我对最初的爱更加迷惑了。

　　治疗师：（温和地）你的意思呢？

　　在这个片段中，来访者表达了对几种可能的意义或关联的迷惑，治疗师寻求进一步的阐明。然后埃伦提供了简短的有关虐待的叙述来阐明她的意思：

　　埃伦：如果你处于这样一个生活状况，和酗酒的父母生活在一起，在他们不喝酒、保持清醒的时候，一切都再正常不过了。他们对你疼爱有加，你和他们一起有很多乐趣，你的家庭其乐融融，和和美美。但是一旦他们喝得醉醺醺，所有的美好都变了。如果他们变得狂暴粗鲁，你知道，免不了遭到殴打等这样的事情……这时我只能认为，如果他变得暴力和愤怒，这种爱也就荡然无存了。在他酗酒后的暴力和愤怒中，（痛哭，然后一直边哭边说）不再有爱了！因为我不能接受如果你爱一个人，却还要去伤害他们。

治疗师：所以"他肯定不爱我"。

埃伦：我依然不能接受。这是我和丈夫发生的最激烈的一次争吵，如果是开玩笑，打打闹闹也没什么，如果他伤害了我，我会非常气愤。你知道，不应该以这种方式表达爱和喜欢！（啜泣）不应这样的。（一直哭泣）

在这个例子中，挑战性生活事件是来访者在童年时遭受父亲的虐待，它的唤醒是在同丈夫的嬉笑打闹中受了意外伤害而引起的。埃伦明确阐明了她主要的坚信的信念：伤害不是表达爱和喜欢的方式。而且，来访者在诉说的过程中变得越来越心烦意乱，以致其中某些片段听起来让人感到很痛苦。最后，申辩和迷惑在埃伦的表达内容和方式中都显而易见，包括她强烈的情绪流露——痛哭。

治疗师通过提供共情探索反应，尤其是帮助来访者获取对体验的意义和坚信的信念的反应，来促进意义创造任务。这些反应包括唤醒反省、共情猜测和探索提问。

唤醒反省很重要，特别是那些采用比喻将来访者坚信的信念、挑战性生活事件以及信念和事件之间的不一致符号化的唤醒反省。治疗师聆听来访者对自己体验的诉说，然后提供意象或标签，用一种细致入微的符号来"浓缩"或"概括"体验的许多相关层面（Clarke，1991）。（这不是解释性的关联，而是试图将单个的、复杂的、难以表达的来访者当前体验的不同层面联系在一起。）这里有选自埃伦治疗中的治疗师反应的一个例子：

> **治疗师**：（温和、重视的语气）如果你爱某个人，你不会伤害他们。[对坚信的信念的唤醒反省]
>
> **治疗师**：你的意思是"我想抹去所有的旧伤，重新开始，信任他人"。[第一人称的唤醒反省，渴望战胜来访者对坚信的信念的挑战]

有关来访者体验性质的共情猜测同样重要，但要对它们进行核对和矫正，使其在来访者的参考框架内。在此过程中，来访者（而不是治疗师）来解决这一任务，尽管治疗师要尽自己所能来促进这一过程。例如：

> **治疗师**：那种感受是什么？"当我还是一个孩子的时候，本就不应该涉及此事？"

探索问题也可以为来访者提供探索坚信的信念存在的意义、起因和容忍度的机会。埃伦的治疗师在问及坚信的信念的意义时，简单地问道："你的意思呢？"治疗师不能以怀疑的态度问及坚信的信念，尽管治疗师完全可以这样说：

> **治疗师**：所以你的意思是只要你对别人诚实、公正，他们也会公正地对待你。这和生活中的实际情况相符吗？你知道这种信念是来自你生活的哪一部分吗？

在意义创造中，其他有用的治疗师反应包括共情反省、共情确认和共情再聚焦。例如：

治疗师：你永远不知道接下来会发生什么。［对挑战性生活事件的共情反省］

治疗师：（探身，递纸巾）回忆那些肯定让人备感痛苦，是吧？［共情确认］

治疗师：可你还是很生气。［共情再聚焦，以继续体验不舒服的情绪］

第二阶段：详述坚信的信念

在阐明意义申辩标记之后，来访者和治疗师开始详细说明坚信的信念的准确性质和意义，以及来访者对挑战性生活事件的情绪反应。这一阶段需要鼓励来访者讲述挑战性生活事件的经历，因为这是情绪反应和坚信的信念的自然情境（见本章前面有关创伤复述的讨论）。在治疗师聆听来访者经历时，可采用此前描述的体验反应模式帮助来访者详述和阐明坚信信念和生活事件的性质。正如埃伦一样，有时候来访者过于心烦意乱而无法有条理地讲述挑战性生活事件的经历，该任务包括共情探索的共情重视成分（见第七章）。因此，来访者在表达她对挑战性生活情景的情绪反应和描述遭受挑战的坚信的信念之间交替，治疗师对此做出共情确认反应：

埃伦：……那不是表达爱和喜欢的方式！不是这样的。

治疗师：（温和、重视的语气）如果你爱某个人，你不会伤害他们。

埃伦：（啜泣）你照顾他们，关心他们，对他们好。［坚信的信念］

治疗师：（探身，递纸巾）回忆那些肯定让人倍感痛苦，是吧？

埃伦：我不想失去他的爱，我只想找回以前的良好感受。［情绪反应］

治疗师：你不想失去……

埃伦：（啜泣）我一直害怕我会失去爱（哭），这都是他的错！［情绪反应］

在创伤治疗中，大多数时间都花在了详细说明阶段，未完成的心结的意义创造往往进展缓慢。

第三阶段：对反应和坚信信念的自我反省探索

当来访者转向自我反省探索时，意义创造活动中的转折点就会出现。在这一过程中，来访者开始反省情绪反应和体验着陆的来源和意义，以及历史根源和坚信的信念在她/他生活中的意义。如前所述，治疗师采用探索问题、共情理解和共情猜测来促进这一过程。埃伦似乎很快完成了这一阶段，但是至少后来出现了自我反省探索：

> **埃伦**：然后所有内疚，愤怒，还有所有我一直坚持的期待，它们已经存在很长时间了，长期以来作为我生存的方式存在着。[对其根源的假设]

此外，来访者可以探索各种坚信的信念。通常有多种相互交织在一起的坚信的信念；有些是核心的，自我界定（"我"）的信念，很难改变（"如果爱某个人，就不应该伤害他们"）；有些不是核心的，因此更容易改变（"我父亲是一个好人"）。探索和评估不同坚信的信念似乎是埃伦的一种主要探索形式：

> **埃伦**：是的，我确信自己花了很多时间，我是说我甚至能听见自己说，你知道，"他是我的父亲，我必须爱他，他是我的父亲"，可我真的不曾爱过他。

一会儿以后，她说：

埃伦：我想生他的气，我想因为所有这些而责备他，可是我觉得那样做不公平，好像不对，也不符合我的正义感，不符合这个世界本来的样子。

后来，她评论道：

埃伦：成人应当能够处理此事。（声音颤抖）孩子不应该涉及此事。

治疗师：你说的"当我还是个孩子时，本不应该涉及此事"是什么意思？

埃伦：对。（哭）孩子做好自己的事情就可以了。你应该信任他们。

第四阶段：探索和评估对坚信的信念的容忍度（部分解决）

当来访者开始探索和评估与其当前体验有关的对坚信的信念的持续容忍度的时候，我们可以判断已经出现了部分解决。通常，来访者探索"过去（根源）"相对于"现在"的坚信的信念的变化，有时候也表达一种想改变坚信的信念的愿望。治疗师采用共情探索反应来促进对来访者生活中信念的持续的价值观的探索。埃伦的意义创造以这种活动为主：

埃伦：为什么他就不能离开……为什么就不能……（长时间的啜泣）哎！（停顿）[重复意义申辩标记——第一阶段]一直有这么多的"为什么不"伴随着我。[评估容忍度——第四阶段]

治疗师：对不起，能再说一遍吗？

埃伦："为什么不"不能改变所发生的一切。（笑）发生了的就这样了，我改变不了。而现在我得接受它，我必须找到接受它的方式来结束这一切。我必须找到了解的方式，因为他就是那样的一个人，也因为我当时的处事方式，这并不意味着我现在还这么认

为，是父亲的错，我不必老这么认为，我没有错。[表达改变坚信的信念的愿望]

治疗师："不是说我不值得爱。因为父亲给我的那种感受并不意味着我不值得爱，并不意味着我一定要受到伤害或被遗弃。"[第一人称的唤醒反省]

埃伦（哭）：哦，如果我能说出来还有什么理由不相信呢！[对改变信念的愿望——第四阶段]

治疗师：你依然不相信。在内心深处，你那样认为。[共情理解]

埃伦：噢，天哪，为什么我们这么复杂？为什么我们的大脑不能接受这件事情，说句"没事儿"呢？（笑）

正如这一片段所展示的，埃伦阐明了她童年时期遭受的虐待经历对坚信的信念形成了挑战，现在准备改变那些信念。这代表了她意义申辩的部分解决，因为她不再只是陷入坚信的信念和与此相关的情绪痛苦；相反，她已经有了省察自己情绪痛苦的能力，并且用它来反省坚信的信念，这是情绪智力的两个重要方面。

第五阶段：修正

接下来的反省过程导致坚信的信念某种形式的改变，一般伴随着情绪唤醒的改变。然而，这种改变不光是信念本身的简单改变，而是呈现多种形式。例如，如果来访者发现该信念是核心（"我"）的信念，那么这种改变可能会涉及限制信念的应用范围（不适用于"混蛋"），或者从"是"改变为"应该"的信念（这个世界不公平，但应该是公平的）。或者，假如来访者发现该信念不是核心的，他/她可能会放弃。最后，来访者也可以选择再次评估生活事件的意义。治疗师的角色是聆听并反映刚出现的其他对坚信的信念的表述方式。埃伦的自我反省探索过程导致她断定，她的父亲不是一个好的、有爱心的父亲，他的行为实际上并不是她的错。

埃伦：他不是一个坏人。他真的不是一个坏人，但他也没那么好。

第六阶段：行动规划（完全解决）

意义危机的完全解决包含了来访者将修正过的坚信的信念，通过探索和规划可能的、具体的生活改变，运用到他/她的生活中去。对埃伦而言，其中的变化之一就是她使用比喻性的容器（类似于清理空间，见第九章的描述）来表达对如何处理婚姻中的信任问题的理解：

> **埃伦**：是的，（虐待记忆）会一直有，成了一件能够说"没事儿"的事，你知道，"它就在那儿，但我们会把它放在一个不会每天都看见的地方"。我们可以说，"好的，你被装起来了，装在一个小盒子里"或者别的什么东西里。
> **治疗师**：你打算把它装在一个小盒子里，装起来放在某个地方。
> **埃伦**：对，当我决定把它拿出来，揭开盖子，然后离开的时候，我只需看上一眼，跟它说，"哦，哇，你还在那儿"，然后说"再见，现在可不是"。（大笑）

对了解更多再加工任务的学习建议

在本章中，我们总结了系统展开、叙述性复述和意义创造活动的重要内容，但是为了帮助来访者重新加工他们痛苦的生活经历，还需要了解这些任务的更多内容。

系统性唤醒展开

系统性唤醒展开是首先要描述的过程体验任务之一，莱斯和她的学生完成了大量研究工作。莱斯和萨佩里亚（1984）、格林伯格，埃利奥特和里耶塔尔（1994）对他们的研究曾做过评述。其他的探讨，包括更多的例子，都可以在莱斯（Rice,Greenberg,1991;Rice,1974,1984）、格林伯格等人（1993）、肯尼迪·摩尔和沃森（1999），以及莱斯和萨佩里亚（1984）等人的著作中找到。沃森（1996）、沃森和瑞妮（1994）、怀斯曼和莱斯（1989）等人也对展开做过重要的研究和探索。

叙述性复述

埃利奥特、戴维斯和斯拉提克（1998），以及肯尼迪·摩尔和沃森（1999）提供了在过程体验疗法中用于创伤治疗的有关叙述性复述的研究综述。关于叙述和创伤任务的更多资料包括费舍尔和沃茨（1979）的基于创伤经历和维格瑞（1994）的创伤治疗中的叙述过程分析，做出了敏锐而有影响力的关于犯罪受害的现象学研究。麦克劳德（1997）探索了更广泛意义上的心理治疗中叙述的作用。

意义创造任务

了解克拉克（1989,1991,1993,1996）的有关意义创造的文章是学习该任务中很重要的一环。克拉克（1989,1991）提供了更多值得研究的例子。

第十一章

用于冲突分裂的双椅法

如果自身两种冲突力量相持够久，这两种互相对立的力量则会相互教导，并彼此深入理解对方（R. A. Johnson，1991，p.86）。

最初接受治疗时，琳恩对她的生活处境感到抑郁，觉得一切毫无价值又令人绝望。琳恩有两个年幼的孩子和一个赌博成瘾的丈夫，她觉得自己被束缚在了这样的婚姻和家庭生活中。她曾两次想脱离自己的婚姻和家庭，而后又都打消了这种念头。随着治疗的推进，可以明显发现，琳恩在评估自己的感受和需要时有些困难，并且很难依据自己的需要做出行动。

在进行第九次治疗时，琳恩提到了自己的悲伤和愤怒。她说自己这个星期有好几次喘不过气来，感觉快要"窒息"。通过共情探索，治疗师和琳恩都发现，琳恩其实是感到孤单，想得到安慰，让她相信一切"都会好起来"。琳恩也表达了希望身边有人能安慰她的想法。正如她所说，她为别人付出了这么多，而现在她开始"感觉自己像是被抛弃了"。

琳恩继续描述她觉得无法坚持自己的主张时的情况，例如最近有个邻居常常不经她许可，就擅自用她家的电话打长途：

> **琳恩**：是啊，收到的电话账单金额高得吓人，我注意到那些电话都不是我打的。你知道我也不想去说什么。
>
> **治疗师**：所以你能感觉到这些潜在的冲突，你只想制定规则，告诉邻居，"别用我的电话"，但是总有些内心障碍让你没法这样做。对你来说，表现真实的自己真的很难。
>
> **琳恩**：对，我会想，"我做了什么？我成了个吝啬的人"。（哭泣）事实上，我在表现真实的自己这方面真的有些困难。为什么就是不能做我该做和我认为正确的事情？

这是自我的双面冲突的典型例子，它表明，双椅对话任务是处理这种问题的恰当方法。琳恩努力表达更多自我适应面（知道怎么做是正确的那一面），而自我适应面又要一直与认为自己是"吝啬的"、不被接纳的自我否认面相冲突，挣扎其中令她绝望。而这种冲突是自我的一部分影响或阻碍了更多自我适应面和基本自我的充分表达引起的，双椅对话就是针对这种冲突分裂而设计。

双椅任务显示出过程体验疗法与完形疗法的一脉相承。完形疗法的创始人弗里茨·皮尔斯最早提到自我的对立面，以及对健康有机体体验的阻碍（Perls, 1969; Perls, Hefferline & Goodman, 1951）。过去20年来，格林伯格及其同事在处理许多冲突时，不断运用并发展双椅对话（例如，Greenberg, 1979, 1980, 1983, 1984a; Greenberg, Rice, & Elliott, 1993）。

自我冲突层面常以口头的方式表达出冲突的两个部分，诸如，"我想这样，但是我又害怕"或"我希望我能这样，但是我又会阻止我自己"，这些冲突一般是由个人成长经历引起的。冲突代表了个体初期性格形成阶段所确立的内化标准。部分源于习惯，部分源于恐惧，人们在生活中依据已经形成的标准、要求和判断来决定"应该"怎样做，而不是通过复杂的鉴别过程来关注和选择适合自己，并最大限度地满足自身需求的行动。结果导致忽略、丧失或极度轻视了重要需求。

皮尔斯（1969）认为，自我强迫面或评估面就像一个总说什么事"应当"如何，"本该"如何，且喜欢去评价的"掌权者"。它具有的敌意、厌恶和蔑视会带来绝望感、无力感，以及后续出现的抑郁和焦虑状态。正是负面自我评估过程的支配性使个人陷入固化、焦虑、抑郁及迟疑的状态。同时，还需强调的是，这些现象常是习惯性的，在不自觉的情况下出现的。当个体接受治疗时，并不一定能意识到自我强迫面或评估面对自我的"打压"。不过，当个体意识到这些时，就会出现类似现象。

冲突分裂的临床指标

对许多来访者人群来说，特殊的冲突分裂形式是其特征标记（见第十四章）。例如，研究发现，具有强烈敌意或厌恶感的否定型自我的批评者层面是临床抑郁症的重要指标，临床抑郁症中的情绪表现为完美主义和情绪阻滞（Greenberg, Elliott, & Foerster, 1990; Whelton & Greenberg, 2001a; 参见本书第十四章）。此外，冲突分裂也常见于患有焦虑障碍的来访者身上，如创伤后应激障碍和广泛性焦虑障碍。就患有此类障碍的来访者而言，他们的自我批评者层面会以持续恐吓脆弱的体验面来作为一种保护策略。再者，冲突分裂通常也是滥用药物和其他习惯性障碍的主要诱因，引起这类后果的冲突常存在于痛苦虚弱和更加健康的自我层面之间，自我的痛苦虚弱层面会持续以自我伤害行为作为一种减轻情绪痛苦的方式（这是一种对不良适应的自我缓解策略），自我更加健康的层面则会对自残行为感到忧虑，但却无力阻止。米勒和罗尼克（Miller & Rollnick，2002）所说的动机式访谈就是以这种冲突为前提的。动机式访谈是治疗药物滥用的一种常用方法，和过程体验疗法有许多共通之处。最后，有边缘化过程和其他性格紊乱过程的来访者往往面临难以解决的分裂，这也需要时间进行大量且细致的心理治疗。不过，对脆弱的来访者而言，此类治疗方式可能致其精神崩溃。因此，治疗时要更加小心谨慎，只有在来访者的情绪已经很稳定，且已经准备好应对问题时，才能在治疗过程中启动空椅法。

本章我们将描述过程体验疗法中如何运用双椅法，同时强调自我评估（"批评者"）分裂的双椅对话，本章也会概述与自我阻挠分裂有密切相关的双椅对话。在自我阻挠分裂中，自我的部分层面会阻碍或干扰原发情绪或需求的表达。

针对自我评估分裂的双椅对话

接下来将描述来访者和治疗师在双椅对话实施过程所涉及的标记识别、对话启动和分裂解决。

双椅对话中的来访者和治疗师过程

双椅法承袭格式塔疗法的传统，在过程体验疗法的运用中本着接纳、赞赏、体现共情的以人为本的关系原则来推进治疗任务。觉察和接纳个人的体验是改变的关键，认识到这一点的前提是坚持人文主义原则。双椅对话的目标是改变，而不是修正、控制或否定。整个双椅对话过程是在促进体验的深化，而不是技巧培训。通过双椅法，来访者能够接近自我更健康的层面，比如原发性适应愤怒、基本愿望和需求，这些自我层面还未曾对来访者行为方式产生影响。从此入手来进行治疗，让来访者更好地引导自己达到目标。表11.1总结了这一任务及其实施阶段。

表11.1　用于自我评价冲突分裂的双椅对话

双椅对话阶段	治疗师反应
1.标记确认：来访者描述分裂，其中一部分自我对另外一部分自我进行指责、威胁。一般来说，无论是归因性或是生理性，来访者会描述自我的两个层面	辨识来访者标记 引导来访者在治疗任务中进行合作
2.启动双椅对话：来访者以具体、明确的方式对自我表达批评、期望或"应该"做到的事情	架构（建立）对话 创建分离和接触 促进体验的理解 强化来访者的情绪唤醒
3.深化分裂：原发的潜在情绪和需求开始出现，对批评做出反应。批评者层面对价值观和标准做出区分	在体验自我的不同层面时，帮助来访者接近和区别潜在的感受，并区分批评者层面的价值观和标准 促进机体需求的辨识、表达，或依据机体需求而采取行动结束自我的两个层面的接触（治疗结束，但问题并未解决）
4.新体验和自我确认（部分解决）：来访者清楚地表达与新体验到的感受相关的想法和需求	促进新的机体感受的出现 创建意义观点（加工）
5.批评者的缓和：来访者真诚地接受自己的感受和需求，且有可能对自我流露出同情、关心和尊重	促进批评者的缓和（转化为恐惧或同情）
6.协商（完全解决）：来访者清楚地理解各种感受、需要和愿望，可以通融调和，先前自我的相互敌对的层面也可和谐相处	促进自我的两个层面的协商，相互妥协

第一阶段：标记确认

自我的两个层面之间冲突的表达，往往伴随着痛苦。这样的表达可被视为言语指标。出现该类指标时，双椅对话的运用将更有效，是来访者做出改变的重要契机。例如，琳恩说：

琳恩：我想做我自己，表达自己的感受。

通过这种表述，琳恩表达出自我的适应性层面，自我的这一层面常被称为体验自我（简称为"体验者"）。而自我的另一层面认为顺应体验者会让她变成一个"吝啬的人"，从而掩盖她的体验自我。自我的这个层面是通常所指的批评性自我或内在批评者。分裂标记在琳恩的冲突表达中出现时，她虽感到痛苦悲伤，但这种感受却有重要意义。通常，当来访者的体验者层面和批评者层面在口头陈述中相互对立，并出现争执或胁迫性的口头语言或次语言指标时，我们能够明显地识出分裂标记。

然而，有些来访者的批评者层面和体验者层面间的分裂标记并不像琳恩那样表现得那么明显。他们的分裂有时会以这样的形式出现——"自我的部分层面想要这样，而自我的另一层面却想要那样"。例如，一个来访者可能会经历决策分裂，如"自我的部分层面想要继续维系这段关系，想结婚；自我的另一层面却想要摆脱这段关系，渴望自由。这让我很头疼"。接着，治疗师会要求来访者想象两部分自我分别坐在椅子上，鼓励他们参与对话，显然其中一方表现得比另一方更有强迫性，也有更多评价。

批评者-体验者的形态结构在标记中更为明显，如"我应该做这件事情，但是我做不到"。"应该"往往反映出对自我层面的负面评价，常常以内在批评者的形式出现。例如，来访者会说"我想这么做，但我的能力不够"，这表明，来访者在以某种形式加工负面自我评价。这些都是最常见的冲突类型。

有些分裂会隐含在来访者的话语中，但实际上不会出现在介于两个对立面之间的冲突里，而是以负面自我评价的形式呈现。如"我是个失败者""我一无是处""我不是个好人"或者"我很是失意潦倒"。这类来访者陈述说明了一部分自我是以负面观点来评价另一部分的自我。有关其他情绪状态的陈述可理解为是对其他隐性分裂的暗示，应对这些隐性分裂的可能性加以探讨。例如，"我有罪"（或是压抑、绝望）这样的来访者陈述可能也表明，来访者的部分自我正在对另一部分自我进行负面评价。又如，"我很害怕"（我不确定、我很焦虑）等陈述可能是由于对未来灾难性的预期或对过去所构建的威胁性看法，部分自我害怕另一部分自我。最后，来访者会抱怨自己"自卑"，这是显示隐性分裂的一种明确迹象。

例如，尽管琳恩的治疗师注意到一个刚出现的分裂标记，但没有立即干预性地建议采用双椅法。她不断对来访者的感受做出反省，包括标记背后的紧张感和挣扎感，表明了双方之间的对立：

> **治疗师：**（温和地）是的，这就像让你做你自己一样，你要说出自己想要的确实相当困难。
>
> **琳恩：**对，就是这样。（啜泣）
>
> **治疗师：**好了，深呼吸一下。
>
> **琳恩：**当你告诉我"做自己"时，我真的很受触动。
>
> **治疗师：**我推测你有一种自我封闭的感受。
>
> **琳恩：**对，这个的确困扰着我。难道说我没有自尊吗？
>
> **治疗师：**嗯，那是另一部分自我在说，还会说一些"做真实的自己并不是好事"之类的话。
>
> **琳恩：**是的，它会说，表露内心的真实想法并无益处，因为（抽

了一下鼻子），最开始父母会这样说，然后吉姆（她的丈夫）也这么说。那段时间真的很艰难。你知道，想法都压在心里，虽然我想要表达出来，（停顿）我却还是忍住没说。

当来访者开始因冲突而批评自己（如"我没有自尊"）时，治疗师认识到，这并不会强化来访者体验的继发性反应分裂，仍要重点聚焦于原发性反应分裂。因此，治疗师的意图在于，剖析自尊不足的体验是如何产生的，将自己的反省暴露在批评的声音之下，成为自我怀疑体验的一部分。此时，来访者会自发地总结和扩展冲突的范围，从邻里关系中的特定情境到其生命中的重要关系。介于自我两个对立层面之间出现一个明显分裂标记时，是启动双椅对话的合适时机。

第二阶段：启动双椅对话

下面的章节将详细解释来访者和治疗师的对话开展过程，包括双椅对话的建立与开启。

引入双椅对话

最理想的双椅对话是直接从来访者的即时体验引入，而且来访者能够明确意识到这是一种冲突解决策略。琳恩的治疗师展开对话的方式如下：

治疗师：（温和地）我们为什么不尝试这种方法？你可以过来这里吗？（手指着放在来访者对面的椅子）

琳恩： 当然可以。（移到批评者的椅子上）

治疗师： 你说的内容大致是，你如何压抑、限制自己，也许我们可以一起来看看你是怎么做的。你可以试着把任何压抑她的人放在这里，可能是你的父母、吉姆、你自己，任何让你无法做你自己的人。压制她，不让她继续做自己。

琳恩：（作为批评者）嗯，好的。别说那些事让别人笑话你！

一旦来访者同意进行双椅对话，治疗师应将另一张椅子移过来正对着来访者的椅子。治疗师应让两张椅子稍微分开一点，保持让人感到舒适的距离，并让自己与两张椅子保持相等的距离。身体的位置也很重要：治疗师不能同其中任何一张椅子保持平行。有时治疗师必须靠近"脆弱"自我的那边一点，表现出一种"坚定支持"的态度来援助脆弱的一方。这样的行为暗示着对来访者批评性自我的重要经验层面缺乏足够的接纳。来访者可能会觉得，治疗师偏向自我的某一层面，或者认为应当剔除批评者。然而，问题的真正解决通常需要两部分自我共同努力。

其他展开对话的方式包括总结冲突，然后询问来访者："你觉得对自己的哪一层面感触最深？"或"你感觉自我的哪一层面最活跃？"接着，治疗师要来访者开始跟这一层面的自我进行"交谈"。如果来访者不清楚要跟哪一层面开始谈，治疗师可依据观察，判断哪一层面最为活跃来决定。通常，来访者会发觉一开始辨识自我的批评、责备层面比较容易，因为我们总是说："常常是批评者在支配。"

在前面的例子中，治疗师指导琳恩首先要辨识出严厉、批评的自我。治疗师还让琳恩选择想象要么是做她自己，要么是做一个束缚性的他人。当来访者将评判或胁迫认作来自外在环境的他人时，被称为投射冲突或是归因分裂。来访者常将自身行为归咎于他人，而并非理解或体验为抑制自身的结果。因为对话从外在化的批评者开始通常更容易，所以应当鼓励来访者在头脑中想象出一个谈话的发起者，站在他人的立场发起谈话。随后，来访者通常会自发地将责任从外在他人身上转移，通过探索，发现他们在批评或抑制自己。

当来访者进入对话时，治疗师鼓励来访者尽可能明确地表述批评者是如何抑制或批评体验者的。治疗师和来访者像一个团队一样合作，旨在让来访者觉察到内在批评、指令是如何抑制来访者，让来访者保持沉默的；或者反之，用逼迫和哄骗来要求来访者以某种方式采取行动。双椅对话的目的之一，是帮助来访者直接体验他们应当如何控制和批评自我。然而，没有必要这样直接言明意图，这种方式也不可取，因为来访者可能会觉得治疗师是在责备或批评他们。治疗师告诉来访者以虚构的方式，在头脑中想象出自我的两面，起初就像是角色扮演。

假设情绪意义与经历有关，琳恩就很容易触及与批评者有关的感受。琳恩开始以批评者的角色发言：

> **琳恩**：不要说那些事情，不要让别人取笑你，如果你说那些事，人们会取笑你，你什么都不懂！
>
> **治疗师**：告诉她，"你根本不知道自己在说什么"。
>
> **琳恩**：是的，你完全不懂，你说的话不经思考，也不重要，只是显得你蠢。你就是蠢，你做的事情没有任何意义。
>
> **治疗师**：好，可以交换一下吗？（来访者移到体验者的椅子上）当他这样跟你说话时，你有什么感受？
>
> **琳恩**：（作为体验者）呃，你说得不对。

分离自我并使自我的两面相互接触

在所举的例子中，琳恩立即投入对话的情境。她进入到双椅对话的第二阶段，开始接触严厉的批评。当琳恩话语中带有明确意义时，治疗师的直接反应是允许她更完整、明确地详述她的批评。阐明这些批评后，为了让来访者接触到被严厉的批评者激活的情感反应，治疗师应当建议来访者换到另外一张椅子上，从而维持对话的张力，这一步很重要。在推进对话的整个过程中，治疗师应牢记将自我的两个层面相分离而又保持接触的原则。在对话进行过程中，没有提及过去体验的讲述和毫无目的的"漫谈"总易使双椅法的运用偏离目标，这也是来访者无法自己解决分裂的原因之一。一旦偏离，来访者的讲述可能呈现螺旋状向外延展，此时治疗师会发现难以再次回到对话正题上来。

以人际关系处理个人内在问题

在对话初期，治疗师有时会发现，不熟悉这些程序或更注重关系因素的来访者会脱离对话，试图让治疗师参与这一人际关系交流。来访者可能会将身体或椅子从"他人"的方向移开，面对治疗师进行交谈。面对这样的情况，治疗师在小心维持对话的同时，应对来访者予以承认及共情调节。有力的、支持性的关系相当重要，但是一旦激活情绪加工，维持对话也同样很重要。成功的对话会让来访者觉得治疗师在与他们协作解决问题，从而大幅度提升治疗同盟关系。治疗师要记住这点来辅助治疗。

使用双椅法时务必谨记，只有在来访者具有足够的自我调节能力，能够忍受人为的自我分裂时，治疗师才能够启动椅子法。在双椅法进行途中，如果来访者感到难以承受，或是变得很脆弱，治疗师可以退一步，使用纯支持性、关系性的治疗技术。不过，这种反应也只是一个例外，并非既定情形。

第三阶段：深化分裂

下列章节会详细说明来访者和治疗师深化双椅对话的过程。

应对情感反应

在与琳恩的对话中出现的"你很差劲——你是错的"这一连串的

阐述，常出现于双椅法治疗的前期阶段。坐在椅子上进行情绪体验的来访者最初的反应是一种防御性反应，具有皮尔斯（1969）所描述的特征——"失败者"。在治疗师听来，这像是先已预演过好几次的表面上的挣扎。治疗师需通过帮助来访者接触针对批评者的潜在情绪反应，进一步完善、调整来访者体验中的自我：

> **治疗师**：你觉得她错了。她的错误让你有被抛弃、被伤害的感受。（停顿）体验一下出现在你内心的任何一种感受。
>
> **琳恩**：我想要说出我的感受。
>
> **治疗师**：你想要说出你的感受，你要的是什么。告诉她你的感受。
>
> **琳恩**：我觉得我是有价值的……

处理自我发展成长的迹象

当琳恩说她是有价值的时候，她说话的语气很弱，到后来愈渐减弱，说明她对自己的不确定。琳恩说"我的确值得被重视"时，声音有些颤抖，说明琳恩已经接触到核心的悲伤情绪，她感到不安。但此时，自我的发展成长初见端倪，自我的健康层面觉察到了自己的需求，并尊重需求得到满足的权利。治疗师意识到，琳恩开始有了新的、需要表达的重要体验，但这种新体验并不稳定。因而，治疗师必须小心地与琳恩沟通，去了解并支持她；同时，鼓励琳恩详细说明和表达与批评者有关的感受：

> **治疗师**：所以当你告诉她，"我是有价值的"，那时，你有什么感受？
>
> **琳恩**：哦，悲伤和害怕。
>
> **治疗师**：嗯，害怕……害怕什么？
>
> **琳恩**：害怕他们不喜欢我或者讨厌我。
>
> **治疗师**：告诉她你在害怕什么。
>
> **琳恩**：我怕你不喜欢我，甚至讨厌我。（停顿）你会让我觉得自己

很糟糕，甚至觉得自己是被忽视的。我以为，如果我只是保持沉默什么都不说，你就不会那样讨厌我。

治疗师："我希望你喜欢我。"

琳恩：我希望你喜欢我原本的样子和我的感受。

治疗师：当你说这些话时，你有什么感受？

琳恩：我觉得没那么悲伤了。我渴望告诉她我的感受，我是重要的。

治疗师：告诉她。

琳恩：我觉得我很重要、很有价值，我非常在乎自己，也在乎自己的感受……

鼓励来访者表达潜在感受和需求

治疗师鼓励琳恩说出自己的恐惧，并且表达自己的需求——得到他人的爱。表达需求通常能强化来访者内心，并引导他们接近自己的目标。此外，琳恩已经认识到自己的恐惧，但是她也意识到，尽管自己不想有被忽略的感受，但对她来说，更重要的是自我支持。换句话说，琳恩宁愿冒着被拒绝的风险，选择清楚地表达自己的需求，也不要选择被忽略。琳恩最大限度地聚焦体验的各方面，仿佛令她身临其境，从而对她的重要体验进行加工。琳恩在了解自己的需求后，开始强化自我。此外，治疗师对琳恩的恐惧和需求的确认，鼓励她接纳自己的恐惧和需求。悲伤逐渐消退，代之以激动和兴奋，琳恩觉得自己做好了充分的准备，能够更好地面对因遭受他人忽略而造成的任何痛苦。受到鼓励之后，琳恩现在能够再次触及自我发展成长的迹象，她内心想着"我真的很在乎自己"。目前的对话显然在沿着解决问题的路径开展，但也时常原地打转，循环往复。面对这种情况，即使对话已进入更深层次，来访者和治疗师还是应将各个阶段的对话再演练一遍。在后续阶段，在进行初始自我确认后，治疗师要来访者移到另外一张椅子上，听取来自批评者的反应。听到批评者的反应后，琳恩感到很难受，觉得没有人爱她：

> **琳恩**：是的，我要你知道我是有价值的，我不笨。我需要你的爱。
>
> **治疗师**：好，换回来这边。（来访者移到批评者角色的椅子上）你要怎么说？
>
> **琳恩**：（以轻视的语气）你在说什么？不要掩饰了。你明白自己根本不知道自己在说什么。
>
> **治疗师**：好，再回到那边去。（来访者移到体验者的椅子上）当她试着让你觉得自己很蠢，还嘲笑你的时候，你有何感受？
>
> **琳恩**：（哭泣、哽咽）嗯，觉得孤单。不知道自己为什么活着。
>
> **治疗师**：你找不到活下去的理由，这的确让你很痛苦。（停顿）如果可以的话，试着体验一下那种不被人爱的感觉。
>
> **琳恩**：我觉得好孤单、好渺小，我觉得自己被困在这里。我觉得我毫无价值，内心压抑。
>
> **治疗师**：再过来这边。（来访者移到批评者的椅子上）能试着让她有陷入困境的感受吗？你会怎么做？

适时切割分裂

当琳恩的内在批评者出现不屑一顾的态度时，体验者再次触及悲伤、绝望、沮丧这样的痛苦感受。在体验探索后，琳恩开始觉得自己陷入了困境。此时是进行干预的恰当时机，治疗师让琳恩回到他人的椅子上，以便她更多认识到自己是怎么感到受困的。这种干预的目的是让琳恩充分意识到她在自我批评及体验阻滞的过程中，产生了焦虑和孤独感。矛盾的是，微干预也会让来访者产生更大的控制感，让其越渐意识到自身体验终究源于自己。微干预还会让来访者越发觉察到自我批评过程和后续负面情感反应之间的直接联系。然而，这种干预方式也有风险，它让来访者产生遭到责备或误解的感受。因此，该干预方式必须在治疗关系稳固且来访者未感受到责备的条件下进行。这一段治疗期内，琳恩面对批评者要她束缚自我的暗示做出了如下反应：

> **琳恩**：你什么都不是，毫无价值，你不值得别人给你任何安慰。你只能待在这里，什么都别说了。
>
> **治疗师**：好，回到这边。（来访者移到体验者的椅子上）你会怎么回应？
>
> **琳恩**：她是对的，我不会得到任何东西，不配得到任何安慰。

应对崩溃的自我

上述的对话中出现一个重要又棘手的关键节点。琳恩的批评者角色和体验者角色合为一体，仿佛它们是密谋串通好的。我们将"我的批评者是对的"这种态度称为崩溃的自我，因为批评者占据唯一的主导发言权，自我发展成长的迹象消失。我们认为这是临床抑郁症患者内心经历的核心过程。

尽管一开始，治疗师常常觉得这一关键节点很棘手，难以处理，有时候甚至令人惊慌失措。不过治疗师无需为此感到绝望，反倒该深呼吸一下，而后采取行动。因为应对崩溃的自我是一个治疗的契机，成功解决这一难题是完成对话的关键。

治疗师的目标是，帮助来访者触及这样一种基本情绪，即体验自我回应批评者"你是对的"时的情绪。处于自我崩溃状态的来访者几乎只将自己代入批评者立场，但来访者也会因此在情绪过程体验到羞辱、抑郁和痛苦等。来访者觉得无助，并时常屈服于这样的状态，长时间处于这种感受中，来访者会觉得这样的无助是他们人生的主基调。不过，来访者自身仍保有力量，只是被当下的意识所掩盖，就像珍珠被掩藏在蚌壳里。感受当前令人绝望和无奈的衍生体验是让来访者接触原发适应性情绪和需求的唯一方式。因此，必须接触和探究无助感、无力感和绝望感。治疗师要帮助来访者由"你是对的"这个事实陈述向前追溯，让来访者意识到自己听到他人说出"你毫无价值"时的感受。上述这一步很重要，治疗师可用两种方式进行，一是帮助来访者接纳和应对崩溃的自我，二是鼓励来访者更详细地描述批评者的批评，这两种方式都将在下文展开阐述。

帮助来访者接纳和应对崩溃的自我意识。治疗师要采取的首要方法是本着接纳来访者所说的的原则，保持在场并跟进体验过程。治疗师的目标是提供一个安全、易接受的环境，以便来访者能够找到自身的信心和能量来源。在这一情形下，治疗师可以做出以下反应：

> **治疗师**：所以，她说，你不配得到任何安慰。你的内心感受是什么？你一定觉得非常软弱无力，就像真的是她说的那样。
>
> **琳恩**：嗯，是的，感觉真的很糟。（弓着背坐在椅子上）我感觉像是，我能怎样呢，她是对的，我不配得到任何安慰。

此时，治疗目标是强化来访者意识以便激活其核心体验，那样治疗师才能以共情的方式观察来访者在当前状态下所出现的非语言和次语言指标，并做出如下反应：

> **治疗师**：是啊，听起来你相当失落。我注意到，当你坐在这边时，整个身体都缩成一团，声音很小。我想你一定有种深深的挫败感……

治疗师也可以共情揣测的方式，"潜入"来访者的体验状态，来访者可能对此状态几乎没有觉察。要做到这点，治疗师需要以自己的体验想象来访者此时此刻的感受。例如：

　　治疗师：嗯，你是说，因为你觉得自己什么都不配，所以，自己
　　什么也做不了。我猜，这一定让你很难过……

　　此外，治疗师可能会使用体验式教导或概念阐释的方式进行元信
息交流，让来访者了解为什么治疗师要求他们"体验无望"的感受。
毕竟，这看似是个古怪，甚至是不明智的要求，因为来访者可能会觉
得无望感正是他们避之不及的感受，为什么还要去体验。但治疗师可
以向来访者解释，实际上，无助感确实会引发焦虑，绝望感又会引发
抑郁。治疗师也可以确认这种绝望感，承认尽管来访者极力想要逃避
痛苦感受，但它也是非常真实的感受，还是很多障碍的源头。再者，
治疗师可以指出，很多原发情绪，如悲伤和愤怒，都深埋于来访者的
虚弱体验中，表达这些原发感受是非常重要的。因为表达出这些感受
才能最终转变来访者对自我和问题的看法，所以，治疗师可以这么说：

　　治疗师：所以你觉得相当无力，什么都做不了。你好像陷入了困
　　境。（停顿）你知道，在我看来，你没有继续感到沮丧了，这让我
　　很惊讶。
　　琳恩：是的，我想你是对的，我真的觉得我不值得。那让我觉得
　　自己如此……没用。
　　治疗师：是的，就是这种没用的感受。不过，我们要处理的是让
　　你颓丧、抑郁的绝望感，我觉得绝望感的背后隐藏着某种真正的
　　悲伤和痛苦。

　　这个任务的目标是让来访者接触潜藏在崩溃或放弃感之下的情绪
反应。治疗师对来访者潜在感受（例如，悲伤、愤怒）充分的共情确
认，向来能引出来访者自我的更为积极主动的、健康的层面。这是因
为，自我肯定和以成长为导向是原发适应性情绪具有的先天特征。

（见本书第七章共情确认）。

鼓励来访者详细描述批评者的批评。这是处理无力感和挫败感的另一种方式，实际上，也是琳恩的治疗师采用的方式。治疗师会让来访者坐回批评者的椅子上，鼓励批评者在她的批评中做更详尽的说明。此举能够反过来刺激体验自我的内在"斗志"，也就是说，刺激潜藏在屈服、绝望感背后的情感反应：

> **治疗师**：好，再移回这里。（来访者转移到批评者椅子上）想办法告诉她，她百无一用，什么都不配。说说她的缺点。告诉她为什么她不配。
>
> **琳恩**：嗯。你没有和别人分享你的爱。当别人需要你的时候，你都不在。
>
> **治疗师**：所以，你陪伴他们的时间太少。
>
> **琳恩**：是的，多付出一点或常陪伴他们。也许只是多听听他们的想法，或安慰安慰他们，多陪陪他们。
>
> **治疗师**：嗯，陪伴任何一个需要你的人。你要怎么做？
>
> **琳恩**：我会待在家里，做家务，看看有什么需要做的事，嗯……
>
> **治疗师**：很好，把她放到一旁。你会怎么做？就像你把她放到一个箱子里。现在就把她放到箱子里，把她藏起来。
>
> **琳恩**：好，嗯，就留在家里。不要外出，不要见外人——必须为你的家人留在家里，因为你毫无价值。（来访者伸出双手，停在空中）
>
> **治疗师**：嗯，你的手现在是在做什么？
>
> **琳恩**：我在把她推到一边。
>
> **治疗师**：再来一次，把她推到一边。
>
> **琳恩**：（嘲笑的语气）是的，整理衣橱、待在自己的房间或不要出门！你根本无足轻重，你只要留在家里照顾孩子，就可以了。你不需要交朋友，你也不配开心地去玩。你把大把时间都花在自己

身上，太自私了。

治疗师要注意，在来访者坐在批评者的椅子上时，鼓励来访者尽可能详尽地表述她的批评，并引导来访者表达伴随其中的肢体语言，试着增强她的情绪觉察。治疗师也可帮助来访者将其肢体语言符号化，并挖掘其中含义。

第四阶段：新体验和自我确认（部分解决）

当对话任务进行到更深层次的阶段时，新体验的出现是冲突解决的第一个征兆。新体验通常是当来访者坐在体验者的椅子上时出现的，说明问题已得到部分解决。分裂仍然存在，但已开始发生转变。就琳恩的案例来说，新体验是在回应批评者的戏谑、轻蔑语气时出现的：

> **治疗师**：好，回到这里来。（来访者移到体验者的椅子）
>
> **琳恩**：我不同意。嗯，我能感知到自己的感受。（哭了一会儿）嗯，我想要体会那种相信自己是对的的感受。[暗示部分解决]
>
> **治疗师**：她这样批评你，让你这么痛苦。你能告诉她你有多痛苦吗？

此时，治疗师通过共情确认来访者出现的新体验是很重要的。当来访者移到体验者的椅子上时，会感到痛苦和悲伤。来访者的每种原发情绪都与其需求有关，而需求又与行为倾向有关，需求时常能够引领来访者实现与自身幸福高度相关的目标（Greenberg，2002a；见第二章）。了解和确认来访者潜在情绪是必要的，但是治疗师也需要倾听相关需求，并引导来访者把这些直接表达给自我的另一层面。而面对这样的情况，治疗师要鼓励来访者表述需求，以强化情绪唤醒为目标，鼓励来访者加强自主意识。这样的鼓励能够强化来访者自我的体验层面，并促进改变：

> **治疗师**：是的，告诉她："我要你允许我去体验这种感受。"
>
> **琳恩**：我要你允许我体验这种感受，去感知什么是对的，我的需求是什么。
>
> **治疗师**：你能向她提出要求吗？你希望从她那里得到什么？
>
> **琳恩**：无条件地接纳我，嗯，做出让步，不要对我有诸多要求，让我做我自己。
>
> **治疗师**：嗯，好的，告诉她："退后一步，我想得到你的接纳，而不是批评。"
>
> **琳恩**：是的，让我用我认为正确的方式来处理自己的生活。
>
> **治疗师**：当你对她那样说时，你的感受如何？
>
> **琳恩**：她好像没有那么强势了。
>
> **治疗师**：是啊，告诉她："你很渺小。"
>
> **琳恩**：现在，你很渺小。因为我内心更强大了，我相信我更有优势。我明辨是非，我也不会让你再对我那样说话。我不会理会你说的话，我也不相信你说的。因为我讨厌你说的那些，你说得那些不对。

在治疗师鼓励来访者确认自己强烈的需求后，治疗师会体验式地检查来访者反抗她的批评者的体验。正因为来访者采取了一种全新的态度，她明显表现得比先前更坚定、更自信，治疗师应当对其进行核对，看看来访者是否真正感受到了这一点；与此同时，鼓励来访者注意采取当前态度时的感受和体验。接下来是角色交换，在此过程中，体验者自我会变得更强大：

治疗师："我不会任由你数落我。"再次告诉她，你希望从她那里得到什么。

琳恩：我要她知道我没有那么差，我尽我所能去做好每件事，而且我需要你的安慰和爱。

治疗师：所以："我需要你的安慰。"

琳恩：是的，我需要你的安慰、爱和理解。

第五阶段：批评者的缓和

在体验者椅子上出现自我肯定的新体验常会引起批评者态度的缓和：

治疗师：好，交换。（来访者转移到批评者的椅子上）她说她需要你的谅解，你怎么反应？

琳恩：嗯，好啊，嗯。（吸了一口气）是的，那样就对了，嗯……（停顿）我很抱歉。（哭泣）

治疗师：你的内心感受是什么？

琳恩：我很伤心。（停顿了五秒钟）是的，你值得被爱和被安慰，（用力吸了一口气）我很抱歉说了那些话。

治疗师：你觉得她值得被爱，那你能给她一些安慰吗？

琳恩：可以的，我的确很关心你，你对我很重要。你是个好人。嗯……你的感受对我来说，也很重要。你的存在是有意义的，我很抱歉。我不是故意要这样做的。我希望让你有被爱的感觉。

两个自我的接触产生了鲜明的效果。针对体验自我所表达的对安慰和爱的强烈需求，以及批评者自我所目睹的潜在痛苦，批评者开始明白她如何伤害和抑制她自己，这样实际上是弊大于利的，造成的伤害远远大于带来的好处。接下来，治疗师便可进一步探索批评者的潜在感受：

> **治疗师**：说对不起的感受如何？
>
> **琳恩**：我为我的挑剔和过分的要求感到抱歉。我只是想要保护你，我怕会失去你。
>
> **治疗师**：告诉她你在怕什么。
>
> **琳恩**：我怕你会抛弃我。
>
> **治疗师**：那样你就孤单一人了。

缓和的批评者态度有多种体现方式，一般表现为恐惧或焦虑、悔恨、关心或同情等。琳恩的话语中表现了其中几种。更常见的情形是，批评者会表现出一个对自我更仁慈的态度和立场，比如"我想要保护你"。治疗师也应确认和探索与批评者保护态度有关的，潜藏在焦虑情绪之下的基本需求和价值观。对话中当批评者开始陈述自己的标准、价值观和恐惧时，治疗师应鼓励来访者把批评者自我的这些感受和需求透露给体验者自我：

> **琳恩**：是啊，我不想孤单一人，我想要你在我身边。
>
> **治疗师**：那么，你希望她怎么做？
>
> **琳恩**：我觉得，快乐和自由的生活是她应得的。但我想确定，她还是能跟我在一起，我想保护她。
>
> **治疗师**：好，换位子。（来访者转移到体验者的椅子上）面对她说的这些，你有什么感受？

一般来说，当其中一方说出由衷的内心需求时，治疗师要将来访者转移到另一张椅子上以聆听另一方的反应，这是尤为重要的一个步骤。琳恩的体验者自我小心呵护并详述了她新发现的这种力量。

琳恩：我知道什么对我是最好的，我想要体验人生。但如果我犯错的话，我知道那是我自己造成的，不是别人的问题。

治疗师：嗯，"所以我想要自由，不受拘束，哪怕会犯错"。

琳恩：是啊，让我独自一人就好。不要管我！让我过自己想过的生活就好。我的存在是有意义的，是有价值的。不要数落我，还有，嗯，不要让我觉得自己很蠢，很没用，或让我觉得我活得不像个人。

治疗师：嗯，就像是，"无条件接纳我，允许我犯错"。

琳恩：嗯，如果我犯错，那就接纳这个错误。你明白吧，事情本来就是这个样子，让我知道犯错的后果。哪怕让我失败，随之而来会有痛苦，或者无论什么后果，就是不要来干涉我。

治疗师：好，转换。（来访者转移到批评者的椅子上）当她说"不要管我，让我自己走下去，让我自己经历、承受这一切"时，你要如何反应？

琳恩：是的，你是对的，我很抱歉。（哭泣）

治疗师：所以，当她这么说的时候，你是什么感受？

琳恩：呃，我觉得自己有些渺小无力，我不是故意这么说的。我只想要保护你，我只想要和你在一起。

第六阶段：协商（完全解决）

在批评者的态度有所缓和之后，批评者和体验者双方的对立和争执感就消失了，两边开始进入反省式的协商和问题解决过程。来访者会主动对自我的两个层面合为一体的新感受做出评论，比如来访者会说，"哇！就好像她还在那里"（来访者指着另外一张椅子），或是"我觉得自我的两个层面已经整合在一起了"。以治疗师的观点来看，这时双方达成了一种较强的平衡以及协作。似乎在表达出脆弱情绪与双方潜在需求之后，双方更能彼此同情，并产生更强的合作动机。此时，治疗师则采取比较被动的姿态去促进来访者对批评者和体验者双方的探索，并表达双方的情绪和需求，促成双方间更协调统一的协作。

> **治疗师**：你会如何陪伴她？
>
> **琳恩**：我会去了解她，了解她的需求。
>
> **治疗师**：告诉她你了解了些什么。
>
> **琳恩**：我知道你正承受着痛苦。（哭泣）……嗯，你很伤心，你觉得被骗了。我了解你的孤独。我想我该放手了。（哭泣）也是时候让你犯错了，而我只会袖手旁观，这样看着你或许会痛苦，但这是唯一的方式了。
>
> **治疗师**：你很痛苦，对吗？
>
> **琳恩**：是的，我很抱歉这样压抑你。我想放你走，但我觉得很害怕。我害怕会失去你。
>
> **治疗师**：嗯，你很害怕，你希望她怎么做？
>
> **琳恩**：我希望她不要离开我，不要抛弃我，（对体验者）不要忘了我。我需要你……

接触批评者潜在的脆弱性常会引发更深层的痛苦。因而治疗师此时必须小心翼翼地实施每一个步骤，要确认痛苦且允许探索痛苦。治疗师意识到来访者的痛苦情绪需要被释放。在过去的生活中，来访者通过生成高度自主化的生存策略学习如何让自己适应世界，痛苦的情绪则在他们的适应中不断形成。尽管部分痛苦情绪得到确认，也得到减轻，要触及来访者的潜在需求（例如，爱、安慰、认同、尊重）仍需要处理他们因过去的需求未得到满足而产生的痛苦。在此过程中，虽然治疗师会提供支持及确认，但来访者还是会为被剥夺的或丧失的自我而感到一丝的悲伤。

在琳恩结束双椅对话时，她自我的批评者和体验者层面双方已坦诚相对，并在向对方表示同情后，最终出现双方统一的情形。治疗师要做的只是，单纯地运用共情探索，促进和支持整个对话的进行——新出现的自我两个层面间的对话：

> **琳恩**：（继续说）我要你在这里陪伴我，我要你听我说话。
> **治疗师**：你觉得你可以给她什么？
> **琳恩**：我会站在一旁，给你一些空间。我会给你留些自我的空间，让门开着。不过我还是想要让你陪在我的身边。

针对自我阻挠分裂的双椅扮演

现在我们简要介绍针对自我阻挠分裂的双椅扮演（Greenberg et al.，1993），此方法是双椅法的一种变换形式。自我阻挠分裂会阻碍或抑制情绪的表达。个体的体验者层面会表达出原发适应性情绪、相关需求或做出相应动作，但是自我抑制意识（"干扰者"）会干扰其表达，因为干扰者会试图阻止来访者对情绪和需求的表达或行动的实现。相较于自我批评分裂，自我阻挠分裂更常以非语言的、肢体表达的方式出现，有时会以完全非语言的方式出现，例如来访者突然出现头痛或窒息感。

自我阻挠是在关键的成长阶段形成的。一般来说，是来访者在面对无法充分表达自己的情绪和需求的环境时做出的反应。尽管这样的体验经历已不再具有适应性，但直到成年后还是会自动、持续地出现，且还会阻碍来访者的情绪体验和表达。自我阻挠分裂其实是来访者在应对危险的环境，或缺乏内在自主权时所做出的习得性反应。有一种情景式记忆常与自我阻挠分裂相伴出现，这种情景式记忆包含了信念形成的时间和地点的意象。

自我阻挠分裂的临床指标

虽然自我阻挠分裂可能单独出现或者在其他治疗任务中出现，但极其常见于空椅法运用中（见第十二章），当来访者向想象的重要他人表达情绪或需求时，来访者可能会突然陷入阻滞。来访者要么抑制自己的情绪表达和表达的强度，要么无法触及或表达自己的需求。例如，男性来访者有时会因害怕自我失控伤及他人，而无法表达其愤怒。或者，来访者干扰需求的表达是因为担心他人无法满足他们的需求，或是因他们害怕受伤或失望。此外，来访者可能因不良适应的恐惧，如害怕崩溃或失控等，而中断情绪和需求的充分表达。

在处理与创伤相关的未完成心结时，逃避体验过程和情绪过度控制是极为常见的（Paivio & Nieuwenhuis, 2001）。在面对创伤事件时，涉及的体验包括将事件灾难化、有罪恶感、逃避、精神麻木或疏离的适应性反应，而这些体验现在会干扰创伤体验的整合。然而，成功克服自我阻挠最终能够帮助来访者承受和探索这些想要逃避的痛苦体验。

阻断和自我阻挠常与内在禁忌、后天信念和强制命令有关。例如，一位来访者在过去几年中饱受父亲专横跋扈和虐待的折磨。但在空椅治疗中，这位意大利籍、信仰天主教的来访者还是不愿告诉自己父亲他真实的感受：他恨父亲。他说："我不能反驳父母，更别提告诉他们，我恨他们。"另一来访者则是拒绝告诉母亲，她需要母亲的关心和疼爱，因为在来访者13岁的时候她就认定："我将无法获得我想要的，最好是不需要依赖任何人。"

自我阻挠标记

来访者可能提到在治疗期外会出现的自我阻挠，或者，更常见的情况是，在治疗期间实时出现自我阻挠。每个来访者的自我阻挠程度也会因显性表达程度不同而有所差异。在出现以下三种主要的特征时，极易辨认出自我阻挠。这三种特征分别是：（1）来访者开始描述和表达感受、需求或行动；（2）来访者在治疗期间描述感受、需求或行动，或者是在治疗中得到证明；（3）来访者表达出因身体不适等干扰而产生的痛苦或不满。以个体内在来说，伴随自我阻挠而出现的内在体验是情绪受到挤压、堵塞或停滞。例如，"昨天我对母亲的行为感到愤怒，但是后来这种愤怒就没有了。整个晚上，我一直有剧烈的头痛感"。在治疗期，当来访者无法表达情绪、需求，或是无法完成表达时，就会出现自我阻挠分裂；当治疗师询问来访者的感受时，来访者会描述情绪受阻的感受，或反映自己胸口、喉咙憋闷或头痛。下面，我们以运用空椅法的另一个例子来说明：

治疗师：你可以告诉你的爷爷，你有多想念他吗？你打算怎么做？

来访者：我想念……（停顿；来访者表情痛苦）

治疗师：当你试着告诉他时，发生了什么？

来访者：我说不出口——就好像有什么东西卡住了喉咙，可就是拿不出来。突然间，我觉得我好渺小。

有时，最开始表明自我阻挠出现的迹象是情绪或生理症状，如压迫感、沉重感或阻滞感，或者是胸闷、颈部疼痛。在这些例子中，因原发情绪或需求已经受到干扰，故治疗师无法明显察觉。例如19岁的杰西卡，她的抑郁症与对自我的不肯定有关。在人际交往中杰西卡觉得自己的需求无法获得满足；相反，她常觉得别人占她的便宜，利用她。治疗中断一段时间后，杰西卡在第七次治疗时诉说到，她的肩颈酸痛，好像有什么重物压在上面，压得她喘不过气来。而后续运用的双椅法揭示出，那其实是由杰西卡对自己习惯性压抑而成的自我阻挠。

针对双椅扮演中自我阻挠的来访者和治疗师过程

出现阻挠时，无论其来源是什么，治疗师的目标就是强调对阻挠的觉察，帮助来访者接触并允许出现阻滞的或否认的内在体验。要做到这点，最好的方式是将阻挠性自我部分放在一张椅子上，要求来访者扮演阻止体验自我的角色。表11.2列举出在各个任务解决阶段和促进性的治疗师反应。

表11.2　针对自我阻挠分裂的双椅扮演

双椅扮演阶段	治疗师反应
1.标记确认：来访者参与或描述自我的一部分是如何阻挠另一部分的	反省或注意标记 建立合作关系 构建对话
2.进入：来访者以具体、明确的方式主动演绎可能的自我阻挠加工	分离和创建自我两个层面间的接触 提升来访者对体验的理解 增强来访者的身体觉察 促进对自我阻挠活动的意识
3.深化：来访者接触并区分消极和放弃的感受	区分自我阻挠者 促进对自我阻挠活动的力量的觉察 增加来访者对消极的生理适应性层面的觉察
4.部分解决：来访者清楚表达受到阻挠的情绪	辨识受到阻挠的情绪表达
5.自我肯定：来访者清楚表达与情绪相关的需求	刺激和支持感受到需要层面的自我肯定 表达需求的合理人际对话实验（双椅对话）
6.完全解决：来访者感受到自主意识，为满足需要，展望或规划新的行动	鼓励自主意识 在对话完成之后，促进意义思考

例如，在杰西卡和治疗师对杰西卡的沉重感和肩膀疼痛进行共情探索后，他们发现，这些症状在某种程度上明显与杰西卡的抑郁症有

关，治疗师向杰西卡建议双椅扮演：

> **治疗师**：你可以到这边来，想象自己是那股让你感到很沉重的力
> 量吗？

如我们所见，自我阻挠常伴有生理因素的出现。鼓励生理表达就可能刺激相关的情绪过程，促进来访者充分表达情绪（Greenberg et al., 1993）。杰西卡的治疗师继续说道：

> **治疗师**：好了，你现在是那股压垮杰西卡的力量。（治疗师将另一
> 张椅子背对来访者）这是杰西卡；推她，把她推倒在地。

此外，要向来访者强调禁止和阻碍情绪表达对体验的影响时，鼓励来访者夸大并强化对情绪表达的灾难性预期，对增强受限和受阻挠体验的意识很有帮助。例如，治疗师可能会说：

> **治疗师**：让她觉得害怕，如果她胆敢说出她的需求，告诉她会有
> 什么结果。对，就是要让她打从心底感到恐惧。你要怎么做？

在某种程度上，这种方法能够增强来访者觉察他们是如何通过想象灾难性恐惧日后成真来制造焦虑感的。紧张、孤立或无力的意识似乎会增强来访者想要通过表达缓解这种不适的意识，促使来访者支持、保护自己。通过双椅法，来访者会了解到他们的情绪是如何受到阻滞的，以及他们对自己说的哪些话也在阻碍他们的情绪体验；来访者也直接观察到自我阻挠会导致抑郁、内疚、焦虑、身体上的紧张或疼痛。在这个过程中，来访者能够更明显地察觉到自己的能动性和控制力，并且意识到，即使他们自身在产生了身心不适的感受时，依然

能够改变这些情绪。

有一位叫茱莉的来访者，当她着手处理与母亲间的未完成心结时（见第十二章），她觉得受到了阻挠。下面是治疗师与茱莉的一段对话：

治疗师：当你试着对你的母亲表达你的愤怒时，你感受到了什么？

茱莉：（作为体验者）我觉得我被困在一个箱子里，无法逃脱。[第一阶段:标记]

治疗师：好，你可以过来，到这边来，（手指着另一张椅子）你能把自己想象成那个箱子，然后把茱莉也放进去吗？（来访者转移到阻挠者的椅子上）作为一个箱子，你会怎么说？

茱莉：（作为阻挠者）我就是那个箱子，我要把你关在里面，不会放你出去的。[第二阶段：进入]

治疗师：好的，告诉我，身为一个箱子，你不让茱莉出去的理由是什么？

茱莉：她待在里面会很安全。我会保护她，不让她受伤。

治疗师：好，那么告诉她，你要怎么保护她，让她安全。

茱莉：我把你留在这里很安全，不要出去，我在保护你。你出去就会受伤，就算只是把头伸出箱子一下也会受伤。

治疗师：好，现在到这边来，以茱莉的身份，告诉那个困住你的箱子你的感受是什么。（来访者转移到体验者的椅子。）

茱莉：嗯，待在里面，我感觉有点幽闭恐惧。好像快要被压扁了。我很想要有一点点能自由呼吸的空间。[第三阶段：深化]

治疗师：哦，她在尝试保护你。对此你有何感受？

朱莉：嗯，我想走出这个幽闭的空间。我不再害怕。我都长大了，我想我可以处理发生的任何事情。[第四阶段：部分解决]

治疗师：好，那么，你可以这样告诉那个箱子吗？告诉她你要的。

茱莉：我要出来。我想自由地表达愤怒。[第五阶段：自我肯定]

在这个简短的例子中，茱莉能够很快运用双椅扮演摆脱阻碍部分地解决自我阻挠。自我阻挠一般不可能消失得如此之快。不过，处理自我阻挠能够让茱莉和治疗师又回到空椅法的主要任务上，现在，来访者能完全解决阻挠，并开始向母亲表达心中部分的愤怒。在实施空椅法时，自我阻挠可能会成为阻止来访者解决未完成心结的主要障碍；解决自我阻挠分裂自然就成了解决未完成心结的关键，这一点将在下一章中提到。

因此，治疗师也可能将双椅扮演本身当作一项单独的任务，而非属于空椅法范畴内的一个子任务（见表11.2）。例如，如果自我阻挠是导致茱莉抑郁的主要问题，茱莉和治疗师要在每一个阶段中花上好长一段时间反复进行这一任务，且主要以提升来访者自主意识的方式进行，直到完全解决问题。

进一步学习双椅法的建议

这两种形式的双椅法都是过程体验疗法中的核心任务，而且较为复杂，难以掌握。欲学习更多有关这两种双椅法的内容，请参见皮尔斯（Peris, 1969）、格林伯格（Greenberg, 1979, 1980, 1983, 1993）等人的著作。有关双椅对话的研究，请参阅格林伯格（Greenberg, 1984a），以及他与埃利奥特等的有关著作（Greenberg, Elliot & Lietaer, 1994; Greenberg & Lietaer, 2003）。此外，美国心理学会也出版了两盘阐述有关双椅对话的过程体验疗法的录像带（American Psychological Association, 1994; Psychological & Education Films, 1989）。电影《黎明》（Psychological & Education Films, 1989）提供了一个应对自我崩溃的极佳范例。

第十二章

用于未完成心结的
空椅法

到了第十一次治疗时，琳恩（见本书第十一章）觉得自己的生活变得更有希望了，抑郁有所缓解。她的自我接受感显著提高。虽然琳恩的丈夫没能戒赌，但琳恩觉得自己对此并没有太大责任。她说，她丈夫嗜赌是他自己造成的。此外，琳恩还认为，总的来说，她能够活得更自我，也不用费尽心思讨他人欢心了。琳恩还找到一份兼职工作，对外界的感觉好多了。不过，对琳恩新出现的良好感觉进行的确认和后续探索，却引发了她对过去的遗憾。她说，用了这么长时间才找到自己应有的感觉，想来不免有些沮丧。说到这里，琳恩又提到父母，说道：

> **琳恩**：我从来没能成为一个独立自主的个体。我不怨恨，也不责备我的父母，因为（叹气）我只是想："有什么用呢？他们就是那样长大的，他们已经尽力而为了，这是无法改变的。"

这是一个对父母的未完成心结标记的典型例子，可以对此使用空椅法（Greenberg, Rice, & Elliott, 1993）。来访者表达对父母的不满，但同时，她也为自己无力改变这些而绝望。她说，"他们已经尽力。"语气中没有责怪，满是一种听天由命的感觉，其中还含有些许受伤和愤怒的感觉。

针对未完成心结的空椅技术是以完形疗法的原则为基础的，该原则是指来访者重要的、未得到满足的需求仍没有完全从意识中消退（Perls, Hefferline, & Goodman, 1951；Polster & Polster, 1973）。依照格林伯格（1993）等人的理论，一旦来访者与重要他人有关的某种情绪过程被激活，来访者就会重新体验到未完成的情绪反应。空椅法是以想象法处理未完成心结的一种治疗技术，特别是用于重要他人不在场的情况（Perls et al., 1951）。如果来访者没有觉察到潜在的感受、表达未实现的需要，也未达成某种对重要他人的接纳和理解，那么，这种与重要他人关系中的未完成心结常常会在个人无意识的情况下持续影响来访者与他人当下的关系。

未完成心结的临床指标

空椅技术可运用于处理两种类型的未完成心结：（1）遭到忽略或被抛弃；（2）受到虐待或创伤。处理这两种未完成心结时，想象出现在另一张椅子上的他人对完成对话是不可或缺的；不过，对话的完成可能以不同的方式呈现。本章重点讨论第一种类型的未完成心结，探究来访者在成长过程中对遭到重要他人忽略或被抛弃的感受。遭到忽略或被抛弃催生的未完成心结也可能在来访者与其伙伴、上级或权威人物等的现行重要关系中出现。而在目前关系中所出现的未完成心结通常与过去的未完成心结有着象征性的关联。

本章将讨论的第二种未完成心结是遭受虐待或人际创伤。施害者可能是朋友、爱人或照顾者，个体可能遭受单一创伤事件或是遭到施害者多年的、反复的虐待（Paiviao & Nieuwenhuis, 2001）（我们将在第十四章进一步讨论与创伤有关的空椅技术）。需注意本章所提及的未完成心结模式并不适用于加害人为陌生人的创伤情境，如陌生人带来的犯罪受害或战争创伤。

此外，在一些与创伤有关的例子中，禁止使用未完成心结对话。具体来说，当有以下风险，比如，来访者有遭受二次创伤可能、自残行为、自杀倾向或极具攻击性行为时，不建议采行此种高度唤醒性的治疗方式。在这种情况下，当来访者已经处于情绪高度唤醒的状态时，治疗师最好使用共情或意义创造等情绪唤醒较弱的治疗方式（Clarke, 1993; 见第十章）。

空椅法中的来访者和治疗师过程

和双椅对话一样，空椅法的过程体验疗法依赖于以人为本的关系原则，对来访者进行真诚的共情，常需要治疗师以温和、关怀的语调来与来访者进行沟通。表12.1总结了来访者问题解决阶段、微加工过程，以及各个阶段中的促进性治疗师反应。一般来说，严重的未完成心结一般需要数个治疗期，治疗通常进展缓慢且踌躇不前，因为当访者和治疗师面对并解决阻碍和难点时，可能要反复进行同样的治疗任务。

表12.1　针对未完成心结的空椅法

空椅法运用阶段	治疗师反应
1.标记确认：来访者指责、抱怨重要他人，或表达与重要他人有关的伤害或渴望	治疗师应倾听和对可能的未完成心结标记做出反应（在进行如双椅对话等其他治疗方法的情况下）

空椅法运用阶段	治疗师反应
2.设计对话并开始实施空椅法，来访者跟想象中的重要他人交谈，表达未竟的感受（例如，怨恨、痛苦）	提出任务 通过提供与任务相关的体验式教导和体验式概念阐述，获得来访者同意 帮助来访者与他人进行心理上的接触，或唤醒来访者心中重要他人形象 进行双椅对话时，治疗师应倾听来访者的对话，帮助来访者处理障碍
3. 意义区分和原发情绪的表达：来访者将抱怨区分为潜在的原发性感受和经历，以高度情绪唤醒的方式表达相关情绪（例如，悲伤、愤怒、恐惧、羞愧）	运用共情探索反应 鼓励来访者以第一人称的语言表达 辨识和区分原发性和继发性情绪 倾听来访者的对话，帮助来访者处理出现的自我阻挠
4.表达和确认未满足的需求（部分解决）：来访者确认未满足的需求，并对此予以认可和肯定的表达	帮助来访者探索和表达未满足的需求 对出现的未满足的需求，治疗师应提供遭到忽略或被抛弃的反馈
5.对他人印象的转变：来访者开始理解并且以新的方式看待他人，可以是较积极的方式，也可以是将他人视为本身存在问题且不重要的人	鼓励来访者对他人进行想象性描述
6.自我肯定和放下不良感受（完全解决）：来访者能自我肯定，以理解、原谅，或认为他人也负有一定责任的方式放下未完成的心结	鼓励对话，支持来访者以原谅、理解，或认为他人也负有一定责任的方式对待他人 帮助来访者探索和评估刚出现的自我肯定

第一阶段：标记确认

尽管未完成心结有多种类型和表现形式，而其标记的主要特征包括：（1）来访者有挥之不去的、未完成的心结，比如，受伤或怨恨；（2）感受与他人有关，该他人在来访者生活中具有重大意义；（3）感受现仍存在；（4）有迹象表明目前来访者对这些感受的表达受到干扰或限制。例如，当琳恩表示父母从未把她当作独立的个体看待时，她当即表现出她曾对重要他人有过的感受。然而，琳恩并不怨恨父母；

相反，她略显悲伤。在情绪表达方面，琳恩是受到限制的，而她表现出无奈和绝望，这些就是继发性情绪反应 （见本书第二章）。

未完成心结的标记常涉及继发性情绪的表达，特别是对他人的责备和抱怨。例如，有位来访者就表露过对父亲的责备和无奈，他说：

> **来访者**：我和父亲的关系并不是很亲密。一直如此。他总是说我百无一用，我现在跟他没什么好说的。

怨恨等受到压抑的原发情绪也会以未完成心结标记的形式出现。例如：

> **来访者**：我父亲总是批评我，贬损我。我无法忍受。虽然当时我接受了，可我现在却感到怨恨。

从这些例子来看，来访者能够直接陈述出未完成心结，但是在表达伤害和怨恨时受到某些限制。以最后一个例子来看，他人常是备受责难的一方。来访者在谈论到前任配偶时的渴望或抱怨，以及提到过世的亲人时的伤心欲绝，都是值得注意的间接性表达。

在谈到其他话题时，也有可能会出现未完成心结。例如，来访者提到目前一段很难处理的人际关系时，可能会呈现出未完成心结，这是由于对过去的人际关系的情绪被触发使来访者陷入痛苦中。如下例：

> **来访者**：当他大声吼叫或是使劲"砰"的一声关上橱柜时，我总有一种不祥之感，这让我想起母亲乱发脾气时的样子。

以这个例子来说，在大多数的情况下，最好的进行方式是将刚刚出现的他人置于椅子上，因为这个人对来访者来说是目前最重要、最突出的。对话进行中，如果过去的重要他人表现突出，那么治疗师需要提议来访者对空椅上的他人进行转换。或者，治疗师可以在对话初期询问来访者，目前谁对来访者是最为重要的。

与创伤或受虐相关的未完成心结标记与上述事项有着相同的要素；关系或创伤也会产生"未竟"影响，因为侵扰式记忆持续干扰机能的正常发挥。然而，创伤引起的未完成心结往往更加强烈（来访者常会对目前的生活困境有强烈的感受，有更多不愿回想的记忆、痛苦情绪以及脆弱性）。因此，有此类型未完成心结的来访者，对是否还要回顾创伤来源感到很矛盾。一方面，为了摆脱受伤的侵扰式记忆，他们愿意面对这个问题；另一方面，重大的痛苦情绪可能导致来访者再度受创。因此，只有在建立稳固、牢靠的治疗关系，且来访者也准备好面对施虐者的出现时，我们才建议治疗师使用空椅法。

未完成心结标记也可能存在于其他治疗方式中，特别是双椅法。理论上来说，可将未完成心结视为更为基础的、有关个人依恋问题的源头。例如，来访者可能在双椅对话中遭到批评者冷眼相待，而这也可能唤醒该来访者曾遭到母亲忽视的特殊记忆，以及过去从未表达或经历过的羞耻、愤怒等其他相关的感受。或者，在双椅对话中，来访者会告诫自己不要冒险回顾曾经的伤痛，这样的想法可能形成于一段早期的关系中。因为这段早期的关系就是让来访者拒绝冒险回顾伤痛的根本原因，此后，这段关系会演变成未完成心结。治疗中并非要"挖掘出"所有冲突中包含的未完成心结。双椅法一般足以解决这方面的问题。

正如本书第一章中完成任务的原则所指出的，在治疗过程中出现标记时，治疗师面临着一个选择：是继续处理当前的任务，还是转而处理其他更重要的任务。这时，与来访者协商后，基于对来访者先前的了解和对当下情况的觉察，治疗师必须做出判断：什么是对来访者的治疗最有意义的。例如，在双椅对话中，如果批判者具有明显重要他人的特质，那么治疗师可以询问来访者，"这种批评让你想到了谁?"如果来访者回答"对，就像我母亲批评我一样"，那么治疗师可建议来访者，想象自己就是母亲，进而转用空椅法。但只有在批评者对话陷入停滞或受到阻挠的时候，才需要转换治疗任务，未竟情绪是关键（非单纯呈现出内在的批评）。如果是这种情况，那么未完成心结就是更根本的问题。或者，如果未完成心结已经得到解决或部分解决，那么治疗焦点就可能需要转移到自我批评方面，因为此时来访者已经自主决定如何面对内化的父母，并开始解决自我冲突。

如果治疗师决定提出改变对话方向，那么最好就该情况与来访者进行元信息沟通。例如：

来访者：（坐在另一张椅子上扮演老板的角色）你要说的并不重要。（挥挥手或做不理会的动作）你什么都不是。

治疗师：好，交换。回到这张椅子上。（来访者换椅子）当他那样挥手打发你走时，你有什么感受？

来访者：我觉得他对我不屑一顾。（肩膀前耸并开始哭泣）那让我想起妈妈对我说话的方式。

治疗师：（温和地）的确，那些话真的很伤人，那让你回忆起你母亲是怎样忽视你，对你置之不理的。（停顿）听起来，你还停留在你母亲伤害你的未完成心结里。［体验式阐述］我们可以请她到这里来，（手指着另一张椅子）你能告诉她，你那时的感受吗？那些话听起来是什么感觉？你愿意试试吗？［任务构建］

第二阶段：设计对话并开始实施空椅法

空椅任务实施的进度应由来访者把握，尤其是在处理与创伤相关的未完成心结时，这一点尤为重要。例如，如果来访者一开始就拒绝参与对话，过程体验治疗师不应感到意外，而是要立即确认来访者的恐惧感。治疗师可以建议来访者稍后再来处理未完成心结。不过治疗师同时也要告知来访者，他们可以控制整个治疗的方向和节奏。在向来访者灌输情绪表达的概念时，可采用分级法引导来访者逐渐与他人进行接触。例如，对话的开始阶段最好不要使用椅子，来访者可以直接跟治疗师交谈。在此后的阶段中，来访者可能逐渐对几米外的椅子不再反感，甚至允许把从房间以外或是垃圾桶里拿来的象征性物品放在椅子上。此外，处理来访者相关的未完成心结的另一种方法是，从未能保护来访者远离虐待的人着手开展治疗。

回顾琳恩的治疗案例，琳恩一开始谈到对父母的感受，治疗师就确认和探索这些感受，并且开始设计整个对话。此时，治疗师的任务之一就是确定由她的父亲还是母亲坐在另外一张椅子进行上对话。如果来访者提及的未完成心结与父母双方都有关时，治疗师则可以采取多种方式来设计对话。其中一种方式是询问来访者，对谁的感受最为强烈。另一种方式则是将父母的角色同时置于一张椅子上，在对话过程中，父母中有一个人的形象会更为凸显。在该案例中，琳恩和治疗师的谈话过程如下：

> **琳恩**：是啊，我父母以前就是这样。（哭泣）是的，想着确实有些伤感。
>
> **治疗师**：（温和地）你觉得你失去了某些东西。
>
> **琳恩**：是的，这么多年来都压抑自己的感受，我想不通自己为什么这么拼命压抑真正的自己。
>
> **治疗师**：你有些困惑，"为什么我从不觉得，做自己是一件自在的事情？"（停顿）听起来你对你的父母颇有怨言。当你想到自己的思想被扼杀、被限制，而有些退缩时，你脑海中浮现的是父亲还

是母亲的形象?

琳恩:那时父母都在工作。但我记得,放学后我一直都回家照顾我弟弟,(哭泣)我只记得自己背负着过重的责任。我就像是家里的顶梁柱。我必须待在家里,料理三餐和家务。

治疗师:家人期望你能承担起许多责任。你觉得是谁最期望这样?

琳恩:我的母亲。

治疗师:既然这样,为什么不试试让你自己坐在另一张椅子上,告诉母亲你对她的期望是什么感受。试着告诉她,对你来说,她的期望是什么?

琳恩:可以。

治疗师在设计对话时,一定要获得来访者的同意。因为实施空椅法会引发来访者激烈的情绪反应,所以在引入空椅法时,获得来访者同意是非常重要的。治疗师在这一节点提供额外的操作指引反应,包括体验式阐述("听起来你对母亲有些生气和伤心")、任务构建("或许我们应该尝试一些让你能有机会表达你的感受的任务")或体验式教导("在安全的治疗环境中向重要他人表达自己的未竟感受,可以帮助我们从中解脱")都对来访者有所帮助。

应对空椅法初期运用中的障碍

相较于双椅对话,来访者对参与空椅法的犹豫不决可能会更多。导致来访者犹豫的原因有许多。

首先,通常"当面反驳"父母被视为一种文化禁忌,特别是在传统文化极浓的地区(如,非洲、亚洲、拉丁美洲)。这种表达方式可能违背他们幼时接受的教育或是规范。在此情况下,治疗师需要确认来访者为何担忧,找到相关问题,并且让来访者知道他们可以自行选择是否进行对话。另外,治疗师要提醒来访者,对话实际上并不是真实的，空椅法只是为他们提供一个表达情绪、对情绪再次加工的机会，并不需要付诸实践。治疗师还应提醒来访者，怨恨之感至今犹存是因为他们自己选择与这样的感受并存，而释怀过去或原谅父母才是最重要的。

其次，来访者有时会对治疗的强度有所顾忌。例如，来访者提到在他6岁时就过世的父亲，他说："在脑海中我已经和他有过无数次对话。我写下有关他的事，但要我让他在这里出现，哪怕只是在想象中出现……这是我想都没想过的。"就这个例子来说，重要的是，治疗师要意识到唤醒技巧的力量，同时让来访者决定治疗进度。在此还要强调的是，治疗师在面对脆弱的来访者时，一定要让来访者掌控对话的节奏。治疗师可能需要数期治疗与来访者讨论空椅法运用的理念，且只有在来访者觉得准备充分的时候，才开始运用空椅法。但来访者有时也会拒绝参与对话，因为他们早已屈服于现状了。例如：

来访者：该说的我都说了，我父亲（或母亲）永远都不会改变。我也认命了。

在这种情况下，治疗师可做如下反应：

治疗师：我想你的挫败感源于自我放弃。你可以通过这个对话表达你的强烈感受，让你的生活有所改善。

最后，来访者有时还会混淆现在与过去，将当前与重要他人的冲突和过去的未完成心结混为一谈。此时，治疗师要向来访者清楚地解释，空椅法针对的是过去的关系，这种关系可能会加剧当前的冲突。而解决过去的冲突有助于缓解当前冲突。如果来访者难以对过去关系中的他人做出反应，治疗师可以要求来访者在对话中把他人当作"从前的自己"，如"6岁的自己"。

治疗师在一开始介绍对话时会觉得特别困难。有时他们会在对话中听到一些标记，担心激怒来访者或与来访者疏离，便有所迟疑不敢采取行动。有些治疗师向来访者提出椅子法时，担心来访者会产生误解或有被抛弃的感受。通常，实际情况恰恰与治疗师预期的相反。来访者并不会产生被抛弃的感受，反而觉得有人在乎他们，觉得治疗师在与他们一同解决问题。在开始阶段，治疗师需要以能够减轻来访者焦虑的安抚式话语来提供体验式教导，这很有帮助，比如，治疗师可以说"很多人都觉得表达这些情绪对他们有所帮助，表达之后感觉好多了，这样做似乎能帮助他们与他人达成协议，友好相处"。此类安抚式话语能够避免让来访者觉得自己坠入万丈深渊，无药可救。而体验式教导也为对话提供了一个有前瞻性且有希望的目标，再次让来访者确信，他们可以通过表达痛苦情绪达到想要的结果。

一般情况下，来访者很重视这样可以自由表达情绪的机会，但他们的直接表达对象不是治疗师，而是那些与他们的问题相关的人。治疗师需要铭记在心的一点是，在解决未完成心结之后，来访者会感到极大的释然，在得到治疗师充分的支持和理解后，即便只是表达出部分过去受阻的情绪也能给来访者带来巨大的释然感。治疗师在接受治疗训练的过程中，还要牢记持续确认与支持来访者的重要性，确认和支持可以减轻来访者的被抛弃感。最后，我们还发现，治疗师向来访者表示对空椅法效用的确信，并对其中的基本原理进行明确而肯定的解释，会大幅提高来访者配合治疗的可能性。

在对话开始的时候，来访者可能疑惑他们为什么会有这种难过的感觉。尽管知性理解可增进知识以及个人的掌控意识，但在这种情况下，治疗师不要使用情绪澄清或以任何显著的方式来改变来访者的人际关系。在未完成心结中，来访者会陷入一种特殊的惯性负面反应，这与来访者对重要原发情绪的排斥和相关需求未得到满足有关；这种负面的反应会持续影响来访者当前的自身机能和人际关系。认识到这一点之后，治疗师要回避"为什么"的分析式探索，而转向对复杂情绪反应起决定性作用的探索。例如，来访者可能会说：

> **来访者**：我不懂她为什么会把我当成眼中钉，她的声音和她的行为都让我这么觉得。

治疗师可这样回答：

> **治疗师**：所以，这些都让你感到莫名的困惑。你的话听起来就像是你对她有很强烈的愠怒。你可以想象她就在那里吗？想象她就在那里并且告诉她，她让你多气恼。

因此，治疗师要确认来访者的疑问，但要聚焦于来访者对他人的潜在感受。

唤出重要他人

一旦琳恩同意参与对话后，治疗师就帮助琳恩与想象中的母亲交流：

> **治疗师**：（让椅子面向琳恩）好的，你可以看到母亲坐在那边吗？她有什么表情？
> **琳恩**：是的，我可以看到她。她看起来有点不满。

治疗师必须在对话刚开始时确定来访者确实在与想象的他人进行

接触。接触是完形疗法中的一个治疗术语（Strümpfel & Goldman，2002），是指来访者当前以直接和即刻的方式体验真实或想象的人或事物的出现。用过程体验疗法的专门术语来说，就是要唤醒来访者对他人的情绪过程，且激活相关的情绪活动。如果来访者没有进行"接触"，对话就失去了动力和立足点。在此阶段，治疗师要鼓励来访者与想象的他人进行"接触"，其方法包括要求来访者描述他人的穿着，或是读懂他人的面部表情，并对此做出反应。例如，治疗师可以问："他现在的面部表情如何？你看的时候有什么感受？"这类问题可能会唤醒来访者内心建立的"自我-他人"构架，并且产生情绪反应。来访者想象他人时，他们口中的他人的象征性行为举止，通常是近期他们所描述的或反对的行为举止。如果来访者口中的他人对来访者持反对态度，那么来访者想象中的他人可能会出现严肃的指责性神情。如果来访者口中的他人一直以来忽视来访者的存在，那么这个他人或许会将椅子转过来背对来访者。例如，来访者可能会说：

来访者：她把头转过去了。

治疗师可回答：

治疗师：所以她现在还是在忽视你。对此，你感受如何？你能告诉她你的感受吗？

有时来访者口中的他人与其想象中的他人会展现出截然不同的行为。来访者抱怨他人的负面特质是常见现象，但也偶有来访者在想象他人时自然流露出积极、关爱的情绪。对此，治疗师应根据来访者对想象的他人做出的反应，鼓励来访者反应想象他人的行为。有了治疗师谨慎且谐调的追踪和反应，来访者终会表达出所有与他人相关的情绪。

来访者在对想象他人做出反应时会有些困难，他们可能会说："哦，我不能肯定，母亲（或父亲）在这种情况下会怎样做，或他们会怎么说。"这可能是因为来访者对参与这样的对话感到迷惑或矛盾，包括惧怕在现实生活中向他人表达自己的感受。就此情形，治疗师应向来访者强调，对话仅是为了让他们探索并重新加工这段关系，并非意味着来访者需要在现实世界中采取实际行动。治疗师可以向来访者肯定，他们不需要向自己的父母重述对话中的内容。例如，治疗师可以做如下回应：

> **治疗师**：如果你的母亲真的在这里，她可能会说另一番话。但是我们要探索你的感受和你对你母亲的想象。当你看到她在那里时，你想象她会做出什么事情，从而让你觉得她在忽视你？

从对话开始就需要治疗师聚焦促进他人在椅子上的扮演，鼓励来访者探索和表达具体的体验以及情绪反应。对话绝不能停留在抽象、知性的层面。总之，如果对话停滞不前，治疗师必须评估来访者是否已在对话中与想象的他人进行接触，以及来访者的情绪是否已被激活。在这一关键阶段，让来访者扮演负面的他人是一种有效的方式。而常见的错误是任凭对话中出现争辩或争吵，例如，来访者说："你当时不在场。"父母一方却说："我在。"整个对话在自相矛盾中陷入停滞。另一种常见情形是，来访者无法更为直接地表达自己的怨恨，来访者会问："为什么你没有在那里陪我？"父母中的一方则道出了实情。此时，治疗师可以接着询问来访者，在听到这些理由后有什么想法。扮演负面他人的目的在于唤醒未竟情绪，这样才能够对其加以探究和重构。

第三阶段：意义区分和原发情绪的表达

一旦设计完成并展开对话后，来访者即在心理层面与他人进行接触。对来访者而言，下一步则是，在区别意义和表达对他人的悲伤和愤怒等原发情绪时，继续保持与他人的接触。来访者对他人的初步反应通常是整体的、外在的，或是聚焦于继发情绪反应。充分唤醒他人的体验后，对话目标就可转为区别原发反应潜在的意义和感受，以及鼓励来访者表达原发情绪。治疗师通常以愤怒和悲伤这样的更基本的要素来区分来访者的抱怨。

琳恩与想象中的坐在另外一张椅子上的母亲接触后，治疗师要琳恩向母亲厘清并表达自己的感受：

> **治疗师**：嗯，她看起来很不满。你看到她面露不满时有什么感受？
>
> **琳恩**：我感到害怕。嗯，我怕让她失望。我不想做她要我做的所有事。
>
> **治疗师**：告诉你母亲，你怎么看待她对你的期望，要你打扫房间，照顾弟弟。
>
> **琳恩**：你对我期望太多，总让我做那些你认为对的事情，让我觉得我没有空闲时间去和朋友交往。
>
> **治疗师**：你能告诉她你的感受吗？
>
> **琳恩**：我觉得自己被困在家庭琐事里，还担心没法把那些事情做好。这种感受很糟。

此时，治疗师开始帮琳恩区分她的体验。如果缺乏适当指导，来访者通常不会直接与他人对话，相反，来访者会说些有关他人的事情，或是描述他受到的一系列苛待，间接地告诉治疗师与他人相处的经历。有时，来访者只会谴责他人。接下来治疗师应鼓励这些来访者描述出与他人相处的经历，直接向对方表达自己的感受。下面的例子

表明来访者怨恨母亲未能让她远离酒鬼父亲的虐待，治疗师对此所做
的反应是：

> **琳恩**：你太自私了！你从来都不在家，就把我们留在家里，让我
> 们承受父亲酒后的暴怒。我不得不去收拾那些碎片。真是这样的，
> 当他开始摔东西时，我就去捡那些碎片。我还记得那些乱飞的花
> 瓶、盘子等，各种东西。
>
> **治疗师**：是的，那确实让人难受。听起来也很吓人。（停顿）你能
> 告诉她你对此做何感受吗？
>
> **琳恩**：是，我痛恨你这样，我不敢相信你竟把我留下来面对这些。
>
> **治疗师**：就是这样，"我很害怕"。（停顿）"你把我丢在这里，我很
> 生气。"

治疗师询问来访者与母亲相处的经历时，来访者对此最初的反应
依然是外在化的，没有深入。来访者说"我恨你这样"的话来表达自
身体验，也以责难的方式质疑母亲的行为。因此，来访者的焦点不是
自身的经验，来访者说话时的语气包含几分对母亲的畏惧。出现这种
情况时，治疗师通过真实回顾当时的场景，确认来访者的体验，鼓励
他们以第一人称"我"来表达自己的感受，增强来访者的自主意识。
例如，来访者可能会说：

> **来访者**：我不敢相信你这么恶毒，这么伤人。

治疗师可能会说：

> **治疗师**：你能说"我受伤了"吗？

促进负面他人的角色扮演

在对话的早期阶段，治疗师帮助来访者扮演他人的角色。一般来说，他人的角色是负面的，且带有导致来访者情绪出现障碍的行为。此时，治疗师的目标是帮助来访者充分表达他人的特征，诱发情绪体验的出现。琳恩的治疗师鼓励她描述内在化的母亲的形象：

> **治疗师**：好，交换。到这里来，扮演你母亲的角色。然后你会做出什么反应？
>
> **琳恩**：（以母亲的角色）我很忙，我还有很多事情要做。不要来打扰我。（摆出教训人的样子，用手指指点点）就按我说的去做！照顾好弟弟。不要和其他人或是你那些朋友来往。最好放学后直接回家，别跟那些小混混在外面瞎逛。
>
> **治疗师**：嗯，那么以你母亲的立场，你就是想让她闭嘴，斥责她，将她担心的那些事置之不顾。你注意到你手的动作了吗？这表示什么？
>
> **琳恩**：（再次挥手）我想它是在说："我才是对的，你是错的，就按我说的去做。"

之后，治疗师要促使来访者表达负面他人的形象。

尽管治疗师可能认为自己这样做会给来访者造成不必要的痛苦，不过在这一阶段，了解他人的性格特征是尤为重要的。在来访者与他人相处的体验中，让来访者扮演负面他人的角色，因此负面他人的形象必定会在另一张椅子上直观地呈现出来。对此常用的方法是，让来访者根据最初的经历来模仿他人的语气语调和言行举止。治疗师注意和观察这样的言行举止，激发来访者的情绪觉察并鼓励来访者表达出这些情绪。如果来访者在反应时表现得有些不自然，治疗师应重申，治疗师的目的并不是让来访者不自在，而是增强来访者的情绪觉察。

这么做的目的是激活持续影响来访者日常生活的负面情绪反应。

有时，他人在一开始会显现正面形象，接着才转为负面形象。例如，父母可能会控制情绪，表达自己的一片苦心，哽咽地说："我只是想给你最好的。"在这种情况下，来访者在接触正面感受时，容易产生强烈的愧疚感。因此，治疗师在获知他人的特质时，不仅要注意并确认父母的正面特质，还应鼓励来访者探索父母的态度和行为对来访者所造成的整体影响。例如，治疗师可运用体验式阐述做出反应：

> **治疗师**：我想，你也明白母亲是真的希望那对你是最好的。一方面，你知道她真的爱你，那对你来说很重要；另一方面，不过就某种程度上来说，知道这些又让你觉得很为难。（停顿）最终，你哑口无言，甚至有种窒息的感受，又不能说出你真正想要的是什么，因为你害怕让你母亲失望。是这样吗？

在这段话中，治疗师有时需要辅以共情揣测来探索父母行为所带来的正面与负面影响，并让来访者表达出愧疚、愤怒或悲伤的复杂感受。如果来访者确实出现原发情绪和体验，治疗师要立即支持和鼓励来访者对此予以表达。

意义探索

为了帮助探索和区分来访者在这一重要关系中自身体验的意义，治疗师需要利用目前感受到的、主观体验的共情调节以及共情性探索反应，包括探索性问题、唤醒和探索性反省、共情揣测、过程观察和适当的问题。下面的对话是琳恩对母亲做出的反应，阐明了过程建议的具体运用：

> **琳恩**：我不想按别人说的那样去做。你从来不听我说！（哭泣）

> **治疗师**：（温柔地）告诉她你失去了什么，而你本来想要什么。
>
> **琳恩**：我想要听你说，你爱我。我很孤单，很困惑，我总是试着讨好你，但是你从来没有表露你对我的爱。
>
> **治疗师**：对，你感觉很难过，因为她从来没有对你表达出她的爱，也从来没有告诉过你，你对她有多么重要。告诉她。

上述例子中，治疗师帮助来访者准确表达出她所失去的，以及直接对母亲表达出了自己的需求。当来访者哀怨地对母亲说："你从来都不听我说。"这时，治疗师意识到了她的内在需求，帮助她明确地表达，并加以符号化。

意义区分通常包括详述来访者在这方面特殊的体验，帮助来访者探索自身的特殊伤痛。例如，另外一个来访者的母亲在他12岁时就自杀了，治疗师做出如下反应：

> **来访者**：在我的生活中，有的时候，真的好希望你就在我身边。
>
> **治疗师**：告诉她你为什么希望她在你身边。你想要的是什么。以及你想念的是什么？
>
> **来访者**：我想不必回家过圣诞节，我想……
>
> **治疗师**：你想家。
>
> **来访者**：我想要一种归属感。（停顿）我有另一个完整的家庭，有阿姨、叔叔。那是我一直试着做出解释的地方。这太复杂了。
>
> **治疗师**：听起来，你想表达的是："在这一切中，我想要的是你的支持。"
>
> **来访者**：对。

鼓励表达原发情绪

对话中这一阶段的另一个目标是帮助来访者区分衍生反应，如失望、抱怨、憎恨，或相似的，来自原发情绪的其他不良感受，这种感受包括悲伤、愤怒、恐惧、羞耻。在这个阶段，来访者有必要单纯地表达原发性的悲伤和愤怒，需要对这两种情绪状态分别进行符号化，然后表达。治疗师的任务是准确地评估这些情绪，并与每一种情绪状态保持谐调。治疗师必须关注来访者当前出现的情绪，让其得以充分表达。要做到这点，治疗师必须能够分辨、识别源自原发潜在情绪的继发情绪；过程体验治疗师会运用第二章所提供的各类方法，包括密切的共情调节、非语言暗示、了解特定情绪特征，以及了解来访者的经历和情绪类型。

一般来说，在运用空椅法时来访者会表达出继发情绪，包括绝望、屈从、抑郁和焦虑，并且常用责备的口吻，以外化的方式表达这些情绪。虽然治疗师需要了解这些情绪并帮助来访者体验继发情绪，但还是要持续鼓励来访者"单纯地"表达原发情绪。在来访者开始体验和表达原发情绪与继发情绪时，通常会把二者交织混合在一起。例如，来访者的抱怨里，总是夹杂有悲伤和愤怒，来访者也提到"悲伤和愤怒的感受……有点儿迷惑"。就受虐的例子来看，首先要对交织在一起的恐惧、羞愧和厌恶等不适应性情绪进行接触、确认和重新加工，直到来访者做好准备以进入愤怒和悲伤的原发情绪体验（Greenberg，2002a）。

在情绪体验中，来访者有独特的情绪类型和不同的情绪表达方式，情绪转换的方式也不同。有的来访者的情绪转换很快，有的来访者体验情绪的方式不太连贯，一旦完全表达出自己的愤怒，就难以进入某一情绪状态，如悲伤。有些来访者的反应却恰恰相反，当治疗师要求来访者聚焦诸如愤怒等某种特定的感受时，来访者会立即陷入悲伤之中。治疗师必须了解来访者情绪的特质，帮助来访者认识相关的情绪，达到分离、区别和表达悲伤、愤怒及其他相关原发情绪的最终目的。在完形疗法中，治疗师主要采用接触法（Strttmpfel & Goldman，

2002），在来访者所有情绪出现前，必须密切关注来访者即时即刻的体验。接下来是一段来访者与总是打击自己的母亲的对话：

> **来访者**：（作为母亲）我要赶你走，你什么都不是。你说的都是又蠢又没用的话，我一点都不想听你说话。你就安静地待在角落里不行吗？
>
> **治疗师**：好，到这里来。（指向自我的椅子）（来访者移到自我的椅子上）当她像那样赶你走的时候，你有什么感受？
>
> **来访者**：（耸肩）我怔住了，整个人像呆了一样，还有些受挫，有种感觉就像是，"为什么要这样对我？"
>
> **治疗师**：嗯，绝望感，你可以想象一下那种绝望的感受吗？身体会产生什么反应？在你的心中……
>
> **来访者**：哦，感觉很糟。感觉像是一个紧绷的实心球，（停顿）突然一下有种挫败感，感到悲伤、恼怒。
>
> **治疗师**：嗯，又怒又悲。那你现在最深刻的感受是什么？
>
> **来访者**：嗯，我觉得很受伤。真的很痛苦，就像腹部遭到重击一样。
>
> **治疗师**：那确实很痛苦。告诉你的母亲你有多痛苦。

在这段对话中，治疗师通过关注和体会来访者身体的感受，帮助来访者将衍生的绝望感区分为受伤与痛苦这两种更为基础的原发情绪。这样，治疗师便可与来访者一起充分地探索并表达来访者的悲伤。

处理悲伤情绪可运用的方式包括共情调节和重视，关注来访者体验中的痛苦，帮助他们将无形的、抽象的体验具体化、符号化。有时，这样做意味着去了解来访者悲伤的原因，表达关心，并给予共情确认，从而让来访者可充分表达自己的情绪。治疗师可能会说："听起来这件事让你感到很痛苦，你需要告诉你母亲你有多痛苦。"在其他情况下，特别是在运用哀伤辅导法（grief work）时，治疗师必须提供共情重视，"倾听来访者心中的痛苦"（Egendorf, 1995），让来访者先感受自身的悲伤，再去表达。例如，面对12岁时失去母亲的来访者，在触碰到来访者的悲恸情绪时，治疗师只能坐在他的身边，点头说"是"，表示认同，有时也会这样说：

治疗师：哭出来吧，你有太多的悲伤和痛苦。

最终，当来访者痛哭着，借此充分表达自己的痛苦情绪时，治疗师会说：

治疗师：告诉她（你的母亲）你的悲伤。

如果面对有受虐经历的来访者，治疗师切记不要让来访者告诉施虐者他们的悲伤，因为来访者不会想从施虐者身上寻求安慰。事实上，这样的要求会让来访者有被侵犯的感觉。就这种情况来说，最好让来访者向保护性他人或向治疗师表达他们的悲伤。

处理愤怒情绪时，区分衍生性愤怒和原发性愤怒也是很重要的（见第二章）。原发性愤怒，或因受侵犯而引起的愤怒都是很关键的情绪，应加以确认，并鼓励来访者表达出来。在处理未完成心结的过程中，来访者可能会否认愤怒的存在，因为在面对初始的关系时，来访者对表达自己的愤怒仍感到不安。如果来访者无法接近原发性愤怒，那么来访者也就不能接触到可以促使他们做出适应性行为的健康情绪。因此，来访者需要表达愤怒，并反抗他人："你不该这么伤害我的；你真可恶，你不该这么对我。"这些话让来访者产生一种自主意识，并有治愈作用。要区别原发性愤怒和衍生性愤怒，治疗师必须明白这样一个原则：愤怒是对侵犯作出的反应，它包含了来访者的自我肯定。对照之下，衍生性愤怒让来访者狂暴并产生抱怨，驱走另一方，或者掩盖更脆弱情绪的表达。对衍生性愤怒体验的表达并不能缓解来访者的痛苦，或推动治疗进展。

在处理来访者与创伤有关的未完成心结时，治疗师就必须学会区分原发适应性愤怒和衍生性愤怒以及不良适应性愤怒：表达衍生性愤怒和不良适应性愤怒并不能消除痛苦，实际上还可能造成再次受创。在处理创伤时，派维欧和格林伯格（1995）通过聚焦向特定他人表达的特定愤怒，区分一般性愤怒和长期不良适应性愤怒，另一方面，通过强化和表达受抑制的原发性愤怒，促进来访者的自主激励和自我保护行为。

最后，在这个阶段的情绪处理中，治疗师应该清楚，一旦原发情绪得到充分和自由的表达，它们就会迅速转移。再者，愤怒和悲伤常会相继出现。因此，在来访者完全表达出原发性悲伤时，会出现原发适应性愤怒情绪，二者界限分明。相应地，充分表达适应性愤怒能让来访者确认失去和背叛的痛苦，为他们所失去的而感到悲伤。

运用空椅法处理自我阻挠

如第十一章所述，来访者在尝试充分表达自己的情绪和需求时，常会碰到阻碍或出现自我阻挠。这类阻碍在空椅法和双椅扮演中十分常见。双椅扮演其实是一种特殊的双椅法，也是空椅法中常用的子任务（见第十一章）。当治疗师认为来访者已经可以直接对重要他人表达自我或体验自我时，可加入双椅扮演任务。治疗师可以说："好了，现在可以让你母亲坐回这张椅子，告诉她你的感受吗？"在一项任务中加入另一项任务，这一方法对解决长期有未完成心结的问题是非常重要的，特别是对那些长期受未完成心结困扰的来访者。

第四阶段：表达和确认未满足的需求（部分解决）

对话的下一阶段包含表达和确认未满足的基本人际关系的需求：依恋、分离或自尊。因为个体认为自己没有权利表达这些需求，所以他们在最初的关系中从未表达过这些需求。为了达到治疗效果，必须让来访者表达出他们的需求，比如表达自主意识和权利意识，而不是表达他人对这种意识的剥夺和指责。在此阶段，治疗师应关注并鼓励来访者表达情绪和需求。此外，治疗师应帮助来访者标记、确认界线。例如，要求来访者拒绝那些侵犯行为或重申自己的权利。治疗师发现，在早期体验中，来访者常会觉得自己不得不否认自己的基本需求，结果他们无法主动留意或表达自身的需求。因此，治疗师必须倾听留意来访者需求的出现，需求一旦出现，应尽快予以确认并鼓励来访者将其表达出来。琳恩在继续表达对母亲潜在的感受时，出现了需求表达：

> **治疗师**：告诉她你要的是什么。
>
> **琳恩**：让我做我自己，一个独立的我。
>
> **治疗师**：好的，对她提出你的要求。
>
> **琳恩**：我希望你让我做我自己。我想要表达我自己，告诉你我的感受是什么。
>
> **治疗师**：嗯，你想要她接纳你。
>
> **琳恩**：是的，我想要母亲接纳我，（哭泣）我想听到她说她是爱我的。

根据当代情绪理论（见第十二章），感受和需求具有高度相关性，表达出其中之一，会对另一种有暗示作用。因此，全面探索其中一种感受，也会引出对相关需求的陈述。来访者不会主动表达需求时，过程体验治疗师会使用探索性问题或共情揣测的方式，询问来访者的相

关需求，鼓励来访者将其表达出来。相应地，对未满足的需求的表达
又常会引出对原发情绪更深入的觉察：

> **治疗师**：你感到如此悲伤、痛苦，不记得母亲曾爱过你，觉得自
> 己如此孤单、受到束缚。那告诉你母亲，你希望她对你说什么？
>
> **来访者**：我想要你对我说，你爱我。
>
> **治疗师**：告诉她那对你来说像什么。
>
> **来访者**：很孤单。嗯，还有困惑（抽鼻子），而且……
>
> **治疗师**：你觉得这么悲伤和孤独，告诉她你需要什么。
>
> **来访者**：我需要你在我身边表达出你爱我的感情。

在绝大多数的情况下，来访者无法完全觉察自己的需求，有时会
丧失辨别需求的能力。在来访者尚未觉察到自己的需求的时候，治疗
师可运用体验聚焦（见第九章）以增加来访者的觉察，或使用共情
探索（见第七章）从而发掘来访者未曾觉察到的需求。如果来访者拒
绝表达自己的需求，治疗师可以将来访者的拒绝视为是自我阻挠，如
本书第十一章所述。这样的话，在此阶段的空椅法的运用会持续较长
时间，也有可能需要数期治疗才能完成任务，这是因为来访者需要时
间来建立陈述需求的自尊和勇气，而这又往往难以达成。

即使他人无法满足来访者需求，来访者也必须意识到，自己有让
他人满足自己需求的权利。来访者要意识到这一点，允许放弃未满足
的需求。在此时的对话中，治疗师支持、鼓励来访者放下未实现的愿
望。如果来访者并未在表达原发情绪后自然表现出放下未实现的愿
望，治疗师应帮助来访者探讨和评估他人是否能满足来访者未实现的
愿望，如果不能，治疗师可帮助来访者探索坚持愿望可能产生的影
响。在这种情况下，治疗师可要求来访者向重要他人说："我不会放
弃满足我的需求。"最后，治疗师一般要对放下愿望的来访者进行哀

伤辅导，因为来访者可能会因为无法获得所依恋的人对自己需求的满足，而感到悲伤。

第五阶段：对他人印象的转变

通过唤醒情绪，直接表达情绪以及对自己需求正当性的强烈觉察，来访者放下曾经十分强烈却被过度压抑的感受，对他人有了新看法。对他人印象转变的方向依对他人的最初印象和来访者在关系中的体验而定。在未涉及过去的创伤和受虐情境中，具有剥夺或惩罚特性的他人会变得较为正面，流露出懊悔之情。可以将他人视为独立的，有自己的苦恼，既有优点也有缺点。在受虐和创伤的场景中，他人变得不那么咄咄逼人，反而像个有着内心弱点的弱者。来访者逐渐认为他人理应对自己的行为负责任，并遭到指责。这两种情形中，在提到与他人有关的事情时，来访者会有更多的自主感和价值感，觉得更有权表达自己的感受。

在琳恩心中，母亲从原本的不近人情、刻薄的形象，缓和为一个没有收入来源、脆弱的个体，随之，琳恩开始理解和同情母亲。治疗师向来访者反映并促进这一对话：

> **琳恩：**我明白那时她也很难熬。因为当时父亲沉迷于赌博，这让她苦恼不堪，陷入困境。
>
> **治疗师：**你可以来这边，来扮演你母亲吗？（来访者移至另一张椅子上）告诉琳恩你没有表达你的爱，你有什么样的感受？
>
> **琳恩：**（作为母亲）我那时因为你父亲赌博而忙得焦头烂额。
>
> **治疗师：**是的，告诉她你的感受。
>
> **琳恩：**（作为母亲）我设法赚钱养活你和你弟弟。我那时候又孤单又害怕。那时的我非常沮丧，从来不确定自己是不是能养活这一家人。

治疗师：你为你自己没能陪在女儿身边感到抱歉。

琳恩：（作为母亲）是呀，深陷在我自己混乱的世界里，这真的让我很绝望；我想让她父亲意识到我们这个家庭是多么重要。我当时真忙得不可开交，也没能感受到爱，可是我的确难以向你表达出我的那些感受。

治疗师：无法让你丈夫意识到家庭的重要性，这让你感到绝望。

琳恩：是的，还有，（停顿）我曾经不许你跟你的朋友往来，对此我也感到很抱歉。因为我那时要工作，所以需要你待在家里当帮手。

此时，治疗师的任务就是识别和支持这种对他人看法的转变，帮助来访者详细说明并巩固对他人的观点。最终，这一切会帮助来访者将这些新的信息整合融入当前的情绪过程中，形成对自我及他人的看法。因此，治疗师反映和鼓励来访者详述对重要他人的观点。在此阶段，他人道歉并请求谅解是很常见的情形。以受虐或创伤事件为例，来访者演示出的他人形象可能带有破坏性或出现机能障碍，但也愿意为他们应受谴责的行为承担责任。

第六阶段：自我肯定和放下不良感受（完全解决）

在空椅法中，当来访者了解到自身价值，并且能放下因先前未完成心结产生的不良感受时，即达到完全解决未完成心结的阶段。以下列出了来访者放下自己的不良感受的三种方式，它们分别是：（1）认为他人应对所遭遇的侵犯行为负责；（2）增进对他人的理解；（3）真心原谅他人过去所犯的错。在非受虐案例中，来访者能更好地理解他人，以共情、同情的观点看待他人，有时还会加以宽恕。在受虐或与创伤相关的案例中，放下不良感受通常涉及两方面，即归咎于他人和开启新生活，来访者或许还会表达出共情和宽恕。在后续章节中会结合这几种不同的最终状态来进行讲述。无论如何，最终来访者都能够放下不良感受，实现自我肯定。

理解或宽恕他人

在接下来的对话中，琳恩还是对所失去的感到哀伤，不过，她也对他人有了不同的看法。治疗师帮助来访者以共情探索理解他人，以原谅他人的方式改变自己的看法。当他人要求得到谅解时，治疗师检查来访者出现了怎样的新感受，能够让来访者完全了解自己失去的东西。治疗师也应支持和促进新的情绪信息的整合，这样可以进一步帮助来访者放下以前的不良感受，并且继续自己的生活：

> **治疗师**：好，回到这边来。（来访者移回自己的椅子上）她说，她以为这是在保护你不受到外界的伤害。对此你有何反应？
>
> **琳恩**：我原谅她。
>
> **治疗师**：告诉她你原谅她了。
>
> **琳恩**：我原谅你，我想当时你已经尽力做到最好了。但那不是我想要的。（哭泣）我知道……我知道你爱我，关心我。
>
> **治疗师**：（温和地）在你说这些话的时候，你看上去很悲伤……
>
> **琳恩**：嗯，我想听你说你爱我；我真希望你这么说。我这么孤单，我只是想要了解我自己。我总是无视真实的自己，将它搁到一边，这真的很痛苦。我想要你来安慰我。
>
> **治疗师**：（温和地）当你告诉她这些话时，你有什么感受？
>
> **琳恩**：我觉得自己很勇敢，是一个独立的人。
>
> **治疗师**：好，过来这边继续扮演母亲的角色。（来访者移到另一张椅子上）现在你会怎么说？
>
> **琳恩**：（作为母亲）我在保护你，怕你误入歧途。我很遗憾那时你错过了很重要的东西，我也很抱歉你经历了这么多的痛苦。你很重要。据我所知，当时我能做到的就是这样了。

治疗师：好，回到琳恩的椅子上。（来访者转移到自我的椅子上）

琳恩：嗯，是的，我原谅她。（哭泣）

治疗师：你觉得很悲伤，告诉她你的感受。

琳恩：我失去了很多，失去了我们之间的美好关系。我想要你了解并喜欢真正的我，（停顿）说出来的感觉真好。

治疗师：对母亲你有什么想法？

琳恩：我真的原谅她了。没有什么愤怒或怨恨了，她已经尽力了。

琳恩表达出自己所失去的，从内心接纳自己的母亲，但同时也感到更加孤独。她觉得自己的需求是合情合理的，但也知道母亲无法给予她她所需求的。此时，来访者可能会因为自己的优点和能够为他人做些事情感到骄傲。治疗师此刻只是以倾听的方式做出反应，鼓励来访者详细说明。

归责于他人

针对受虐或创伤，解决未完成心结意味着将错误行为归咎于他人身上，减轻自我责备。来访者将错误行为归咎于他人，但未宽恕他人（也不谅解他人）。例如，在谈到爱骂人、有操控欲的母亲时，这名男子是这样对他母亲说的。

来访者：我当时只是个小孩，我不敢说"够了，不要这样，走开"。但现在我可以告诉你，因为这些，我恨你，我不会原谅你，我不会再保护你了。我会永远记得这些。我再不会围着你转。我想维护自己权利的时候到了。

在这个阶段，治疗师支持来访者将自己的行为归咎于他人。而来访者也需要有人支持他们新发现的自身优点，重新考虑责任的归属。

先前来访者认为受到虐待是自作自受，现在，过程体验治疗师要帮助来访者明白：自己并不是祸首，他人应该为施虐行为负责。

无论来访者所采用的解决方式是归咎于他人，还是谅解他人并做出改变，在解决未完成心结后，来访者终会感到如释重负，产生成就感。此外，常随之出现的还有自主意识、乐观意识和自我肯定，治疗师帮助来访者对此进行探索和评估，同时也要提供支持和确认。

学习空椅法的建议

在第十三章会再度谈到处理人际伤害和创伤的问题。如果想学习更多有关于空椅法的内容，请参考格林伯格等人（1993），格林伯格和派维欧（1997），以及派维欧和格林伯格（1995）的研究成果（参见 Paivio, Hall, Holowaty, Jellis, & Tran, 2001；Paivio & Nieuwenhuis, 2001）。欲获悉更多空椅法研究，请参考格林伯格和福斯特（1996），格林伯格和马尔科姆（2002），麦克曼、高曼和格林伯格（1996），埃利奥特和格林伯格（2002）的研究评论，埃利奥特、格林伯格和列塔尔（2003），以及格林伯格、埃利奥特和列塔尔（1994）的著作。美国心理学会（1994）出版了一套格林伯格示范对模拟来访者运用空椅法的光盘；这套光盘也展示出过程体验疗法所采用的空椅法与完形疗法的空椅法的不同之处。

第三部分
过程体验疗法的实践问题

第十三章

过程体验疗法在实施中
的常见问题

本章将讨论如何处理过程体验疗法实施中的实际问题。这些常见问题涉及一些基本细节，从与来访者相处的个人经验，及被督导者遇到的问题和困境中总结而来。本章所提到的问题解决方法虽不能涵盖治疗过程中遇到的一切实际问题、困境和危机，但的确适用于大部分常见问题。

来访者对过程体验疗法的适用度与
适应性的相关问题

过程体验疗法最常见的问题是来访者适用度问题，包括哪些来访者适合采取过程体验疗法，哪些不适合，以及以外在的方式让来访者适应。

哪些来访者适用过程体验疗法

我们在第三章的研究赞成使用有实证支持的过程体验疗法来治疗

由创伤或受虐引起的重度抑郁症和其他障碍（见 Elliott, Greenberg, & Lietaer, 2003）。依据我们自己的临床经验和文献研究，我们通常认为承受轻度到中度程度痛苦及患有抑郁症的门诊来访者最适合接受本书中提到的过程体验疗法。有些来访者在接受带有情绪加工方式的疗法时，会立即进入治疗状态，体验探索，建立对参与的积极表达模式，这是实施过程体验疗法的关键。这些来访者以专注内在和探索的方式对共情性干预做出快速反应。治疗师可能会从这些来访者中诊断出各种各样的问题，包括调适反应、临床抑郁、创伤后应激障碍、各种不同的焦虑症、自信心不足、内心冲突、对他人挥之不去的怨恨和心理障碍。对于特定来访者从过程体验疗法中获益的能力，治疗师要对此保持一个开放的心态；有时，治疗前景并不乐观的来访者接受这种疗法，并能加以出色运用取得良好的效果，这也让我们感到惊讶。

哪些来访者不适用过程体验疗法

过程体验疗法的价值在于提升来访者的自我导向，如果来访者对治疗中的内在探究和自我决断方面有强烈负面反应；或者来访者认为治疗师无法提出建议或治疗师的解释无法让他们接受，而治疗师却强行加以治疗，这一做法则违背了自我导向的价值指导理念。在此情况下，应考虑转诊另外的治疗师。

此外，本书中所提及的过程体验疗法不适用的情况，至少包括具有以下障碍的来访者：目前有重度思维紊乱、精神分裂症、反社会人格障碍、极度冲动、强烈自杀欲望、无家可归、严重药物滥用、遭受持续的家庭暴力或其他受虐情况。本书的意思是，这些来访者需要更积极、更全面的治疗和干预，如即时的危机介入或个案处理。本书还建议治疗师遵循对来访者选择和自主权最小限制的原则，同时辅以治疗师的人文敏感性，为来访者进行更有内容指引性、专业性的介入治疗。然而，如果治疗师遇到具有危险性、无法控制当前症状的来访者，那么可能会需要对过程体验疗法的原则做一些变通。

如何对外在型聚焦的来访者采用过程体验疗法

在我们的经验中，并不是所有接受治疗的来访者都愿意关注和探索他们体验的边缘。事实上，许多过程体验疗法的挑战和技巧在于以不同的加工方法调整治疗手段，使之符合来访者。例如，有些来访者持续把焦点放在外在因素上，如无法获得他人的支持、经济问题或身体问题，尽管治疗师竭尽所能帮助他们探索内心，他们还是会反复回到这些问题上来。有些来访者则为解决生活中某些特殊问题而寻求专业指导或建议；换句话说，他们通常想得到的治疗就是解决问题。如果治疗师不愿提供建议或解释问题的原因，这些来访者可能会将此视为职业游戏或是认为治疗师很自私，不愿提供帮助。

不过，过程体验疗法能够相当成功地治疗那些有外在化情绪方式或是在人际方面依赖性非常强的来访者。针对这样的来访者，治疗师需要不断提升他们对内在体验的共情探索，提供解释性的或情绪聚焦的基本原理，好让他们逐渐创建内部聚焦。此外，对这些来访者的治疗应更多地使用过程引导任务疗法，如聚焦和空椅法。

来访者提出的问题解决任务常常使过程体验治疗师进退两难，因为他们希望治疗师做出非体验式回应，特别是要给予如下建议时：

● 告诉我应该如何面对妻子对我无理的要求。

● 我真的不知道该如何让他理解。

● 我知道在这种疗法之下你不应该给我什么建议，但是我希望你能告诉我该如何应对这些恐慌。

不过，治疗师不应拒绝来访者的问题解决任务或视其为不恰当的而予以忽视。事实上，如果拒绝或忽视，那就是治疗师的共情失败。相反，过程体验治疗师应主动帮助来访者解决问题：

> 这情形听起来有些困难、复杂，对此也没有简单的解决方法。我不确定在这种情况下我会怎么做，但我很乐意与你一起面对这个问题。

另外，我们至少能够运用三种不同的过程体验任务来处理问题解决任务。首先，治疗师帮助来访者参与对不同行为过程以及与此相关的共情性探索（见本书第七章），治疗师需要探索性地提问，如"你有没有想过要怎么做？""在此情况下你需要什么？""你想做什么？""你希望结果是怎样的？"

其次，以聚焦的观点来看（见本书第九章），来访者选择的行动规划可能也是对相关问题的模糊感受的符号化，治疗师可以像测试字词或意象一样来检查核对来访者的模糊感受：

> 你想象一下如果那样做（例如，告诉你的妻子她的要求很无理），你的内心会是什么感受？那切合你对问题的感受和看法吗？而解决这个问题需要什么？

最后，通常情况下来访者要求治疗师提供的建议实际上是用来解决冲突分裂的（见本书第十一章）。经受冲突分裂的来访者陷入两难的境地，且试着运用治疗师的建议来帮助他做出决定，使治疗师加入冲突分裂，形成"三角关系"（家庭体系研究术语）。而在这种情况下，治疗师可能要采用共情阐述的方式对冲突分裂进行反省：

所以，你是在问我对你是否应该离开家的意见。可我并不是你，而你看来确实对此感到相当困扰，仿佛有点深陷其中，不知该怎么做了，因而你求助于我，希望我能告知你如何解决这一冲突。我这种说法对吗？

如果治疗同盟关系足够稳固，治疗师可以用双椅法作为解决冲突的替代疗法。

此外，对外在聚焦型的来访者，重要的是治疗师要仔细倾听来访者对同盟关系的不满，并且让来访者参与到关系对话中来，表达来访者在治疗任务和活动中的任何障碍（见本书第八章）。如萨克斯（1998）指出的，过分聚焦外在或身体症状的来访者可能会要求进行附加的治疗来提升他们的感受力，这样一来，要在20个治疗期内完成短期治疗就会变得相当困难。

如何向来访者解释过程体验疗法

本书第二章提到了过程体验理论的概要。那么，以何种方式、在什么时间可以告知来访者过程体验的相关概念？就我们过去这几年与来访者的接触来看，我们更加坚信来访者了解情绪在人类机能与机能障碍方面的作用会对治疗有益，提高情绪智力也有助于来访者的转变。我们也发现，这种做法对于消除许多来访者对痛苦情绪探索价值和空椅对话的疑虑甚为关键，所以我们更常运用体验式教导反应。我们并不是以广泛的、一般的说教式来教导的，而是在治疗中的不同的恰当时间点，通过情境式指导，维护和发展这种治疗同盟关系。

在治疗的不同节点，可以用多种方式完成有关情绪的体验式教导。在一开始就告诉来访者治疗的性质，这一点往往很重要。例如，在第一次治疗的某个节点，治疗师会提醒来访者这主要是关于聚焦情绪的治疗。还需谨记，当来访者在决定对治疗师报以多大的信任，以及如何开始面对自己关心的问题时，不要指望来访者在一开始就消化很多信息，不要以为治疗师说什么来访者就能百分百地领会意思。因此，治疗师应只提供当下来访者所能接受的信息，且可在后续治疗中回顾这些话题，特别是在来访者开始面对痛苦的感受或记忆，或是进行诸如空椅法之类的唤醒任务时。

　　任何情况下，不论是在开始或是后续治疗中，治疗师根据来访者的反应在不同时间节点引入体验指导或许有助于治疗，尤其是在来访者对于情绪治疗的意图有疑问，或对情绪处理心存怀疑时。表13.1是对情绪理论的概述，可作为给来访者的小课程或单页讲义。该表展示了三种情绪功能和三种类型的情绪问题，主要为方便治疗师记忆，并用于后续体验教导。以下是其他可能用于体验教导反应的例子，帮助来访者更加了解情绪工作：

● 帮助来访者学习将情绪视为一种信息，找出如何满足自己需求的方式，这是该疗法的重要目标之一。

● 在成长过程中，许多人从小被教导要回避、忽视他们的感受，这使得他们更难以满足自己的需要，这种情况在处理人际关系时特别明显。

● 曾经的受虐经历或创伤事件可能会对情绪带来遗留影响。

关于治疗过程的问题

　　本节提到的问题大致按时间顺序排列，涵盖了来访者治疗过程中遇到的问题，可为没有经验的治疗师提供全程治疗指导。

治疗开始前对来访者做哪些了解

对过程体验治疗师来说，有一点很重要，应将所有关于来访者的信息仅看作用以提高来访者共情调节的尝试性框架，而不是最终定论。

表13.1　用于来访者的情绪理论概要

情绪为何重要	
情绪有三种基本功能：	我们有情绪是因为…… 1.情绪告诉我们什么是重要的 2.情绪告诉我们需要和想要什么，并帮助我们了解应该怎么做 3.情绪给我们一致性和完整感
但是人们处理情绪时会遇到的三类主要问题：	1.有时最为明显的情绪并不是最重要的，潜藏的或内在的情绪才是最重要的，而在这种情况下，我们需要找到最重要的情绪 2.有时情绪表达的程度是不适当的：情绪太强或是离我们太近，会控制我们；情绪太弱或离我们太远，我们无法利用情绪来帮助自己。而在这种情况下，我们需要将情绪调整到"适当"的程度与距离 3.有时我们会因为情绪重要部分的缺失而陷于一种情绪中，不知道什么是情绪或身体感受如何；也或是因为我们无法用语言描述情绪；或是因为无法将情绪和需要做的事情联系起来；当这样的情况出现时，我们必须找出缺失的那部分，将它填补完整
然而，很难以抽象的方式来处理情绪，治疗师必须根据不同来访者的特点来提出特定任务和问题，帮助来访者更有效地运用与问题相关的情绪	

信息摄入

治疗师能熟悉所有来访者的治疗信息当然是好事，否则，来访者可能会对治疗感到泄气，因为他们会觉得评估的过程或换一个治疗师重新开始是在浪费时间。因而，治疗师可以在第一次治疗时对来访者说出以下的话：

我看过所有你此前接受治疗的资料，对你的背景有大致了解，也明白你为什么来这里。但由你当面直接告诉我又是另外一回事，所以，不知道你是否愿意告诉我你来接受治疗的主要原因？

诊断

《精神障碍诊断与统计手册》第四版（DSM-IV；American Psychiatric Association, 1994）中的诊断是一种以专家经验为基础的非共情式诊疗。这种方式不符合建立过程体验法所需治疗关系的目标。那是否意味着治疗师在过程体验治疗中可以忽略对来访者的诊断？尽管这是我们20年前的态度（例如，Rice & Greenberg, 1984），同时我们发现，了解来访者的问题类型能帮助治疗师更高效地解决它们。尤其是我们发现在《精神障碍诊断与统计手册》一书的诊断中，来访者常出现抑郁症、创伤后应激障碍、恐慌症、药物滥用问题和长期情绪不稳定或自残（"边缘化过程"），但是这些来访者之间整体上是有所差异的。我们将在第十四章对这些差异再做讨论。

与此同时，治疗师尽可能尝试将来访者的诊断进行归类，单独放置一边。诊断并不能完全定义来访者。治疗师切记不要因诊断影响自己和来访者的治疗关系。相反，在过程体验疗法中，治疗师可从侧面了解来访者的诊断结果，但将其搁置一边，以备在共情调节时使用。换个角度来看就是将诊断视为治疗的起点。有临床忧郁症状的来访者会对不同事情感到抑郁，抑郁的感受方式不同，随之而来的问题也有所不同。最终，我们发现这些区别和细微差异要比那些诊断事实，例如来访者是否符合重度抑郁的标准，更为重要，因为治疗师的工作就是帮助来访者解决其形态各异的抑郁症状。过程体验疗法并不需要在研究情境外做出广泛的诊断评估，因为这会干扰治疗关系的发展。

实际应用中的信息搜集

在实际应用方面，过程体验治疗师不会进行广泛的测验和诊断性治疗。但治疗师很可能要求来访者填写书面问卷，如《症状自评量表》（SCl-90）（Derogatis, Rickels, & Roch, 1976）。一份简要的个人信息统计表也是可以的，这样的信息表可在前两次的治疗中用作个性化问卷表（Barkham et al., 1996；Elliott, Mack, & Shapiro, 1999）。这些测量方式能够有效地搜集有用信息，且不会占用过多治疗时间或妨碍治疗关系的发展。治疗师还可以使用包括自杀及药物滥用等其他自残行为选项的检测量表。如有必要，可在完成第一次治疗时，搜集其他信息。如需进行重要评估或诊断，可在过程体验治疗之外搜集或在与来访者商讨治疗的过渡期搜集。

首次治疗的推进过程

在本书第八章中，我们以关系术语大体探讨了治疗的开始，在此我们将以明确、具体的术语讨论治疗师应如何开展第一次治疗。然而，在帮助来访者探索自己的问题时，治疗师的首要任务总是要贯彻关系治疗原则：促进共情调节，表达真诚的共情赞赏，提升双方对治疗目标和任务的投入。坚持这些原则的重要性远大于搜集来访者背景信息，以及向来访者提供有关治疗性质的信息。

检测初始状态

首次治疗一开始，治疗师一般应询问来访者当前的体验。尤其是当来访者表现出紧张不安或不适时：

治疗师：当开始接受治疗的那一刻，你有什么感受？

选择开场方式

在首次治疗中，有效的办法常是让来访者选择如何开始对话：

治疗师：我们今天要做两件事：一起讨论治疗的性质，还需要你告诉我你的主要问题。你想从哪项开始呢？

如果来访者不愿意做出选择，治疗师可凭直觉决定开始的方式。

开始治疗

如果来访者想开始讨论他们需要疗愈的主要问题，那么来访者可以开始对其主要问题进行共情探索，以便帮助治疗师了解来访者对问题的内心体验，弄清楚来访者想要在治疗中解决的问题。帮助治疗师了解来访者体验的有效切入点包括来访者接受治疗的主要任务和目的，来访者对治疗的关切和疑虑，因来访者问题而受到威胁或干扰的重要生活计划，来访者当下感到最紧迫、最重要或最有影响力的问题。

讨论治疗

在首次治疗的某个时间点，与来访者讨论治疗构架和过程是很重要的。正如先前提到的，如果来访者做出了选择，这一环节可以先进行；反之，就在第一次治疗结束前花5~10分钟来讨论。讨论应包括以下这几个方面。

第一，治疗师应提醒来访者，治疗是以聚焦情绪为主的。这样的提示或许就足够了，不过有需要的话，还可辅以体验教导反应（见本章前面的"如何向来访者解释过程体验疗法"）。

第二，治疗师应告知来访者，该治疗认为来访者才是对其自身体验最为熟悉的专家，最具发言权。例如：

> **治疗师**：一般来说，由你提出想要讨论的部分来引导治疗，而我会积极帮助你找出你对自身问题独有的个人理解和解决问题的办法。
>
> **治疗师**：每个来访者都是独一无二的，所以我们必须知道什么治疗对你有用，什么治疗对你没用。也算是这一冒险的全部意义吧！

第三，治疗师应要求来访者提出治疗中的顾虑或困难。很多治疗师注意到有时自己的治疗方法会妨碍来访者而不自知，所以催促来访者做出反馈以确认其疗法是否有效，就显得很有必要。

第四，治疗师和来访者应该讨论治疗的时长、频率和完成治疗所需的治疗次数（见本章稍后讨论的"治疗次数、频率和持续时长"）。

第五，治疗师应询问来访者这些信息是否有意义，是否有疑问或对此有所反应。这样的询问可以强化治疗的协作性。

结束治疗：治疗结束时的状态检查

距离治疗结束还有 5 分钟左右时，治疗师应提醒来访者治疗即将结束。另一种检查状态的有效方法是提出探索性问题：

> **治疗师**：我们还有几分钟就要结束了，你现在的状况如何？
>
> **治疗师**：在结束今天的治疗前，你有任何想要告诉我或是有任何想问的问题吗？

有关第二次治疗的推进过程

与学生一起研究时，我们发现疗法中的第一期治疗通常比较简单，尤其是在我们用与前一节相似的方法设置好要完成的任务时（首次治疗的开展）。但是当第二次治疗开始，而进展又不明显时，学生就不知所措了。因此，我们会对第二次治疗所涵盖的关键问题多加讨论。而第二次治疗的开场方式与后续治疗是一样的（见本章后面经常问到的问题："治疗通常如何开始？治疗的目的是什么？"）。

主要任务

第二次治疗有三个主要任务（见第八章）。首先，继续构建治疗同盟，还包括探索来访者对第一次治疗的反应，如有必要，解决早期治疗同盟构建中的障碍。其次，阐明治疗焦点，这一点尤为重要，主要包含倾听潜在的焦点治疗目标，有选择性地反馈给来访者，以获得来访者认同或得以纠正。此外，可探讨出现在来访者生活中的治疗目标，包括受阻的生活规划和愿望。最后，从一个主要治疗焦点认真开展共情探索，这将占用大部分治疗时间。

双椅法（见第十章）等积极表达任务一般要到第三或第四期治疗时才采用，因为在此之前治疗同盟关系尚未完全建立。那时来访者通常还不太了解或信任治疗师和治疗过程，因此无法进行高度唤醒的情绪工作或者认为双椅对话的行为很怪异。事实上，过早采用空椅技术可能会使来访者产生"过敏"反应，使后续采用空椅技术变得更加困难甚至无法施展。然而，对有大胆的或有经验、有明显标记的来访者而言，或许会出现例外。另外，尤其是在出现明显问题标记的情况下（见本书第九章、第十章），可在第二次治疗时进行空间清理和意义创造这样的聚焦和其他探索任务。

第二次治疗的常见问题

在第二次治疗刚开始时，大多会遇到一些常见情形。例如，可能会出现表示进展过快的指标，即来访者会述说自第一次治疗起，状况有了很大改善，结果，来访者和治疗师可能无法确定接下来要处理什么问题。K.I.霍华德及其同事（K.I. Howard, Kopta, Krause, & Orlinsky, 1986; K. I. Howard, Lueger, Maling, & Martinovich, 1993）发现，在第一次治疗结束后，来访者的精神状态有所改善，甚至连症状都有所减轻，这或许因为来访者觉得已在着手解决问题。这种"蜜月效果"通常是暂时的，但是这些"蜜月效果"却常让来访者感到惊讶，也会难住新手治疗师，他们不知道在这种情况下应该如何继续治疗，还会质疑来访者是否仍需治疗。用来处理进展过快的策略就是促进来访者感受自我改善的共情性探索（见本书第七章），要来访者在目前和过去的状态中反复探索，利用一个状态来澄清另一个状态（"过去-现在探索"）。如果这种策略不管用，或是在运用时出现困难或有明显的空白标记，治疗师可以使用清理空间法识别当前阶段的问题（见本书第九章）。

不过，第二次治疗中也常出现初期治疗同盟的问题标记（见本书第八章）。例如，来访者可能会述说对第一次治疗的负面反应。此类反应在创伤后应激障碍的来访者身上特别常见，因为再次体验创伤可能会引发来访者的不愉快情绪，又一次激活创伤记忆，导致来访者出现做噩梦、往事重现等症状。其他一些来访者，在经过第一期治疗并对之进行反省后，可能会质疑治疗的目的和任务。这些指标都可被看作同盟对话任务的标记。

治疗一般应如何开始，治疗的目的是什么

和其他的治疗方式一样，过程体验疗法的治疗过程通常如下（但总有例外）：开场，准备性工作，进行一项或多项主要任务，处理加工和结束治疗。在本节，我们会讲述前两项：开场和准备性工作；在下一节讨论处理加工和结束治疗（主要工作是第七章到第十二章的话题）。

开场

正如在所有专业服务中遇到的那样，来访者会期待先由治疗师主动开始过程体验疗法。而治疗师开始治疗的技巧在于引导来访者主导整个治疗内容和任务的安排。一般来说，治疗师开场时需询问如下几项内容：

- 你今天想要从哪里开始？
- 你今天想说些什么？
- 如何展开？
- 发生了什么？

此外，治疗师要特别注意两种开场标志：强烈情绪状态标记和来访者同盟标记。首先，强烈情绪状态标记的表现是，来访者显得烦躁不安、情绪沮丧、呼吸急促，或处于当前某种强烈情绪中。此时，治疗师最好以温和的询问来检测来访者状态，"你现在有什么烦心事？"或"你刚才经历了什么？"其次，在治疗的开始或结束阶段，最常出现积极的或消极的来访者同盟标志。例如，来访者可能会说：

- 我在想治疗的事，还有……
- 我不确定这个治疗有用。
- 我不确定今天想要来治疗。

如第八章所提及的，这些回应都是同盟对话任务的标记，应优先处理。与上述情况相反，来访者可能以更积极的语气说"我一直很期待这次治疗"或"我认为治疗对我有帮助！"

准备性工作

在开场之后会发生什么？在大部分的治疗中，来访者可能会做出以下某一种行为：

- 直接进入主要任务，此时不需要任何准备性工作；治疗师只需跟随来访者的节奏即可。
- 重述或校正前一周的治疗；这并非必要，不过，许多来访者更愿意这样做。
- 列出主要问题的治疗推进表。
- 要求治疗师帮助选择需要来访者所做的准备。例如："我要说什么？"（见第九章）。
- 反映出感受最强烈的标记（请见第九章）。

过渡到主要工作任务

在开场和准备性工作完成后，来访者常会暂停下来，暗示已完成准备。此时，如果来访者并未反映出这点，治疗师一般应询问来访者这次治疗的主要任务："那么今天你想解决什么问题？"

如何结束治疗

在过程体验疗法中，一般情况下，在治疗还剩5分钟时，治疗师会以状态检查的方式来结束治疗：

> **治疗师**：今天的治疗会在几分钟后结束。在结束治疗前我想用这几分钟来进行治疗评估。今天你来的时候有些忧虑（或许是出于对你父亲的愤怒），现在呢？在结束之前，你有什么想要补充的吗？

如果正在进行积极的治疗任务，治疗师可标记当前治疗而暂时结束：

> **治疗师**：你说的这些很重要；如果你愿意的话，我们可以另找时间（或下一次）再来谈论。
>
> **治疗师**：所以，你现在处于这种状态（愤怒、抑郁、矛盾）。我认为这个问题很重要，需要在这方面多花一些工夫。

另一种结束治疗的方法是建议来访者做些觉察练习：

> **治疗师**：如果可以的话，在这一星期，你可以多留意你开始攻击自己时，你是怎么做的，内心对此有什么样的反应。想一想这么做有意义吗？

引入话题的时机

因为治疗话题根据治疗内容而来，所以治疗师通常不用引入话题。但是，如果在前次治疗中有急需处理的临床或同盟问题，治疗师可以引入话题。应对不同问题的合适话题有：

- 同盟障碍。治疗师可以说："上次你表示担心……"（例如，你目前接受的治疗；我给你的引导不够）。
- 治疗危机。如果来访者有自杀念头，或是经历了如手术、诉讼等生活中的重大事件时，则需要治疗师对此表示关切（"不知你是否愿意谈谈……的事情经过"）。
- 前次治疗中的强度。询问来访者对前次治疗的治疗突破或强烈情绪表达有没有什么进一步的反应（例如，啜泣或非常愤怒）（"你对上次发生的事情有没有其他想法或感觉"）。
- 前次治疗中达成的同意。继续或是开始处理上次治疗中的问题，坚持兑现上次治疗中的承诺：（"上次我们同意要来处理……；你还想这么做吗，或者你有想到其他什么吗"）。

● 忽略上次同意处理的治疗关键问题。治疗师可选择忽略上次同意处理的一两个关键问题（"我不知道你是不是还想谈关于……的问题"）。

对治疗师而言，重要的是要给来访者提供话题选择。而引入话题只是可选项，并非必选项。

治疗期数、频率和时长

过程体验疗法和其他体验疗法一样，每期的标准治疗时间为50~60分钟，一般是每周治疗一次。为保持治疗的持续性，每周安排一次治疗，特别是短期治疗。不过，治疗师可灵活调整，让来访者在安排的时间范围内自行决定治疗次数。特别是当治疗有进展时，治疗师可让来访者选择是否减少治疗次数，包括每月一次的"维持性"治疗。另外，如果来访者处于危机状态，或进行高强度、复杂的任务，就需要治疗师提供更频繁或时间更长（即90分钟）的密集治疗。

在时间限制方面，治疗师偏向于在治疗开始时就询问来访者认为自己需要多少期治疗，大概每进行十期治疗就回顾一下治疗进展和目标。如果来访者对治疗或是治疗师有疑虑，我们建议先采取三期试验性治疗。如果来访者征询治疗师的意见，建议在一开始先进行十期治疗，在此期间，来访者和治疗师可以回顾治疗进展，来访者也可以决定是否需要更多的治疗。另外，我们发现，时间限制有助于保持聚焦及推动治疗。先前的研究发现，如果来访者单纯患有抑郁症或是创伤后应激障碍，进行16~20期的治疗就足够了，这也是一个合理而有弹性的时间范围。不过，在诸多外部条件允许的情况下，治疗师应鼓励来访者自己判断何时可以终止治疗。

在一开始就要与来访者讨论管理式医疗、医院规定、研究协议、治疗师或来访者搬家这些会导致时间限制的因素。在这种情况下，治疗师要时不时地提醒来访者还剩多少次治疗，特别是治疗即将结束的时候。必要时，来访者需要按重要性考虑他或她想要优先处理的问题。即使治疗时间因外在因素受限，也必须灵活安排治疗时间，因为时间限制有时会对来访者产生麻痹效应。在限制时间内开展过程体验疗法的经验告诉我们，额外提供4~6次的治疗可以取得更好的治疗效果。

最后，与长期治疗（多于40期的治疗）中运用的过程体验疗法相比较，短期治疗中运用的过程体验疗法更强调任务治疗干预。在长期治疗中，面对有长期人格障碍或是人际关系障碍的来访者，人际关系要素就显得相对重要。但在现代管理式医疗的限制下，最好一开始就假定治疗是短期性的，只有在必要的时候，才会延长治疗时间。

有关障碍或特殊情况

最后要解决的一系列常见问题涉及治疗师觉得很棘手、新手治疗师觉得很头疼的情况。

过程体验疗法中处理危机的一般性原则

一般来说，治疗师在处理危机时需要采用内容指引干预（见本书第五章），防止来访者受到伤害，保护治疗师或其他人。治疗师必须牢记来访者本身比治疗模式更重要！不过，一般情况下，放弃过程体验疗法转而完全依赖内容指引治疗并非必需的，特别是当治疗师与来访者的对峙使得治疗事与愿违时（Miller & Rollnick, 2002）。相反，治疗师应得到来访者的支持和监督。

为了将第一章描述的过程体验疗法原则应用于危机状况，治疗师应该：

● 从与危机情况或行为相关的来访者内在体验开始共情调节。

● 在与来访者保持明确边界的公开讨论中，表达对来访者的共情和真心关切。

● 把危机当作一个对双方都有风险的问题来与来访者讨论，并借此与来访者合作。

● 根据来访者特定的危机类型调整基本立场，保持回应，注意适时透过当前情境识别来访者关键问题。

● 持续处理危机，并在后续治疗中跟进，直到危机解决。

● 最少量地使用内容指引、专家立场或权力来解决危机，以确保避免来访者的过度反应及对来访者的过度影响。

记住这些一般性原则后，我们来讨论一些常见的危机类型（改编自 Margison et al., 1999）。

如何处理来访者自杀或自残

严重的自残行为包括（但不仅限于此）试图自杀；高危性行为；严重的药物滥用。当来访者出现以上一项行为时，治疗师必须主动采取应对措施。针对此类来访者有以下几项指导方针：

● 立即接受咨询或监督。

● 对来访者的自杀念头、自残行为，或其他逃避行为，保持共情调节，并尝试了解这种心理的源头。

● 自杀或逃避有可能是来访者的控制定向意愿，该意愿旨在克服某种有害却似乎不可能的情形。

● 即使人们认为来访者有最终的道德（如果不是法律的）权力自杀，仍要假设处在求死状态的来访者对死亡还是抱有矛盾心理，并且还是有求生及求助的愿望，或者至少想从痛苦中获得解脱。

● 询问来访者是否有计划、计划的可行性、计划实施的可能性、让他或她倾向于某种实施方式的理由，与来访者一起合作探索和评估致死的可能性。

● 要求来访者与治疗师合作解决问题，帮助他/她渡过危机。

● 认真对待来访者的自杀或是自残行为，但不可反应过度，例如，不要将来访者有自杀的念头当作来访者会实施自杀（如尼采[1886/1980]所说，"自杀之念实为一剂良药：它让你熬过无数的漫漫长夜"[p.100]）。

● 提供更频繁的治疗。

如何处理来访者持续的敌意

即使在以合作、相互沟通的方式初步尝试解决来访者的抱怨后，治疗师仍需面对来访者反复表现出的敌意，这也是治疗中一种相当棘手的情况。来访者的敌意会让治疗师表现出补偿性行为。因而，治疗师要进行个人督导或是咨询，排除个人的脆弱性，了解所产生的反应，这点很重要。例如，治疗师面对来访者的敌意表现出的愤怒是衍生性反应愤怒。为了识别出原发适应性情绪，治疗师需要对自己的衍生反应性情绪进行探究，衍生反应性情绪通常包括未能有效帮助来访者而产生的恐惧和悲伤。

治疗师一旦意识到自己的原发情绪，就可专注于来访者的情绪。持续出现敌意通常是来访者表达适应不良的愤怒（见第二章）。因此，治疗师应试着加强来访者对创伤和伤害施加者（重要他人，甚至以前的心理专业人士）的感觉。接着，治疗师会试着帮助来访者识别出更多其他的原发性适应性情绪，如痛苦或羞愧。

如何处理来访者的越界

另一个严重危机是来访者表现出明显的侵犯行为。尽管治疗师对来访者侵犯的觉察度因人而异，但大部分的治疗师能察觉出某些来访者的行为是带有侵犯性、威胁性或是不利的。这些行为包括反复过多地提及个人问题；持续传递性暗示；且频繁电话联系以及要求更多治疗。

解决越界的首要前提是，治疗师要先解决好自己的边界问题。治疗师可用下列问题来探清自身界限：

● 我是否有可能从其他途径得知我坚守个人边界的方式在他人看来过于死板和严苛？

● 相反地，我对个人边界的划定是否过于随意，使自己有时陷入不应该陷入的情况中？

● 我是否因为生活中正面临危机、其他敏感事件或是尚未解决的问题变得比较脆弱？

治疗师必须做些努力才能觉察到自己的边界，不过，这将会帮助治疗师更准确地判断关于越界的问题。换句话说，对此有所准备的治疗师能够判断来访者的行为在何种程度上可算作是侵犯行为，到底是治疗师自身的问题还是来访者的问题。一旦治疗师对此有非常清楚的认识，他们就能够依直觉来判断是否越界。

在此背景下，过程体验治疗师可启动与来访者的同盟对话，直接讨论来访者的侵犯或所传递的性暗示（见第八章）。但在这个讨论中，治疗师必须对来访者获得亲密感的愿望表示共情和尊重，同时继续保持界限。一般来说，治疗师的态度应是温和而共情的，但同时又要显得坚定而明确。最后，治疗师应立足于自己对安全边界的需要：

治疗师：这或许是我的问题，但我需要这些界限好让我能够帮助你。我明白你希望我们之间是一种私人的甚至是密切的关系。但为了帮助你，我需要维持这一界限。不知道你明白没有，但这是我的感受。

要让治疗师说出这样的话来的确不容易，也让人感到很痛苦，但在这种情况下，这样做是必要的。过去有少数人文体验治疗师自我欺骗地认为，与来访者发生性关系或有其他亲密的行为，是与真诚和选择这一价值观相符的。结果却是来访者和治疗师在个人层面和专业层面皆受到伤害。只有来访者和治疗师彼此之间保持明确且适当的距离时，才可能产生对来访者强烈的共情调节和真诚的赞赏。

如何向其他专业人员和保险公司描述过程体验疗法

确实，少数医保会严格限制有实证支持的心理治疗费用的赔付。但是，只要治疗师能够证明来访者的诊断是在受保或是在管护计划范围内，大部分的保险公司或管护机构并不在乎所采用的治疗类型。就如本章先前所提，只要治疗师对此保持适当的谨慎，就可以使用这些诊断分类。再者，有些保险公司要求可测量的具体治疗目标和对治疗进展的系统监督。应对方式之一就是，治疗师帮助来访者整理出治疗过程中要处理的问题；如有必要，来访者可经常对这些问题进行评估（Elliott et al., 1999）。总的来说，过程体验疗法聚焦任务的性质，使其更易于被管护机构所接受（感谢肯·戴维斯提供该部分的资料）。

第十四章

适合特定来访者的
过程体验疗法

在过程体验疗法中，治疗师面对处于不同情况、呈现不同问题和个人需求的来访者时，可以采用多种方法。例如，我们发现，有抑郁症、创伤后应激障碍、恐慌症、药物滥用问题、长期情绪不稳定或是有自残（我们将后者称为边缘过程）行为的来访者，彼此之间都存在差异。一方面，尽管来访者间有着诸多共性和差异，但是有不同诊断或问题的来访者都会呈现不同的任务标记。例如，抑郁症来访者较少出现问题反应点，但会表现出较多的冲突分裂和未完成心结的标记。另一方面，有创伤后应激障碍的来访者较常出现意义申辩和创伤叙述标记。总的来说，这些标记显然都与来访者问题的严重程度有关：抑郁症来访者有时会出现意义申辩，受创伤的来访者也会出现冲突分裂，不过，不同的诊断通常可以为治疗师提供一些线索去了解来访者有哪一方面的问题需要聆听，以增强共情敏感性。

同样地，像双椅对话这种特殊的疗法，对于不同的问题，呈现的方式或强调的内容也不尽相同。处于临床抑郁症分裂中的来访者在遭受批评时（见第十一章），会呈现体验者自我崩溃标记。但处于创伤后应激障碍分裂中的来访者则常看到事情灾难化的一面，事事警惕，不断提醒自己潜在的危险，导致过度情绪唤醒和严重焦虑。反过来，相比严重分裂，创伤后应激障碍来访者的分裂对个体的伤害要小得多，严重分裂一般难以消除，更多见于边缘来访者。了解常见的（并非一定会出现的）体验和任务，包括常见的相关问题的表达方式，有助于提升治疗师对可能的体验、标记和解决步骤的敏感度。

本章提供的过程体验疗法的概述针对三种常见且具临床意义的来访者问题，这些问题对应了第四版《精神障碍诊断与统计手册》的诊断，包括抑郁症（目前有重度抑郁症）、人际关系创伤或伤害（创伤后应激障碍）及边缘过程（边缘型人格障碍）。我们将抑郁症和人际关系创伤纳入讨论范围之列，因为这两种问题非常普遍，且已有相当多实证支持过程体验能改善来访者的这两种症状（见第三章）。虽然运用过程体验疗法治疗边缘过程尚未研究定论，但考虑到其临床意义和治疗师在处理它时面临的特定问题，本书仍将其列入讨论。表14.1归纳了过程体验疗法中不同过程体验任务对各类来访者人群的相对意义及运用。

不过，和其他人文体验治疗师一样，过程体验治疗师避免过于注重精神疾病的病症名，因为将焦点集中在这些病症名称上会干扰治疗师的共情和评估。所以，治疗师应看到诊断的社会建构特性，有时对来访者有益，有时则有害（如诊断中的"边缘化"带有污名化性质）。治疗师务必谨慎，避免给来访者贴标签，要特别留心特殊且意外的任务，倾听来访者的谈话。不存在患有完全相同抑郁症的来访者，且每个来访者都可能在任何时间、针对任何任务呈现出某种标记！

表14.1 用于常见来访者人群的过程体验疗法任务

任务	抑郁症来访者	遭受人际关系创伤或伤害的来访者	经历边缘化过程的来访者
共情性探索：与关键情绪过程相关的情绪体验（第七章）	基准任务（约占一半的治疗时间）	基准任务（约占一半的治疗时间）	基准任务（约占四分之三的治疗时间）
共情确认（第七章）	偶尔（来访者出现懦弱、糟糕的自我）	主要（来访者出现脆弱的自我）	主要（来访者出现疯狂或邪恶的自我）
创建工作同盟（第八章）	偶尔（来访者出现情绪阻碍）	主要（来访者认为治疗师是没有帮助的他人，情绪是危险的）	主要（来访者认为亲近是危险的；要创造安全条件）
同盟对话（第八章）	偶尔	偶尔	主要
清理空间（第九章）	偶尔	主要	主要（早期）
体验式聚焦（第九章）	主要	偶尔	偶尔
允许表达情绪（第九章）	常见	常见	偶尔
复述（第十章）	偶尔（来访者有受虐经历）	主要（第一次和后续治疗）	常见（来访者处理极度压力的障碍）
意义工作（第十章）	偶尔	主要	偶尔
系统性唤醒展开（第十章）	偶尔	偶尔（来访者出现幻觉重现或做噩梦）	主要（来访者出现自我伤害或冲动行为）
双椅对话（第十一章）	主要（来访者有内在批评和抑郁分裂倾向）	常见（来访者对生活事件持有灾难化的看法和焦虑分裂）	主要（来访者出现难以消除的分裂；自我安抚的变化）
双椅扮演（第十一章）	常见（来访者有情绪阻碍时）	偶尔（来访者情绪麻木回避）	偶尔
空椅技术（第十二章）	主要（来访者感到失落，受到虐待）	主要（尤其当来访者要面对没有帮助的他人）	偶尔（在治疗初期会想逃避，有情绪失调的危险）

注："主要"是指对来访者人群所采用的主要任务；这些任务很常见，几乎对所有来访者来说都是非常重要的。"常见"是指重要而常见的任务，也针对大多数来访者。"偶尔"是指标记有时会出现的任务，只针对一部分来访者。

临床抑郁症

针对抑郁症的过程体验疗法重在帮助来访者加工情绪体验，使他们能接近当时情境之下的原发适应性情绪反应，如主动感受被侵犯的愤怒或人际沟通受阻的沮丧。过程体验治疗师还要帮助来访者探索发现其他替代疗法，替代那些给访者自我治疗带来无力、绝望、怨恨和羞耻感等抑郁症状的疗法。预期的治疗结果是来访者自我情绪调节能力的提升。以上也都是提升情绪智力的重要因素。我们在对抑郁症来访者所进行的研究中发现，来访者在治疗中期表现出较高的情绪唤醒，反思情绪并赋予其意义，预示着更好的治疗效果（Warwar & Greenberg, 2000；Watson & Greenberg, 1996a）。我们还发现，在核心问题上经历更深层情绪重构的来访者，在18个月后的追踪调查中显示他们的治疗效果更好，症状复发也更少（Greenberg & Pedersen, 2001）。事实上，过程体验疗法最初是设计用来治疗抑郁症的（Elliott et al., 1990；Greenberg, Elliott, & Foerster, 1990），且一直是抑郁症研究与治疗发展的重点（Greenberg, Watson, & Lietaer, 1998；Kennedy-Moore & Watson, 1999），格林伯格和沃森尚在就此进行大规模研究。

对抑郁症的过程体验式阐释

在过程体验疗法中，治疗师需要从来访者的典型体验特征和不同致郁原因出发来了解抑郁症。

来访者的抑郁体验

抑郁是一种长期处于狭隘、负面的体验状态。来访者抑郁时变得更沉默，对过去为之欢欣的事物丧失了兴趣，大部分时间都觉得很沮丧或情绪消沉。此外，抑郁症可能会扰乱睡眠习惯、影响食欲，还可能导致注意力不集中、极度焦虑不安、无用感和罪恶感，甚至引起自杀心理和冲动行为。抑郁症患者缺乏有力的正面情绪，像好奇、欢乐、高兴、爱和满足这类情绪。一般来说，抑郁症患者常会自我苛责和挑剔；同时，他们不想和别人相处，又对他人的拒绝或是批评非常敏感。退缩和敏感导致他们人际关系紧张，加重了他们的孤立。

一般来说，抑郁症患者无法全方位体验到自己的情绪和感受，他们会回想那些不愉快的记忆，过分在意所处环境中的负面刺激因素，常以整体或抽象的方式感受事物（如果你问他什么感觉，通常回答都是"糟糕"）。但是，最突出的是他们对自己的苛责程度，来访者以严苛的态度回应自己，而他们也就是在这种自我攻击的作用力下崩溃的。因此，抑郁症患者其实较少因他们自以为的负面情境而崩溃，更多的是因对自己严苛、猛烈的批评引发懦弱糟糕的体验自我出现，最终情绪崩溃（Whelton & Greenberg, 2001a）。

抑郁症的源头

抑郁症的体验模式（Greenberg et al., 1990; 1998; Kennedy-Moore & Watson, 1999）是以被削弱自我的脆弱性为中心的。早期受虐或遭到忽视，以及持续遭到误解的经历会妨碍个人处理痛苦情绪，致使情绪失控，且无法有效地根据情绪做出适应性反应。随后，丧失或失败会激活自我的核心内隐情绪过程，产生极度不自信、没有安全感或自责感，还会随着相关情绪记忆的出现引发衍生反应和适应不良的情绪。因个人的脆弱性和缺乏应对方法而产生无力、受困、挫败、自我轻视和羞愧的一系列情绪体验（Gardner & Price, 1999; Gilbert, 1992），最终导致抑郁。个体丧失了掌控感和处理情绪体验的能力，丧失了以更有希望、更积极的方式做出反应的能力。个体丧失了心理韧性，感觉自己无能为力或自我责备——也就是说，一个软弱而又糟糕的自我。

克服抑郁症的一般性改变原则

第一章所描述的过程体验疗法原则适用于不同来访者人群，但在处理抑郁症来访者时，需要考虑对此作出明确的说明。

进入并追踪来访者的抑郁体验

治疗师应牢记第一章所描述的抑郁症的一般概念，作为了解来访者的基础，但治疗师不应将这种观点强加于来访者身上，应该积极了解来访者抑郁的特定成因，致郁原因可能与标准描述差异甚大。摆在治疗师面前的一项重要挑战是暂不考虑来访者体验的真实价值，保持与来访者体验的绝望感、无价值感的共情调节。换句话说，就是要避免与来访者一起陷入绝望，或是去说服来访者采取更乐观、更现实的观点。治疗师要相信来访者的成长倾向并非意味着去质疑抑郁体验，方法在于共情调节性地帮助来访者作出反省和改变抑郁体验。

表达共情、关心和在场

抑郁症来访者常觉得从过去到现在，自己一直很孤立，易遭受误解、无人关心。抑郁症的体验疗法以真诚的赞赏、共情关系及对来访者体验经历的高度尊重和共情为基础。这样的态度会加速治疗同盟的发展，更重要的是，这种态度对情绪调节过程来说是必不可少的。

促进任务合作

通过制定双方都同意的治疗目标，以及在治疗期内与抑郁症相关的任务，治疗师可促进与抑郁症来访者间的任务合作。对抑郁症来访者来说，我们也大量运用体验教导，利用部分焦点教导心理帮助来访者识别出抑郁的来源，并了解自身哪些行为会加剧或加速引发抑郁症。

改善情绪觉察和调节

治疗师可帮助来访者发展情绪觉察和表达，并以更有效的方式调节自己的情绪。抑郁症的过程体验疗法中的一项重要任务是帮助来访者关注自己的内心世界，觉察来访者如何对待自己，以及治疗带给他们的感受。抑郁症来访者在积极表达情绪方面常需要帮助。因此，过程体验治疗师帮助来访者在情绪调节过程中学习了解自己的情绪体验、归类情绪、反映情绪，并发展出应对环境的替代反应方式。有时治疗师所教导的内容，包括在来访者面对难以控制、困难的情绪状态时提升其自我舒缓的技巧。

促进自我治疗任务的解决

治疗师促进来访者完成的自我治疗任务的是解决来访者自我对待中的致郁情况，该项任务的重点在于帮助来访者减轻绝望感，发展出进行自我治疗及自我体验的替代方法。绝望感的减轻可以帮助来访者更灵活地应对目前的情况，长期来说，能降低对抑郁症的易受性。我们发现，将治疗焦点持续放在抑郁症的潜在决定因素上，能够帮助来访者解决与这些决定因素相关的任务，是达到理想的治疗效果的重点。

培养自我发展意识

治疗师要通过提升抑郁症来访者对情绪的区别力、掌控力和自我决策力来促进来访者的自我发展。由于抑郁来访者的成长受到阻滞，并伴有无助感和绝望感，除非治疗师让他们重新拥有掌控自己的能力，从重要的生活经历中摆脱出来，且更加差异化地处理情绪，否则治疗无法获得成功。为了朝着促进来访者自我发展的方向推进治疗，治疗师需要共情性地选择让来访者感到自我肯定的成长导向体验；在治疗中向来访者提供多种选择；帮助来访者意识到是自己导致无能感的萌生并阻碍自我发展。因此，鼓励抑郁症来访者寻找更多自信、自主的感受，以及建立更多回应自我的培育和自我保护的方式。

抑郁症治疗中的主要治疗任务

过程体验疗法治疗抑郁症的核心目标是，使来访者接触核心的情绪体验和记忆，让来访者对此有所觉察，做出标记和反省，并发展出其他的反应方式，从而对这种体验产生新的理解。这一方法包括开发其他的情绪反应，帮助转化功能失调的情绪反应（"用情绪来改变情绪"）。我们发现处理抑郁症来访者的核心任务有共情探索、聚焦深层体验、处理自我批评分裂的双椅对话和解决人际问题的空椅技术（见表14.1）。

对抑郁症根源的共情探索

共情探索的基本任务有赖于治疗师对同步沟通理解做出反应，以及帮助来访者探究他们体验中的模糊地带，或刚出现的体验边缘（见第七章）。面对抑郁症来访者时，从第一次治疗起，开始探索来访者就其抑郁根源的体验，这项任务通常要占据约一半治疗时间。尽管最初治疗师会以共情方式回应来访者的抑郁体验给生理与心理带来的感受，但很快就会开始探索来访者抑郁症的起因，识别他们的潜在感受及其意义。因为抑郁体验通常是全面性、概念化且负面的，治疗师也会鼓励来访者区别各种感受之间的细微差异，将他们的体验符号化，也会鼓励来访者接触其他的感受和反应。

聚焦过度概念化或受到阻滞的体验

我们也发现金德林（1981，1996）所使用的体验聚焦任务（见第九章）在处理抑郁症时十分有用，因为抑郁来访者经常以纯粹概念化的或外在化的模式来处理体验，而不会提及这一任务是否贴合他们生理感受和生活体验。通常，他们会疏远自身体验，这让他们很难参与其他任务。因此，在帮助来访者重新放慢速度、关注内心世界、整合概念和情绪因素时，聚焦起着重要作用，这些都是共情探索和各种类型的椅子疗法所必不可少的过程。对抑郁症来访者来说，聚焦可作为治疗初期的独立任务，但更常与其他任务整合在一起，治疗师会在来访者治疗受阻时暂时使用这一任务。

针对抑郁分裂的双椅对话

从诸多方面看来，双椅对话（见第十一章）都是治疗抑郁症的范式任务，这一任务大多直接解决自我评估分裂的核心抑郁过程，特别是用于解决自我批评抑郁。抑郁分裂一般指自我的批评者层面以严苛、完美的标准批评自我的体验者层面。此种分裂的另一个重要特征是，在受到批评时，自我的体验者层面一般会陷入被动同意，甚至绝望。此外，抑郁来访者常将他们的分裂归咎于外在环境，固执地把注意力放在自己所觉察到的他人的批评、控制和剥夺上，或自以为的引发抑郁的某种情境上（例如，"要是老板［或者父母、孩子］不再来烦我就好了""不管怎样，人们还是会阻止或指责我的，那我的尝试还有什么意义"）。这可以理解为遭受批评或控制的自我与来访者的批评者自我之间的冲突，而来访者会把这种冲突归咎于他人。

因为抑郁症中自我批评过程的关键作用，所以一旦工作同盟关系足够稳固，自我批评过程就成为治疗的重要目标，就要开始进行大量的双椅对话，一般从第三次或第四次治疗开始。在此任务中，将自我的批评部分置于一张椅子上，来批评另一部分的自我；接着，来访者扮演体验者部分对批评作出反应。当来访者在批评者角色和体验者角色来回转换多次后，过程会变得更加真实，会表明体验面遇到何种程度的批评打压才会陷入绝望（见第十一章）。这个任务的目标是帮助来访者意识到自我批评的过程，让他们觉察到接受这些批评的痛苦所造成的影响；同时，也鼓励来访者辨识出批评面中重要的价值观和标准，并找出其他方法处理这些价值观（例如，批判面常表现出改进或强化体验面的欲望）。因此，治疗师需要帮助来访者找出更多支持自我治疗的方式。这种深层的情绪加工常会带来非常痛苦的感受。原发情绪的体验和表达会唤醒来访者对需求的的觉察和肯定性表达，还会缓和批评。

针对未完成心结的空椅疗法

针对未完成心结的空椅疗法（见第十二章）也是处理抑郁症来访者的常见方式；实际上，对于当前和儿童时期有过缺失，包括有遭受照护者忽略或是虐待等经历的抑郁症来访者来说，这是一项主要任务。因为抑郁症常呈现出有很强烈的衍生性反应愤怒、过于笼统、适应不良的耻辱、恐惧和悲伤的成分，对此，空椅疗法是一种特别有用的方法，它可以帮助抑郁症来访者摆脱这些适应不良的情绪反应，以接触和表达原发性适应性情绪，比如缺失导致的悲伤和被侵犯引起的愤怒。来访者在空椅疗法过程中会做出与潜在适应性感受一致的适应性行为，从而调用适应性应对方式，解决问题。接触和表达适应性愤怒往往是帮助来访者重获主动意识和克服抑郁的重要渠道。

其他常见任务

干扰分裂也常见于抑郁症来访者，这类来访者常在陷入情绪体验自我与理智疏远自我之间的潜在情绪处理分裂中。这些情绪处理分裂会让来访者产生情绪障碍或情绪阻滞，它们通常以继发性情绪反应的形式表现出来，如绝望和放弃。事实上，可以将抑郁症来访者惯常体验到的沉重感或挫败感，理解为干扰分裂。对此，要求来访者演绎自我阻挠过程即可促进治疗任务完成。此外，在第九章所描述的各种允许和表达情绪的策略都可用来帮助抑郁症来访者表达情绪，他们的情绪表达问题有多种原因，包括情绪觉察受阻、觉察有限、情绪模糊或误认、视情绪评估为危险或不可接受及无法判断向他人表露情绪的恰当时机（Kennedy-Moore & Watson, 1999）。

适合过程体验疗法的抑郁症人群

过程体验疗法适用于抑郁症人群，在安全的治疗环境下，来访者的情绪干扰和自我崩解尚未达到完全阻碍来访者接触和体验痛苦情绪的严重程度。在医院以外的环境中，整体机能仍可正常运作的抑郁症来访者可适用本书所述的过程体验疗法形式（但请参见梅斯特尔和沃茨梅尔·罗尔在 2000 年针对严重抑郁症住院患者的过程体验疗法的研究）。抑郁症人群主要的情绪状态有悲伤、愤怒、羞耻、内疚、恐惧和绝望。该疗法同样适用于因创伤、受虐、丧失亲友和童年受虐引起的抑郁症，我们将在下节讨论这一话题。

一般来说，本书描述的过程体验疗法是针对有足够应对策略、可保持身体机能正常运作的来访者，但是他们的主要问题是拒绝改变治疗使用的方法，如质疑不理性的信念、搜集或评估负面自我观点的证据。过程体验疗法还可以有效地治疗因人际问题而苦恼、缺乏自信，或是在向他人表达自己感受和需要时有困难的来访者。

未解决的人际伤害和创伤后应激障碍

本节信息大部分基于埃利奥特、戴维斯和斯拉提克（1998）、格林

伯格和派维欧（1997）、费舍尔和威尔茨（1979）的研究。若需要更多
与未完成心结相关的人际创伤解决方面的信息，我们推荐派维欧的著作
（Paivio & Greenberg, 1995; Paivio, Hall, Holowaty, Jellis, & Tran, 2001;
Paivio & Nieuwenhuis, 2001）。（为坚持反对精神病污名化，我们偏向以
创伤后应激障碍来表述，而不用"疾病"这一词语；Elliott et al., 1998。）

创伤后应激障碍的过程体验表述

针对心理受创的来访者，过程体验治疗师要特别注意常见的情绪
过程和各种来访者体验。

来访者体验

在经历创伤事件后，来访者有时会述说自己并没有感觉，有时则又
陷入恐惧和恐慌情绪中，茫然不知所措。创伤事件会使个体筑起一套更
强烈、更易接近的情绪过程，相应地，会频繁产生与创伤相关的适应不
良情绪过程，特别是普遍的削弱性的恐惧、羞耻和愤怒。同时，因为创
伤或伤害是如此痛苦，来访者也会主动逃避、中断再次体验。这会导致
来访者回避类似的情境，导致人际孤立和情绪麻木。在中断适应性情绪
活动时，来访者仍旧停留在未完成状态中（"未完成心结"）。

再次体验创伤痛苦（例如，噩梦、往事重现、创伤暗示），在某
种程度上被视为想要完成创伤或伤害未完成的部分（例如，思考为什
么会发生，谁该为此负责，或如何预防再次发生）。如此看来，这些
再次经历的痛苦所表现的是部分自我试图突破回避的态度来解决创
伤，结果该过程被打断，问题没能得到解决（Horowitz, 1986）。再
者，自我的再次体验层面可能会持续提醒来访者个人在不同情境中的
潜在危险，明确警醒他或她免受再次受害。

此外，情绪伤害或创伤会打断个人的叙述过程（Wigren, 1994）。

受害经历给个人生活叙事和意义建构过程造成大量间断（Clarke，1989，1991），将过去单一的生活叙事分割为受害前和受害后的经历。此外，创伤叙述本身可能包括出现记忆空白和解释带有不连续性这样的"叙述缺陷"（Wigren，1994）。结果是个人的创伤叙事既无法组成一个完整的叙述，也与被中断的受害前的故事不相符。

将人际伤害和创伤治疗工作变得更复杂的实际情况是，大部分受创来访者的情绪过程处理过程是高度自动的，部分原因是对生理整体性的威胁会激活来访者自身的初级评估系统，事实上，这种系统反应迅速且先于语言出现（例如，身体体验）（Zajonc，1980）。

常见的与创伤相关的内隐情绪过程

有受害经历的来访者需要面对一系列关键情绪过程，这给他们带来了严峻的挑战，这些情绪过程被称作"坚信的信念"（见Clarke，1989；本书第十章）。在费舍尔和威尔茨（1979）、威尔茨（1985）的犯罪受害定性研究，以及杰诺夫·布尔曼（1992）的研究中，对自我、他人和世界等特殊自我体验的情绪活动有生动的描述。与创伤相关的坚信的信念包括：

- 脆弱的自我。对有受害经历的来访者而言，占主导地位的自我是无力、无助、支离破碎的、脆弱的自我，未来可能再度受害。这些情绪过程会压倒个人力量、自我效能感、抗压能力、善良或"特殊感"等正常情绪过程（Yalom，1980）。
- 不安全的世界。来访者在受害后，认为世界既危险又不可预测，这种对世界的高度普遍性不安感会取代带来安全感体验的情绪过程。
- 有害的他人。人际的暴力或侵犯行为会激活个人对强大而带有恶意性、破坏性、掠夺性的加害者或虐待者的情绪过程。伤害发生后，这种有害的他人可能以多种面孔出现，有的人过去可能是无害的甚至曾经帮助过自己。

● 未能提供帮助的他人。受害经历也可能使来访者不再相信他人能提供一个可依赖的、能提供保护、帮助和支持的社群。来访者受害后，本能提供帮助的他人（朋友、家人、相关法律机构、治疗师）却无法在第一时间使来访者免受伤害。且当来访者受害时，能够提供帮助的他人可能不在场或是无暇顾及，在来访者看来，这些人都起不了作用或是对自己漠不关心。

费舍尔和威尔茨（1979）对人际问题受害者经历的研究，为过程体验疗法处理创伤及其他未解决的人际伤害奠定了基础。上述情绪过程在人际创伤和伤害中非常常见，了解这些创伤和伤害能够让治疗师对受创的来访者有更强的共情敏感性。从过程体验疗法的角度来看，创伤后应激障碍包括许多竞相存在的情绪过程。有一组情绪过程通常支配体验，可称为"平和性安全"，这是受害前的来访者认知中世界所具有的特征，这也给来访者带来障碍，因为创伤事件无法融入该组情绪过程，从而导致一种常见的意义申辩体验（见第十章）。在经历创伤时，所启动的另一组情绪活动（"恐惧性脆弱"）可准确地再现创伤事件本身对受害来访者内心世界的影响。这些情绪过程是恐惧、羞愧、愤怒和与之相关的情绪觉察（例如，危险性），以及行为倾向（例如，逃避、回避）的内隐形式。

创伤相关的情绪过程会因人和受害经历的性质而异，有时它们也具备高度内隐性，只能够在治疗中以主动表达（例如，椅子法）和再次体验（例如，创伤复述）的方式，才可间接接触到这些情绪。近期的创伤常会以独特的方式与个人生活中先前经历的创伤相互影响，相互作用。曾经有一个来访者，她非常高兴她终于能够摆脱因从前被继父骚扰而受到的伤害，但这也只是强调她无力在初期受害经历中阻止施害者的行为，结果施害者破门而入差点要了她的命。对治疗师而言，了解来访者所呈现的独特情绪过程是一件非常重要的事。

克服人际创伤和伤害的一般性改变原则

根据费舍尔和威尔茨（1979）人际受创经历的研究，本书提供四种原则，用以帮助来访者成功解决创伤经历及其相关障碍：

1.看护者的在场。帮助、关心、共情的他人可以提供一种另类的、矫正性的情绪体验，以取代他人在来访者眼中不关心、没有帮助或有恶意的负面形象。这通常是治疗的首要任务，一般需要三到四次治疗，才能够让受到创伤的来访者对治疗师的真诚理解和照顾产生信任感。

2.帮助来访者再次掌控自我。就如同先前所提到的，过程体验治疗师假设人类基本能够适应和掌握各种情况下的生理、心理状态，包括在生理和情绪遭受创伤的情况下。为了克服人际创伤或伤害，来访者必须重新意识到自己能够做出有意义的选择、重新回归到因受害经历而止步的重要生活规划中去。这种再次掌控常包括帮助来访者理清被中断的生活规划的本质，支持来访者的主观能动性及初见端倪的成长倾向。此外，帮助来访者探索和表达情绪也是很重要的，特别是愤怒，来访者在面对潜在的暴力时，会通过愤怒强化其果断的自我保护。

3.鼓励来访者在某种程度上重建对世界的信任。来访者在受害后，其认知中的世界里远不及受害前内心世界的安全感的那样安全了，但是为了让来访者能够重新回到一种尚可的生活中，继续完成重要的生活规划，就需要重建他们的某种安全感（Wertz，1985）。在治疗关系成立的背景下，首先需要建立安全感或信任感。其次，来访者在自身所处的环境中，可以放松警惕，至少在适合的环境下可以这样。不过，决定何时、何处开始相信自己及周围世界，这一切都取决于来访者本人。

　　4.帮助来访者再次体验创伤。为了打破情绪束缚与干扰的恶性循环，不同取向的治疗师会鼓励和促进来访者在治疗中控制情绪的表达（Briere, 1989; Courtois, 1988; Elliott et al., 1998; McCann & Pearlman 1990; Winn, 1994）。一种常见的方法是要来访者叙述、再体验，甚至再次演绎创伤情境。这种方法可以让来访者在威胁有所减少的情境下体验最初的情感反应，在此情境下，可以适度调节情绪唤醒的程度，保持安全距离。治疗师可帮助来访者处理情感反应和创伤情境的记忆，使来访者恢复情绪平衡、调节情绪。一旦平衡、调节情绪的能力得以恢复，来访者就不再需要限制情绪，或因强烈的情绪而不知所措（见第二章）。

创伤治疗的关键任务

　　在处理人际创伤或伤害时，有几项常用的关键治疗任务。有些治疗任务（例如，述说创伤事件）在治疗初期进行，让来访者了解治疗师是一个有助益的他人，然而，另一些治疗任务（例如，解决来访者与重要他人的未完成心结）则必须待稳固的治疗同盟建立后进行。

　　用过程体验疗法治疗人际创伤或伤害时，让来访者重述创伤和相关经历是一种十分常见的治疗手段（第十章有更详尽的介绍），通常会出现在第一期治疗中。尽管述说创伤事件是非常痛苦的事情，但受害的来访者常有诉说自己经历的强烈需求。与创伤相关的标记，包括创伤本身、创伤前后的经历和噩梦（例如，"自从遭到抢劫以后，我再也不敢走近镇上的那个地方"）。因为这个任务是治疗人际创伤或伤害的核心，若来访者在第一次治疗时没有讲述与创伤相关的经历，治疗师应尽早鼓励来访者诉说其经历。在治疗的过程中，为了帮助来访者进行深度体验，一般会鼓励来访者多次讲述与创伤相关的不同经历。

清理空间（见第九章）也是治疗初期的常用方法，这种方法与其他创伤治疗师帮助受创来访者建立一个安全环境的方式相似（e.g.，Herman，1992）。若无法尽快完成空间清理，使来访者产生无力感的焦虑和不知所措会干扰治疗同盟的形成，特别是会干扰来访者接受同治疗师一道重新体验创伤经历的意愿。治疗师强调为来访者创造一个安全的内在环境的重要性。在这样的环境下，来访者能够重新感受到平静或自我缓和，而且来访者可以将此作为大本营，由此向外探索痛苦体验。因此，治疗师可以鼓励来访者彻底体验这个充分清理过的、安全的空间，当来访者开始觉得不知所措时可对这个空间加以利用。对一些来访者来说，这样的环境可能是存在于想象中的独立房间，自己可以躲在里面；而对另外一些来访者来说，安全的环境可能是真实存在的环境，像是一个阳光明朗的公园。

对脆弱性的共情确认（见第七章）是治疗师应和受创来访者最常进行的任务之一，他们常常与强烈的个人羞耻、无价值感、脆弱、沮丧和绝望感抗争。因此，在进行其他任务时，治疗师应警觉到脆弱性标记的出现。这时候，治疗师必须"倾听来访者的痛苦"（Egendorf，1995），相信来访者原发适应性情绪的力量能把来访者从绝望边缘挽回。的确，让来访者有足够的安全感来诉说自己的经历，从而探索他们更深层的脆弱性，这可能是在治疗创伤后痛苦的过程体验疗法的关键改变过程。

意义创造是处理创伤或是人际伤害的另一个重要任务，因为挑战创伤性事件会威胁到坚信的信念（Clarke，1989，1991；见第十章）。意义申辩标记常与创伤事件相关联。当来访者处于情绪高度唤醒的状态，或对近期创伤事件作出强烈反应时，意义创造任务尤为有效。

用于人际创伤或伤害的共情性探索有望让来访者表达出与创伤相

关的重要情绪过程，如脆弱的自我、无益或是有害的他人，以及危险的世界和它们的对立面。然而，治疗师还必须警觉其他重要情绪过程的表达。

针对未完成心结的空椅法（Greenberg & Paivio, 1997; Paivio & Nieuwenhuis, 2001; 见第十二章），广泛用于治疗曾在童年遭受性虐待的成年来访者（e.g., Briere, 1989）。如先前所指出的，在受害期间及受害后，来访者认知中的有害的及无益的他人角色是大部分创伤事件中的关键要素。但是，在空椅治疗中引入加害者或是有害的他人的作用却备受争议（Briere, 1989），因为这可能会导致许多来访者情绪异常激动。在这方面，我们提出两点明确建议：第一，在开始双椅法时，最好从未能提供帮助的他人着手。比如，来访者的父母，他们没有虐待行为但却无视或允许虐待的发生。而后，再让来访者与施虐者直接接触。有些来访者一直无法在双椅任务中直面施虐者（Rohn, 1994）。第二，双椅法是种情绪高度唤醒的心理治疗。如果来访者的情绪已经非常激动，此时让他们跟空椅上的他人对话，他们会感到不知所措。因此，我们同意克拉克（1993）所提出的，当来访者处于高度情绪唤醒的时候，更适合进行意义创造，它可以帮助来访者将痛苦的情绪符号化并加以控制。

极度压力障碍和边缘过程

长期遭受性虐待或经历多重伤害的来访者会体验到一种创伤"叠加"，一个创伤重叠另一个创伤，这样的来访者常会有更大范围的自我认同、情绪调节和人际关系上的障碍（e.g., Herman, 1992）。如埃利奥特等人（1998）所注意到的，这些来访者往往有长期自我伤害的情绪过程，它包括非成长性因素，如"如果我在情绪上保持疏离或冷漠，或许就不易遭到性侵"。而后来发生的创伤验证了这类观念，强化了个体潜在的受害和脆弱意识。这种自我伤害的情绪过程常会使得来访者警觉性提升至情绪麻木的程度，与之交替出现的是"什么都无所谓"的冒险行为，如性滥交、药物滥用和偏好危险性关系。为此，赫尔曼和其他学者（e.g., Ford, 1999）提出"极度压力障碍"（disorder of extreme stress）这一诊断，用来描述多重或复杂创伤所造成的影响。实际上，此类来访者在许多方面都与当前被诊断为边缘型人格障碍的来访者很相似。

使用极度压力障碍作为诊断病症名其实是为了去除我们通常所称之为的边缘型人格障碍的污名（Herman, 1992）。在所有精神疾病诊断中，边缘型人格障碍是最具污名化的病症诊断之一，而且确实会干扰治疗师的共情、赞赏和在场。从语言学的角度看，如果来访者说的话带有"分裂"的"症状"，"缺乏自我边界"或"自残行为"等字眼，治疗师就难以接近来访者的内心体验。在这种情况下，治疗师很难做到对来访者的接纳和赞赏，甚至认为真诚和在场可能带来危险。

由于这一污名化问题，我们倾向于以边缘过程来形容有以下普遍而复杂问题的来访者，如自我认同障碍、情绪复杂、易变且极具冲突性、人际关系急剧逆转、自残，比如，性滥交、冲动性消费、割腕、药物滥用、自杀企图等。我们不将此类来访者判定为"边缘型"，而是认为他们出现了一种"边缘过程"。这种区分只是指程度不同而已，可以将此类来访者的体验看作正常体验的延续。

因此，我们可以说每个人都会在不同时期出现边缘过程。也就是说，绝大部分的人有时会努力去了解自己，平衡快乐和抑郁之间起伏不定的情绪，或是挣扎在紧张的人际关系中——他们对他人的情绪急剧波动，时爱时恨，或者强烈恐惧自己可能被抛弃。再者，大部分人都曾经有过，甚至现今仍有至少轻度有害或冲动的行为（例如，吃不健康的食物、在圣诞节期间过度挥霍）或偶尔想象自杀。这些都属于边缘过程。和其他人一样，治疗师或者是与之亲近的人也在某种程度上出现边缘过程。因此，治疗师更能理解有这种过程体验但体验更为强烈的来访者。

　　创伤研究文献提出的关于"极度压力障碍"的诊断分类，为边缘型人格障碍去污名化提供了另外一种途径，就是将这些问题归类到其他压力或创伤障碍之列。这个阐述涉及更广泛的个人问题，为治疗师的共情、接纳和在场提供更明确的立足点。尽管这些问题复杂多样，我们依然倾向于用障碍一词来描述，即"极度压力障碍"，而不使用疾病一词笼统概括。在使用"边缘"这类表述时，我们更愿意采用"边缘过程"这一说法，这表明它包含了多种不同体验过程。

边缘过程和极度压力障碍的过程体验阐述

　　此节内容基于我们治疗有边缘状况来访者的亲身经历，以及博哈特（1990）、埃克特、别尔曼·拉特延（1998）和乌希纳（1996）的人文体验疗法传统的著作。在对这一系列高度复杂的来访者障碍的讨论中，我们只能简要地提出一些要点和指导方针。若需学习更多相关信息，本书特别推荐先前有关章节，包括桑滕（1990）、斯威尔登斯（1990）和华纳（1998）的著作。

　　以上及其他相关著作确认了人际创伤和伤痛与边缘状况密切关联。伤痛可能是反映过去遭到照顾者或重要他人（"极度压力"）严重身体虐待或性虐待的经历；然而，还可能包括更多微妙的类创伤过程，如长期情绪虐待、共情失调（无法理解）或情绪失调（照顾者坚持认为来访者是最糟的）。毋庸置疑，性格因素也起着重要作用，它增加了个人对伤害的敏感性。而创伤最终导致基本情绪活动障碍和情绪过程障碍，包括：

- 持续适应不良的愤怒情绪，包括人际的强烈不信任感；
- 难以识别和接纳情绪，特别是愤怒的情绪；
- 视自我为受害的、疯狂的或邪恶的强烈自我内在意识。

这些情绪加工障碍会进一步影响情绪调节，包括导致内心空虚、自我不同层面的高度破碎感，以及无法自我舒缓。在我们看来，这种情绪失调是许多边缘化过程的源头，尤其是极度或难以消除的分裂、不稳定的人际关系、冲动和自残行为。

应对边缘过程和极度压力障碍的一般性改变原则

处理边缘过程的过程体验疗法基于五条总体原则，包括维持共情和赞赏的治疗关系；尽早开始；帮助来访者探索和了解自残行为；处理未完成创伤和适应不良情绪；帮助来访者建立自主和自我导向的意识。

维持共情和赞赏的治疗关系

治疗师必须将维持真诚共情和赞赏的治疗关系作为疗法的首要核心任务。经历边缘过程的来访者常会考验治疗师的耐心和宽容度，使包容性赞赏（或无条件的正面关怀）成为关系要素的核心，这也是最难以实现和保持的（Eckert & Biermann-Ratjen, 1998）。例如，有一个来访者在每次治疗结束时，总以机智而随意的言辞贬损自己和治疗师。例如，在一次颇有成效的早期治疗后，在离开时，她说："要是我能更好地表达自己的感受，你就不会那么茫然了。"当治疗师发现来访者是在批评治疗师对她的理解能力时，来访者已经走了。在听过几次批评后，治疗师就能够克服困惑和沮丧感，并且能发现来访者巧妙奚落的幽默。接着，治疗师能够与来访者坦诚笑谈自己的体验。结果，来访者更加能够觉察到自己的行为，并提升治疗关系（来访者也不再贬低治疗师）。

尽早开始

我们建议治疗师和来访者在治疗初期就开始处理情绪失调的问题。专门用来处理边缘过程的过程体验疗法就是从情绪失调问题开始切入。在来访者觉得能安全地与治疗师探索痛苦或可怕的情绪后，治疗任务才能真正展开。为了增强这种安全感，治疗师要让来访者相信他们自己能够控制自己的情绪，他们才可能冒险去接触这些情绪。因此，治疗师应帮助来访者找到更有效的方法使来访者进行自我安抚，而不是通过药物滥用、滥交、自残等冲动性危险行为。清理空间（见第九章）是让来访者控制情绪的有效策略。

帮助来访者探索和了解自残行为

在关爱、包容、体验确认的关系中，来访者和治疗师能够探索和揭示出许多来访者难以理解的自我伤害行为，以此帮助来访者开始认识及接受自己的情绪。例如，伊丽莎白是一位出现边缘状况的来访者，患有分离性身份识别障碍（也称"多重人格"），她在每次治疗中都会提到令人无法理解的不同自残行为：有一周她完全不进食，第二周她去商店偷了一件衣服；之后，她将自己的大腿划伤；接着又服用了老鼠药；最令人印象深刻的是，她企图从十层高的楼上跳下来（但跟随她上去的同学阻止了她）。对伊丽莎白的治疗主要包括对所发生事件的展开还原，并帮助她了解引发这些行为的原因。

处理未完成创伤和适应不良情绪

治疗师应促进对来访者未解决的创伤问题和相关不良适应性情绪的治疗工作。来访者和治疗师要逐渐将治疗内容从改善目前的自残行为和情绪失调，转回到处理未解决的受虐或创伤及与之相关的适应不良的愤怒上来。在某些情况下，有着长期未确认的创伤的来访者会发现自己是第一次面对这些问题。在这个过程中，他们必须面对自己受损的、疯狂的或邪恶的自我意识，还要承受自我不同层面的相互攻击、不可调和的冲突分裂。

帮助来访者建立自主和自我导向的意识

在来访者开始进入自己的内心体验，认清自己是谁，想要什么时，他们就能开始建立自主和自我导向意识。在这个过程中，具有自主意识的新自我会逐渐从旧的、脆弱或受损的自我中得到提升。这并不是回到先前的自我，而是一种出人意料的对自我的全新发展。

处理边缘过程和极度压力障碍的关键治疗任务

以上叙述说明了许多针对边缘或极度压力障碍的重要或常见过程体验疗法任务的复杂程度。其中的主要任务是共情确认、创建工作同盟、清理空间、同盟对话、共情探索、系统性唤醒展开和双椅对话（见表14.1）。

共情确认

对来访者脆弱性体验的共情确认（见第七章）是处理边缘状况最重要的一环，因为出现边缘过程的来访者一般都认为自己是受损的、疯狂的或邪恶的，而内心却满是空虚、羞愧和绝望（Herman，1992）。只有确认来访者的这种体验后，治疗师才能够继续开展更多探索工作。当然，要花上些许时间才能让这些来访者对治疗师产生足够的信任感，向治疗师表露出自身脆弱性。但当他们相信治疗师能理解、接受自己的脆弱性时，治疗师一定要对此做出温和的反应，鼓励、了解和接纳来访者的体验，这点是非常重要的。

创建工作同盟

与出现边缘过程的来访者建立充分的工作同盟关系是更为困难的任务。第一，与重要他人之间的受虐或伤害性关系会让来访者对大部分身份类似父母亲的人，包括治疗师在内，都会产生普遍性的不良适应性愤怒与恐惧。例如，有些来访者受到过重要他人的虐待，这些重要他人可能在对他们进行性侵害或身体虐待之前，也是以了解或支持性的姿态出现的。第二，处理这样的来访者，治疗师的共情性了解和关照会受到来访者的高度怀疑，甚至是怒火相向，继而使创建工作同盟复杂化。面对这种来访者，确认来访者体验尤为重要（参见 Linehan，1993）。除了治疗同盟中的关系问题外，对有关创伤或情绪的任务达成一致协议也并非易事，因为具有极度压力障碍或边缘状况的来访者常会认为自己很脆弱，会认为对这些话题的探讨具有危险性，所以这些问题需要治疗师和来访者在治疗的第一阶段一起努力解决。可采用的方法包括使用共情探索任务、体验教导反应，以及其他任务，比如，清理空间（见第七章更多关于关系对话的内容）。

清理空间

面对来访者可能难以承受的感受和受虐记忆带来的治疗安全问题，治疗师可在治疗初期使用清理空间任务来解决（Gendlin，1996；见第九章）。在首次治疗中，治疗师通过对来访者进行安全问题和治疗双方距离概念的体验性教导，为首次治疗的清理空间任务做好铺垫。而正式清理空间可在第二次治疗时进行，特别是当来访者产生难以承受的感觉或害怕有这种感觉时。但来访者情绪失调时，这个任务可在治疗过程中的任何时间开展，也可以在治疗结束时进行，以帮助来访者再次抑制痛苦的体验。

同盟对话

尽管来访者和治疗师已经进行了前几次的治疗，且在没有遇到很多困难的情况下形成了一个良好的治疗同盟关系，但治疗师还是需要预想到在治疗中还会出现关系障碍，且应优先解决这些问题，这样才不会让整个治疗偏离正轨（见第七章）。治疗师应仔细聆听明确或间接表露关系的信息，要特别留意负面信息，探索来访者对关系的体验。还有一种发现可能存在的同盟问题的方式是在治疗后向来访者发放问卷，有的治疗师惯常用问卷来调查不利或负面的治疗事件。

共情探索

治疗患有极度压力障碍或边缘过程的来访者时，共情探索是治疗的基本任务，且在整个治疗过程中占很大比例（约四分之三）。因为这些来访者在成长过程中，父母或看护者未能以共情的方式对待他们，所以持续、深入地了解来访者是来转变访者体验的重要过程，目的在于弥补来访者成长过程中的缺陷。此外，相较于其他不同类型的椅子任务，共情探索等弱结构性的任务，不大会让来访者感觉自己受到了治疗师的控制或操纵。

系统性唤醒展开

系统性唤醒展开是治疗极度压力障碍或边缘状况的主要工作之一。以伊丽莎白为例，强烈而难以理解的反应常是有边缘状况的来访者的特点，且常表现为自残行为。因为这种反应会激活对痛苦体验的记忆，所以通常会在第三次治疗才开始使用展开技术。不过，比起空椅技术，展开技术的唤醒性较弱，且来访者不太会认为自己受到控制，使得系统性唤醒展开成为初期治疗时的理想技术。

双椅对话

因为出现边缘过程的来访者存在许多深层冲突分裂，所以双椅法是另一种非常重要的任务，但是在实施时必须非常小心，以免让来访者无法承受，或是引发不必要的治疗关系问题。此外，这些来访者常有些难以改变的分裂，且这些分裂根深蒂固且不易解决，自我的不同层面想摧毁或完全阻隔彼此。相比不太激烈的内部冲突，自我的边缘性批评有时会带有对施虐照顾者的直接内向投射，且这种自我的批评者层面不会依补偿性的、潜在的价值和标准向自我的其他层面妥协。必须小心应对这种有害的自我的批评者层面：要探究它，测验它对来访者的影响，但要小心控制及了解这些有害的自我的批评者层面，因为它们反映出的是施虐的关照者，而非来访者本身。同时，自我的体验者层面也变得难以接触，因为它要"隐藏起来"免受自我的批评者层面的伤害，只有当来访者出现如冲动消费或药物滥用这类冲动性或伤害性行为时，自我的体验者层面才会现身。

只要事先采取适当的措施，还是可有效运用双椅法治疗出现边缘过程的来访者。一开始治疗师和来访者应使用共情探索阐明分裂，通常一次只处理分裂的一个方面。最后，在建立稳固的同盟关系和处理好安全问题后，可开始以明确的双椅对话对来访者进行治疗。在进行这个任务时，治疗师应当持续监测来访者与对话者的距离是很重要的，还要帮助来访者控制或自我缓和。一些来访者觉得双椅技术对隔离孤立或强烈冲突自我面非常有用，且让两者间能够正面接触。

出现边缘过程的来访者常从不同类型的双椅对话中获益，这些双椅对话所关注的是自我缓和而不是解决冲突，并提供各种不同的处理脆弱性的方法。对话可以用不同的方式完成。例如，治疗师可以和来访者识别出自我体验者角色，接着与脆弱、易受伤的自我进行对话。一个来访者向治疗师表示，她在听到祖母癌症复发时产生了一种强烈的脆弱感，仿佛看到自己的心脏跳出身体。治疗师建议来访者与自己的内心交谈，试着安抚它。在经过一番挣扎后，来访者发现自己能细心呵护自己的内心，恢复了正常。

当来访者无法安抚自己时，可运用另一种自我缓和的方式。治疗师可通过询问来访者会如何对待一个脆弱、易受伤的小孩，唤醒来访者自我体验的一面；接着，治疗师鼓励来访者照顾和抚慰这个想象中的小孩。完成这个部分后，治疗师要求来访者照他所说的方式对待易受伤的自我（Korman & Bolger, 2000）。目前尚无对运用双椅法进行自我缓和的完整阐释，但就治疗有边缘过程问题的来访者而言，仍是值得考虑的方法。

其他任务

除上述方法外，创伤重述也是一项常见任务，还有体验式聚焦、空椅技术，在治疗患有极度创伤压力障碍或边缘过程的来访者时也具有重要作用。当然，在进行这些任务时，同样要注意安全性问题、焦点距离及关系障碍。

实践细节

与抑郁或受创的来访者相比，有严重边缘过程问题的来访者所需的治疗时间一般较长，一年至少需要40~50期的治疗，整个疗程长达2~5年（Eckert & Biermann-Ratjen, 1998）。如果时间允许，且来访者也有此意愿，应每周进行两次治疗。相较于其他来访者，针对有严重边缘过程的来访者，治疗的大多数时间都用于进行共情确认的基本工作，接着是共情探索和各种不同类型的关系任务。在处理创伤体验或是探讨受虐经历时，治疗师和来访者应先讨论可能的益处和危险；治疗师还要以支持性的他人为来访者提供自我缓和的方法，与来访者一起发掘可用资源，并提出应对紧急情况的策略。来访者要决定治疗工作的节奏，治疗师则要直接面对进入痛苦或令人恐惧的体验的来访者，以帮助来访者在治疗中进行自我缓和。

此外，埃克特和别尔曼·拉特延（1998）建议，如果患有边缘状况的来访者希望同时参与不止一种治疗（假定这些治疗和其他治疗的意图是一致的），治疗师应同意。因此，治疗师可能会遇到个别来访者在治疗之余还去找精神病医师接受药物治疗，与有相同问题的人一起参与团体治疗，还会去参加嗜酒者互诫协会（AA）。埃克特和别尔曼·拉特延也建议，应小心告诫来访者在未来治疗中可能会出现中断。例如，告知来访者自己有外出旅游的意向和可能要去的地方；这些都是为了让来访者冷静下来、不再自责，以及减轻他们被抛弃的感受。

最后，治疗师应该做好心理准备以面对危机与挫败，建立外部督导和支持系统以处理不可避免的困难。对于原本已表现很好，却突然间陷入危机又重陷自残行为的来访者，这样的计划有助于减少治疗师的沮丧感和失望感。有关更多危机处理，尤其是自杀倾向和敌意的处置建议，参见第十三章。

第十五章

对过程体验疗法教学的
相关建议

　　最后这个章节主要针对过程体验疗法的培训师，对学生或许也有帮助，因为他们当中的许多人最终会成为治疗师和督导者。让我们回到本书开头的部分，讨论有关如何促进过程体验疗法的学习。根据我们自己以及学生的经验，我们在训练时可以提出哪些一般或特殊的建议，以便读者学好这种挑战与刺激并存的疗法。

　　在准备本书的撰写中，为了让人们进一步了解过程体验治疗的学习，我们和学生组成了一系列的聚焦治疗研究组。整体而言，他们对于大部分过程体验疗法的训练都感到很满意，训练包括阅读资料、课堂展示、放映录像、研究过程体验疗法的实例、进行体验练习，以及个别与团体督导。我们还听到一些关于过程体验疗法学习过程的比喻，令人印象深刻。有两个学生分别将学习过程体验疗法比作学习弹奏钢琴：他们说学习基本技巧就如同指法练习，当他们深入练习后，就能在弹奏中注入节奏和感情，最终让自己陶醉其中。其他的学习者描述这个过程就像是信念的飞跃，他们学着"投入"互动的过程，把握和来访者互动的机会，有时候在开始对话时，他们并不知道要说些什么便已开始投入。

　　然而，学生们多次提到这样的训练有时让人备感压力和紧张，而且会引起焦虑感。学生描述道，在努力整合运用这些复杂的治疗元素时，他们会感到迷茫、不知所措、注意力不集中及产生自我怀疑。学生们还觉得他们需要更专注于现实生活中案情棘手的来访者，如有边缘过程和药物滥用问题的个体。他们还提到，在掌握治疗技巧及建立自身过程体验治疗师身份的时候，需要我们更多地关注他们一直努力解决的安全和复杂性问题。

　　这些学生的评论与本书的观点相符，即过程体验疗法对治疗师的技巧和个人要求很高。15年心理治疗培训者的经验，让我们完全理解治疗师在学习治疗时面临的种种复杂性。同时，我们也观察到当学生了解这个模式，并且用于实际操作时的兴奋之情。对他们而言，实施过程体验疗法相当于学习一种对人的新的思考方式和倾听方式——简单地说，也就是一种与来访者共处的新方式。

　　当我们帮助学生学习这种疗法时，我们着手建立了一系列规则和步骤，以便学生和其他人更高效地学习这种治疗方式，减少不必要的压力。再者，我们也受到近年来从事治疗师培训的学术研究的影响（例如，Binder & Strupp, 1997；Caspar, 1997）。一般而言，学习如过程体验疗法这样复杂的治疗方式时，需要理论上的认知组织体系（比如本书），然后通过技巧提升和个人成长（练习和培训班培训）进行体验式学习，接着是反省并运用于各种问题。以上观点部分反映在本书的内容和结构上；其他见本章或其他章节，可作为帮助学生更完整、更有效学习过程体验疗法的建议。

学习过程体验疗法的经历和阶段

根据聚焦治疗研究组的研究资料以及其他许多跟我们共事多年的学生的经验，我们认为在过程体验疗法学习中一般会经历一系列相互重叠的阶段（参见Skovholt & Ronnestad，1992）：

1.适合。学生时常描述生活经历或自身爱好及引导他们对过程体验疗法产生最初兴趣的学习资源。

2.迷茫。刚开始接受培训的时候，学生曾谈及治疗的复杂性让他们不知所措，意识到其中的"禁忌"后而束手无策（例如，"不要提建议或不要做出解释"）。这个阶段的训练可能会持续数月或数年。

3.了解。许多学生讲述当他们在全情投入理解疗法的核心层面后，感到欢欣鼓舞。这会发生在不同情形下，包括情绪理论的辩证性展示、课堂上的现场示范、在角色扮演中充当来访者的角色或真正地去治疗一名来访者。

4.新手。当他们开始认识来访者或进行实际情境培训时，学习者从简单的理论理解和实践入手。有时候，这意味着相对于来访者，学习者要采取一种被动的立场。

5.中级阶段。当学习者的自信和技巧有所提升时，他们会逐渐糅合更多复杂的方法，对疗法和实践形成更有区分性的理解，并且将这些整合到他们所扮演的角色中。同时，他们不再过多担心技巧，而更多从基本的原则着手。

6.创造性掌握。当学习者达到一定水平时，他们开始创造性地调整治疗原则和任务适用于新的情境，例如，设定出如自我安抚的新治疗任务（参见第十四章）。

以上对培训师的启示是，在训练的不同时期，学生们可能有不同的体验和需求；把握好这一点对于帮助培训师改善学生的学习体验来说相当重要。

对过程体验疗法培训的总体考虑

对于如何促进学生对过程体验疗法的学习，我们将在这一小节提出几个一般性的建议。

治疗师的内在态度

治疗师的内在态度比治疗技术更加重要。在过程体验疗法中，来访者的体验是改变他们的关键。同样，如第五章等所提到的，治疗师的内在体验是学习和实施这种治疗方式的核心。我们对过程体验疗法的学习过程表明，初学者通常会将学习特定技巧作为他们的学习目标，只有到后来才能掌握潜在的原理和内在化加工。在第五章，我们讨论过关键的治疗师内在化加工，它为实施过程体验疗法奠定了基础。治疗师的内在化加工让治疗师可以遵循治疗原则推进治疗任务的完成。因此，为了学习过程体验疗法，学生必须努力吸取训练经验（包括个人成长），这样才能够让他们对以下任务或原则形成自然的选择倾向，如共情调节、接纳、重视、真诚、合作、治疗模式的实践性知识，以及促进性的过程引导。

多种训练模式

多种训练模式可以促进学习。很明显，过程体验疗法的训练是一种多层面训练方法，教学课程、体验活动和反省活动交替进行。一个综合性的过程体验疗法训练规划至少包括五个不同的学习步骤：(1)上课学习过程体验理论与实践概念及其操作顺序；(2)观摩实例后模仿学习；

(3)以治疗师角色的督导实践；(4)以来访者角色的直接体验；(5)自省。对以上环节的学习要采取不同的训练方式。对同类项目的学习能加强对该项目的把握，然而，不同类型的学习可以相互补充，这对于在不同学习阶段，具有不同学习方式，想成为治疗师的学习者来说，无疑是有好处的。训练内容的多样化可以丰富治疗原则与实践的内在呈现。

从一般和简单的任务开始

在学习过程体验疗法时，学生们应该从一般和简单的任务开始。过程体验治疗是复杂且富有挑战的一种治疗方式。就如同第一章所说，为了避免产生麻痹感和挫败感，我们发现，最好一开始就将更多注意力集中在一般性治疗规则上，而不是集中在特定的任务和微标记上。这些治疗原则比较简单，且理论上可用于"重构"任务，同时也可用于生成新的、适合于情境的任务。例如，任务完成聚焦原则认为帮助来访者找出特定的治疗任务，持续加以治疗，比知道这些特定任务的解决方法详情更重要。

事实上，我们现在建议培训师每次只帮助学生学习少许复杂任务，通过一系列步骤，从比较简单、整体性的理解提升到比较复杂、有区分性的理解。因此，在强调治疗原则后，培训师可以遵循第六章所建议的顺序来帮助学生学习治疗任务，也就是从任务标记的主要形式开始学习，然后是治疗师对任务的主要干预，最后才是解决方法。在掌握这些基本要素之后，学生便可以开始学习其他类型的标记，然后学习如何帮助来访者完成任务的关键步骤，最后学习各个不同步骤的相关细节。

时间与精力的投入

学习过程体验疗法需要时间。总的来说，我们认为过程体验疗法的训练需要投入大量的时间和精力。依照金茨希的建议，要在任何领域达到专业的程度几乎都需要十年的努力。显然，每个人对任何一种治疗的掌握程度有所不同，但要有效运用过程体验疗法的确需要在博士前和博士后阶段进行大量训练，付出许多努力。

并非适用于每个人

过程体验疗法并非适合每个人。正如我们在第一章的结尾部分曾提到的那样，过程体验疗法并非适用于所有来访者，同样，也并非适合所有治疗师。许多治疗师乐于采取更专家性、内容引导性的态度。他们偏向于（价值观和技巧）依靠行动或推理、外在或生理因素，将所有治疗分解为治疗组成部分、个人专业和工作联系。我们认为，对新人文主义观点无法完全适应的治疗师仍然应该接触过程体验疗法及其他治疗法，而且至少要了解并能够实践该疗法的一般原则，因为这样可以提升他们作为治疗师对认知行为、心理动力、关注焦点的把握，或助他们成为精神药理治疗师。然而，不应该强迫他们采用过程体验疗法的模式。即便这种模式属于人文治疗，强迫治疗师使用这种治疗模式的行为却与人文治疗背道而驰。

选择受训者

对治疗师的选择和治疗师的自我选择都很重要。但接下来需要把更多注意力放在受训者的选择上。虽然我们没有兴趣重启20世纪70年代对辅助性专业人员的选拔与培训之辩，但我们清楚看到毕业考试分数及其他成绩并不足以作为判断个体是否有潜力成为优秀过程体验治疗师的依据。鼓励受训者仔细考虑自己是否适合此疗法是一种办法：受训者应在治疗师训练过程中，小心并诚实地检验自身价值观及个人天分，而后再选择是否进行更广泛的过程体验疗法或其他人文治疗方法训练。

此外，培训师需用系统的方法来区分哪些受训者具有必备的价值观及人际关系技能，而哪些不具备。依据我们的经验来判断，选择治疗师的可能因素包括：

- 基本的人际交往技能；

- 对人类有真诚的好奇心；

- 个人的热情和同情心；

- 开放的心态及自我觉察；

- 成熟、人生经验和广泛的兴趣；

- 人文价值体系（如，相信成长倾向，相信来访者是变化的主要动因）；

- 社会觉察（包括多样化和自主意识的问题）；

- 对于矛盾性和复杂性的高耐受性；

- 创造性、自发性或思考的灵活性。

训练同盟

关注受训者的脆弱性和训练同盟关系，可以提升训练的质量。情绪的脆弱性和觉察到的威胁，会导致受训者拒绝或规避来自来访者及督导者的有用信息反馈，给训练带来问题（见Cartwright, Semmer）。培训师需要持续评估受训者体验的敏感程度，其中核心问题是判断受训者的能力，主要考察受训者是否有能力处理一些被认为对自我感觉很重要的事（Lawless, Rennie, & Toukmanian, 1997）。

类似于治疗同盟，训练同盟是指培训师和受训者之间的情感纽带，以及他们在训练目标和方法上达成的共识。训练者必须意识到，训练同盟在过程体验疗法的学习中扮演着极其重要的角色（我们认为这在任何形式的心理治疗学习中都是很重要的）。然而，除了这一总的认识外，在训练过程中，培训师还可以通过其他方式帮助受训者，增加他们在训练过程中的安全感，更少感受到威胁。关注这些问题有助于改善训练同盟，让受训者的学习更高效。表15.1列出了其中几种策略。

表15.1　发展和维持心理治疗训练同盟的相关建议

> 1.正向强调：强调哪些是受训者应该做的，而不是告诉他们哪些是不应该做的。训练者最好告知受训者要专注于了解来访者，及帮助探索来访者体验的治疗任务，而不是告诉受训者不应做的事，使用"禁止做"的麻痹性言辞或采取禁止性（"过时的"）治疗师反应。我们建议督导者接受受训者出现不可避免的内容引导式反应，特别是在训练初期，并且帮助受训者逐渐以共情理解、共情探索及过程引导反应取代内容引导式反应。
>
> 2.传达将过程体验疗法作为一种资源而不是一种约束的观点。鼓励受训者使用他们本身的技巧和经验，发展出具有灵活性及创造性的个体化治疗模式（见Bohart, O'Hara, & Leitner, 1998; Hoffart, 1997; Binder, 1999）。
>
> 3.采取过程体验方式进行监督。对于过程体验治疗的督导者，重要的是必须仔细观察训练的操作并加以督导，以确保符合新人文主义价值观，包括体验、整体性、自决、多元性、在场及成长。总的来说，人文治疗督导在评估和质量控制上有别于传统的督导。而我们建议督导者应持有一种更灵活且以成长为导向的特定"督导任务"的观念，与被督导者在每一次的督导治疗中互相协商。因此在每一次的治疗中，督导者和被督导者可以共同合作找出需要进行督导的部分。举例来说，督导者可以问："你们想从今天的督导中学到什么？今天我们需要讨论什么问题？"这个问题的答案可能是某一技巧（例如，双椅对话），或是更多关于关系的问题（"我和这个来访者的进展有些问题"），或者和来访者的互动特别麻烦或令人兴奋。通过这种方法，督导者可以提供一种平等但聚焦于任务的关系，这也是过程体验治疗师需要努力和来访者维持的一种关系。
>
> 4.培训团队中至少需要两名热忱而又学识渊博的培训师。这两名培训师可以使研讨团队在训练任务和人际方面取得更好的平衡，也能够及早察觉并处理团队中出现的问题。这两位培训师都有丰富的经验，或者其中一位是已经达到中高级阶段，或早期精通水平的受训者。

续表

5.在培训开始时系统安排时间来讨论训练团队的相关问题，例如，基本规则、反馈及冲突。在合理安排的时间内，足以让处于训练同盟或训练环境中的受训者提出并解决问题。虽然处理训练过程中的相关问题似乎会占用宝贵的训练时间，但是信任问题可能会逐渐破坏训练的气氛，并且会严重妨碍受训者的学习。

为培训学习提供明确的基本规则。这些规则可用于处理形式、人生观、承诺、成员身份、保密性、界线，以及情绪安全的问题(请参考表15.2)。

表15.2　过程体验培训学习的基本原则

1.如果参与者还没有上过过程体验疗法的课程，可要求其保证参与完成全部训练，并且阅读相关资料。

2.如果新成员想要加入培训班，必须有现有成员的推荐。

3.培训班成员，不论是受训学员还是培训师，应对所讨论的内容保密，但有两种重要例外情况：

（1）和另一临床工作人员，在保密的情况下对学员做评估性讨论，训练人员可以就学员培训过程或技巧层面而非内容，加以讨论。

（2）假如证据显示有不道德行为，训练人员有义务告知其他人员（必要时告知学员）。

4.对于接受学业课程计划训练的学员，可以选择是否出席；没有参与课程并不会产生负面后果。

5.当学员经历个人危机或者心理脆弱的时候，必须提醒他们谨慎参与。

6.以来访者的角度来看，参与者带来的并非"棘手"的问题，而是真实但"可以处理"的问题。

7.在练习中由培训师扮演咨询者的角色，但受训者可以随时要求培训师离开。

8.与理解过程体验相一致的原则是来访者（而非治疗师）是改变的主动因素，当和其他人参与过程体验方式彼此训练时，可鼓励培训参与者将他们视为"心理治疗培训搭档"。

知识背景的拓展

了解并减少受训者的脆弱性，以及促进训练联盟的积极发展，对于培训来说相当重要。但同样需要重视其他方面的情况，尤其是广泛的知识和专业背景。缺乏对体验人文主义治疗的支持性文化的情况格外突出。特别是在临床心理学学术研究中，在北美大部分地方，"单一文化"的认知疗法大行其道。更广泛地说，以任务为导向、快节奏的北美理论知识和专业思潮支持理性或精神药物学取向疗法，该疗法专注于内容而非过程，专注于解决办法而非共情理解和情绪的自我觉察。因为过程体验疗法对这个文化而言在诸多方面都是陌生的，所以很多学员在接受训练时，都对人文体验的治疗方式抱有成见，并且认为治疗一定是指导性和规定性的。这些假设在本科生和研究生的教科书和课程中都有所强调。

相比而言，治疗训练最好在改善思维传统的活跃环境下进行，其中涉及持续的研究和理论的发展。近来，我们深受人文学术及其研究复兴迹象的鼓舞（例如, Cain & Seeman, 2002）。实际上，我们认为在智识缺乏的情况下，过程体验训练难以实施；只有在全体教员和学员持续进行研究、人文倾向课程、专题研讨会的支持下，过程体验训练才会达到最佳效果。

过程体验疗法训练的特定形式

有了以上整体考虑后，我们对过程体验的有效训练推荐以下三种补充形式：过程体验疗法的教学课程、体验式训练研讨和监督操作。

过程体验疗法的教学课程

这个培训主要基于8~16周的正式课程，其中综合了体验训练研讨。这个教学课程一般是从接触理论及治疗基础开始，教材包括这本书中第一章到第七章的内容；同时，学员在体验部分开始练习共情倾听，然后进阶到各种治疗的任务。如果另外的课程并未包含人文方法和共情原理，就应该及早介绍这些内容。在本课程中，过程体验疗法呈现为人文主义疗法与完形疗法的融合，而本书还进一步补充了过程治疗的阅读内容及相关传统疗法。课堂讨论会（每周3小时）包含教学讲座和理论研讨，还可大量使用真实来访者的录像带（有售或搜集于研究项目）作为案例讲解。课程作业要求学员尝试不同的过程体验任务（例如，双椅对话），还要完成一系列小论文（大约间隔一周一次），将他们的亲身经验与从课堂、阅读材料中所学的理论模式进行对比。

体验式训练研讨

训练的关键是每星期两小时的研讨，持续进行20~30周，通常是以少于10~15周为一单元的倍数周。为了创设安全的学习环境，参与者需同意关于保密及安全的基本原则。在安全范围内，应鼓励而非强制要求受训者在研讨中扮演来访者的角色，且不需要引用个人素材（请参考表15.2对研讨基本原则的详细说明）。

研讨内容可以根据学员发展阶段及特别需求而改变。在讲授正式过程体验课程时，研讨可作为概论学习与课程内容并列安排（例如，3~4星期的共情，1~2星期完成一项任务）。其他系列的培训可以更具针对性，聚焦更深层次的关键治疗任务，例如双椅任务，或者处理有外在化过程的来访者。一般而言，培训师把共情视为基础，在学员掌握如空椅技术等特别治疗任务之前就会教授。体验训练研讨在不同训练阶段通常需要10~15名受训者，还要配备1~2名培训师。

在训练课程中，会安排各种不同的活动，按大致顺序排列为：处理小组问题；小型课堂（提供一到两页的讲义）；可能的治疗标记的识别；录像带示范；最重要的是，学员现场以来访者和治疗师的角色进行实践操作。可要求学员记录训练日记，或让其自由选择是否记录，这样可以帮助受训者回顾他们所学。就我们的经验看来，学生要经历至少2次，甚至是3或4次培训课程后才可从中获益。

监督操作

学员对临床群体的治疗实践要在督导下进行，而且开始时课程学习及技术培训应该同时进行，学员需要以录像记录每次治疗过程，还要受到个人及团体监督。鼓励学员使用附带的自我评估表格，帮助他们将每期的治疗和治疗模式联系起来（Elliott,2002a）。过程导向督导是过程体验法的常规，包括仔细分析录像带的每个小节，并且鼓励接受培训者在督导讨论中探索他们自己的体验，只要他们觉得这与治疗有关。在有了课程学习或技术培训的经验后，有兴趣的学员还需要额外的督导，可能和其他研究计划结合。学员至少需要完成30次治疗，以最少的内容指导反应，且至少成功治疗两位来访者，并基本具备落实治疗原则和任务的能力，至少需要完成30次治疗。我们建议以此作为判断学员是否有资格获得中阶技能培训的依据。

有关进一步训练的建议和资源

除了每个章末尾的推荐阅读外，还有其他一些资源可用以促进过程体验疗法的进阶训练。

评估量表

我们发现两种评估量表有助于达到训练目的。第一是《治疗师体验治疗记录表》(Elliott, 2002a), 这是一种治疗后患者问卷调查, 它可以让治疗师或督导人员有机会评估每一期过程体验疗法的实施情况。除了用于记录过程的开放式问答部分外, 这个表格包含下列治疗关键要素的评估等级:

● 治疗原则;

● 任务完成评估;

● 体验反应模式;

● 内容指导反应。

因此, 这个评估量表提供了有效的自我监督形式, 帮助治疗师反省他/她在治疗中的表现。此外, 督导人员或其他观察者可依这些等级去评估治疗师投入过程体验疗法的程度, 并且识别需要督导或注意的地方。

另一个评估量表是《过程体验治疗师评估表》(Elliott, 2002b), 在学期末或训练轮转结束后, 督导人员可用它对治疗师的表现做出更为全面的评估。表格内容包括大量对全面体验的记录, 及对特定过程体验疗法任务的体验。这个表格也是评判过程体验治疗师优缺点的有用方法, 接着还有一系列针对一般任务技巧的评估, 包括辨别任务标记、适时启动任务、深入探索隐藏的情绪过程和解决问题。最后, 对践行过程体验疗法原则的技巧进行评估。该量表通常由督导人员和学员共同填写, 也可单独评估。

录像带

阅读有关过程体验疗法的资料或书籍的确有所帮助, 但是观摩实例的作用仍是无可替代的。在此, 有两个例子:《黎明》, 这是一套整合的治疗系列录像（1989）；还有一部美国心理学会心理治疗的系列录像（APA,1994）。此外，聚焦研究所也发行了一些示范聚焦的录像带（Lou,n.d.a,n.d.b）。

其他阅读材料

本书的每章末推荐了一些相关阅读，以帮助读者加深对相关主题的了解。此外，下列书籍包含了和过程体验疗法相关的章节，能帮助读者拓展对过程体验疗法的理解与应用，见凯恩和希曼等人（2002；Esser,Pabst & Speierer,1996；Greenberg,Rice,Eliott,1993；Greenberg,Watson,Lietaer,1998；Hart & Tomlinson,1970；Hutterer,Pawlowsky,Schmid & Stipsits,1996；Levant & Shlien,1984；Lietaer,Rombauts & von Ballon,1990；Rice,Greenberg,1984；Watson、Goldmann & Warner,2002；Wexler & Rice,1974）。

个人成长经验

因为过程体验疗法需要参与者的全身心投入，若受训者可以投身于发展自我的任何活动，这将有助于他们成为合格的治疗师。过程体验疗法受训者应该参与能增加个人觉察力，包括敏感度和盲点的活动，以及那些有助于提升他们对人类经验范畴的了解和接受力的活动。这些活动可能包含个人治疗、处理人际关系、写日记、阅读、艺术或诗歌创作，多参与那些能让自身更广泛地接触人群的社会活动，包括支持弱势或边缘团体的政治活动，或是促进社会正义的活动。

参考文献

Agnew, R. M., Harper, H., Shapiro, D. A., & Barkham, M. (1994). Resolving a challenge to the therapeutic relationship: A single-case study. *British Journal of Medical Psychology*, 67, 155-170.

Al-Darmaki, F., & Kivlighan, D. M. (1993). Congruence in client-counselor expectations for relationship and the working alliance. *Journal of Counseling Psychology*, 40, 379-384.

American Heritage Electronic Dictionary. (1992). Boston: Houghton Mifflin.

American Psychiatric Association. (1994). *Diagnostic and statistical manual of mental disorders* (4th ed.). Washington, DC: Author.

American Psychological Association (Producer). (1994). *Process experiential psychotherapy (Psychotherapy Series I: Systems of Psychotherapy)* [Video]. Washington, DC: Author.

Barkham, M., Rees, A., Stiles, W. B., Shapiro, D. A., Hardy, G. E., & Reynolds, S. (1996). Dose-effect relations in time-limited psychotherapy for depression. *Journal of Consulting and Clinical Psychology*, 64, 927-935.

Barrett-Lennard, G. T. (1962). Dimensions of therapist response as causal factors in therapeutic change. *Psychological Monographs*, 76 (43, Whole No. 562).

Barrett-Lennard, G. T. (1981). The empathy cycle: Refinement of a nuclear concept. *Journal of Counseling Psychology*, 28, 91-100.

Barrett-Lennard, G. T. (1997). The recovery of empathy toward self and others. In A. Bohart & L. S. Greenberg (Eds.), *Empathy reconsidered* (pp. 103-121). Washington, DC: American Psychological Association.

Barrett-Lennard, G. T. (1998). *Carl Rogers' helping system: Journey and substance*. London: Sage.

Benjamin, L. S. (1993). *Interpersonal diagnosis and treatment of personality disorders*. New York: Guilford Press.

Benjamin, L. S. (1996). Introduction to the special section on structural analysis of social behavior. *Journal of Consulting and Clinical Psychology*, 64, 1203-1212.

Binder, J. L. (1993). Observations on the training of therapists in time-limited dynamic psychotherapy. *Psychotherapy*, 30, 592-598.

Binder, J. L. (1999). Issues in teaching and learning time-limited psy-chodynamic psychotherapy. *Clinical Psychology Review*, 19, 705-719.

Binder, J., & Strupp, H. H. (1997). "Negative process": A recurrently discovered and underestimated facet of therapeutic process and outcome in the individual psychotherapy of adults. *Clinical Psy-chology: Science and Practice,* 4, 121-139.

Bischoff, M. M., & Tracey, T. J. G. (1995). Client resistance as predicted by therapist behavior: A study of sequential dependence. *Journal of Counseling Psychology,* 42, 487-495.

Bohart, A. C. (1990). A cognitive client-centered perspective on borderline personality development. In G. Lietaer, J. Rombauts, & R. Van Balen (Eds.), *Clientcentered and experiential psychotherapy in the nineties* (pp. 599-622). Leuven, Belgium: Leuven University Press.

Bohart, A. C. (1997, May). *Therapist empathy.* Workshop presented at the Process-Experiential Therapy Institute Meeting, Toronto, CA.

Bohart, A. C., Elliott, R., Greenberg, L. S., & Watson, J. C. (2002). Empathy. In J. Norcross (Ed.), *Psychotherapy relationships that work* (pp. 89-108). New York: Oxford University Press.

Bohart, A. C., & Greenberg, L. S. (1997a). Empathy and psychotherapy: An introductory overview. In A. Bohart & L. S. Greenberg (Eds.), *Empathy reconsidered: New directions in psychotherapy* (pp.3-31). Washington, DC: American Psychological Association.

Bohart, A. C., & Greenberg, L. S. (1997b). *Empathy reconsidered: New directions in psychotherapy* (pp. 3-31). Washington, DC: American Psychological Association.

Bohart, A. C., O'Hara, M., & Leitner, L. M. (1998). Empirically violated treatments: Disenfranchisement of humanistic and other psycho-therapies. *Psychotherapy Research*, 8, 141-157.

Bohart, A. C., & Tallman, K. (1999). *How clients make therapy work: The process of active self-healing.* Washington, DC: American Psy-chological Association.

Bolger, E. A. (1999). Grounded theory analysis of emotional pain. *Psy-

chotherapy Research, 9, 342-362.

Bordin, E. S. (1979). The generalizability of the psychoanalytic concept of working alliance. *Psychotherapy: Theory, Research, and Practice*, 16, 252-260.

Bower, G. H. (1981). Mood and memory. *American Psychologist*, 36, 129-148.

Bozarth, J. D. (1997). Empathy from the framework of client-centered theory and the Rogerian hypothesis. In A. Bohart & L. S. Greenberg (Eds.), *Empathy reconsidered* (pp.81-102). Washington, DC: American Psychological Association.

Briere, J. N. (1989). *Therapy for adults molested as children: Beyond survival*. New York: Springer.

Buber, M. (1958). *I and thou* (2nd ed.). New York: Charles Scribner's Sons.

Bucci, W. (1997). *Psychoanalysis and cognitive science: A multiple code theory*. New York: Guilford Press.

Cain, D., & Seeman, J. (Eds.). (2002). *Humanistic psychotherapies: Handbook of research and practice*. Washington, DGAmerican Psychological Association.

Cartwright, A. (in press). Key concepts in the training of psychotherapists. In F. Caspar (Ed.), *The inner processes of psychotherapists: Innovations in clinical training*. Stanford, CA: Oxford University Press.

Caspar, F. (1997). What goes on in a psychotherapist's mind? *Psychotherapy Research*, 7, 105-125.

Cassidy, J., & Shaver, P. R. (Eds.). (1999). *Handbook of attachment: Theory, research and clinical applications*. New York: Guilford Press.

Chambless, D. L., & Hollon, S. D. (1998). Defining empirically supported therapies. *Joumal of Consulting and Clinical Psychology*, 66, 7-18.

Clarke, K. M. (1989). Creation of meaning: An emotional processing task in psychotherapy. *Psychotherapy*, 26, 139-148.

Clarke, K. M. (1991). A performance model of the creation of meaning event. *Psychotherapy*, 28, 395-401.

Clarke, K. M. (1993). Creation of meaning in incest survivors. *Journal of Cognitive Psychotherapy*, 7, 195-203.

Clarke, K. M. (1996). Change processes in a creation of meaning event. *Journal of Consulting and Clinical Psychology*, 64, 465-470.

Clarke, K. M., & Greenberg, L. S. (1986). Differential effects of the gestalt two-chair intervention and problem solving in resolving decisional conflict. *Journal of Counseling Psychology*, 33, 11-15.

Coates, W. H., White, H. V., & Schapiro, J. S. (1966). *The emergence of liberal humanism*: *An intellectual history of Western Europe*. New York: McGraw-Hill.

Cornell, A. W. (1993). *The focusing student's manual*. Berkeley, CA: Focusing Resources.

Cornell, A. W. (1994). *The focusing guide's manual*. Berkeley, CA: Focusing Resources.

Cornell, A. W. (1996). *The power of focusing*. Oakland, CA: New Harbinger.

Courtois, C. A. (1988). *Healing the incest wound*. New York: Norton.

Davis, K. L. (1995). The role of therapist actions in process-experiential therapy. (Doctoral dissertation, University of Toledo, 1994). *Dissertation Abstracts International*, 56, 519B.

Derogatis, L. R., Rickels, K., & Roch, A. F. (1976). The SCL-90 and the MMPI: A step in the validation of a new self-report scale. *British Journal of Psychiatry*, 128, 280-289.

Eckert, J., & Biermann-Ratjen, E.-M. (1998). The treatment of borderline personality disorder. In L. Greenberg, G. Lietaer, & J. Watson (Eds.), *Handbook of expe' riential psychotherapy* (pp.349-367). New York: Guilford Press.

Eckert, J., & Wuchner, M. (1996). Long-term development of borderline personality disorder. In R. Hutterer, G. Pawlowsky, P. E. Schmid, & R. Stipsets (Eds.), *Client-centered and experiential psychotherapy* (pp.213-233). Frankfurt, Germany: Peter Lang.

Eco, U. (1998, May). *Text and translation*. Lecture given at the University of Toronto, Toronto, Ontario, Canada.

Egendorf, A. (1995). Hearing people through their pain. *Journal of Traumatic Stress*, 8, 5-28.

Elliott, R. (1983). "That in your hands...": A comprehensive process analysis of a significant event in psychotherapy. *Psychiatry*, 46, 113-129.

Elliott, R. (1985). Helpful and nonhelpful events in brief counseling interviews: An empirical taxonomy. *Journal of Counseling Psychology*, 32, 307-322.

Elliott, R. (2002a). *CSEP-II experiential therapy session form*. Toledo, OH: Department of Psychology, University of Toledo.

Elliott, R. (2002b). *Process-experiential therapist evaluation form*. Toledo, OH: Department of Psychology, University of Toledo.

Elliott, R., Clark, C, Wexler, M., Kemeny, V., Brinkerhoff, J., & Mack, C. (1990). The impact of experiential therapy of depression: Initial results. In G. Lietaer, J. Rombauts, &. R. Van Balen (Eds.), *Client-centered and experiential psychotherapy in the nineties* (pp.549-577). Leuven, Belgium: Leuven University Press.

Elliott, R., & Davis, K. (in press). Therapist experiential processing in processexperiential therapy. In F. Caspar (Ed.), *The inner processes of psychotherapists: Innovations in clinical training*. Stanford, CA: Oxford University Press.

Elliott, R., Davis, K., & Slatick, E. (1998). Process-experiential therapy for posttraumatic stress difficulties. In L. Greenberg, G. Lietaer, & J. Watson (Eds.), *Handbook of experiential psychotherapy* (pp.249-271). New York: Guilford Press.

Elliott, R., &. Greenberg, L. S. (1997). Multiple voices in process-experiential therapy: Dialogues between aspects of the self. *Journal of Psychotherapy Integration*, 7, 225-239.

Elliott, R., & Greenberg, L. S. (2002). Process-experiential psychotherapy. In D. Cain & J. Seeman (Eds.), *Humanistic psychotherapies: Handbook of research and practice* (pp.279-306). Washington, DC: American Psychological Association.

Elliott, R., Greenberg, L. S., & Lietaer, G. (2003). Research on experiential psychotherapies. In M. J. Lambert, A. E. Bergin, & S. L. Garfield (Eds.), *Handbook of psychotherapy and behavior change* (5th ed., pp.493-539). New York: Wiley.

Elliott, R., Hill, C. E., Stiles, W. B., Friedlander, M. L., Mahrer, A., & Margison, F. (1987). Primary therapist response modes: A comparison of six rating systems. *Journal of Consulting and Clinical Psychology*, 55, 218-223.

Elliott, R., Mack, C., & Shapiro, D. A. (1999). *Simplified personal questionnaire procedure*. Available from the Network for Research on Experiential Psychotherapies.

Elliott, R., Slatick, E., &Urman, M. (2001). Qualitative change process research on psychotherapy: Alternative strategies. In J. Frommer & D. L. Rennie (Eds.), *Qualitative psychotherapy research: Methods and methodology* (pp.69-111). Lengerich, Germany: Pabst Science Publishers.

Esser, U., Pabst, H., & Speierer, G.W. (Eds.). (1996). *The power of the personcentered approach*: *New chaSknges-perspectives-ansvjers*. Köln, Germany: GwG Verlag.

Feldman Barrett, L., & Salovey, P. (Eds.). (2002). *The wisdom in feeling*: *Psychological processes in emotional intelligence*. New York: Guilford Press.

Fiedler, F. E. (1950). The concept of an ideal relationship. *Journal of Consulting Psychology*, 14, 239-245.

Fischer, C. T., & Wertz, F. J. (1979). Empirical phenomenological analyses of being criminally victimized. In A. Giorgi, R. Knowles, & D. L. Smith (Eds.), *Duquesne studies in phenomenological psychology* (Vol. 3, pp.135-158). Pittsburgh, PA: Duquesne University Press.

Ford, J. D. (1999). Disorders of extreme stress following war-zone military trauma: Associated features of posttraumatic stress disorder or comorbid but distinct syndromes7. *Journal of Consulting and Clinical Psychology*, 67, 3-12.

Frijda, N. H. (1986). *The emotions*. Cambridge, UK: Cambridge University Press.

Fuendeling, J. M. (1998). Affect regulation as a stylistic process within adult attachment. *Journal of Social & Personal Relationships*, 5, 291-322.

Gardner, R., & Price, J. S. (1999). Sociophysiology and depression. In T. Joiner & J. C. Coyne (Eds.), *The interactional nature of depression: Advances in interpersonal approaches* (pp.247-268). Washington, DC: American Psychological Association.

Geller, S. M. (2001). *Therapists' presence: The development of a model and a measure*. Unpublished doctoral dissertation, York University, Toronto, Canada.

Geller, S. M., & Greenberg, L. S. (2002). Therapeutic presence: Therapists' experience of presence in the psychotherapy encounter. *Person-Centered and Experiential Psychotherapies*, 1, 71-86.

Gelso, C. J., &. Carter, J. A. (1985). The relationship in counseling and psychotherapy: Components, consequences, and theoretical antecedents. *Counseling Psychologist*, 13, 155-243.

Gendlin, E. T. (1962). *Experiencing and the creation of meaning*. New York: Free Press of Glencoe.

Gendlin, E. T. (1981). *Focusing* (2nd ed.). New York: Bantam Books.

Gendlin, E. T. (1996). *Focusing-oriented psychotherapy: A manual of the experiential method*. New York: Guilford Press.

Gendlin, E. T., & Beebe, J. (1968). Experiential groups. In G. M. Gazda (Ed.), *Innovations to group psycho therapy* (pp.190-206). Springfield, IL: Charles C. Thomas.

Gibson, C. (1998). *Feminist experiential therapy of depression: Outcome and helpful factors*. Ph.D. Dissertation, Department of Psychology, University of Toledo.

Gilbert, P. (1992). *Depression: The evolution ofpowerlessness*. Hove, UK: Erlbaum.

Goldman, R. (1991). *The validation of the experiential therapy adherence measure*. Unpublished master's thesis, York University, Toronto.

Goldman, R. (1998). Change in thematic depth of experience and outcome in experimental psychotherapy. *Dissertation Abstracts International*, 58(10), 5643B. (Ann Arbor, MI: ProQuest Digital Dissertations No. AAT NQ22908)

Goldman, R., Bierman, R., & Wolfus, B. (1996, June). *Reiationing without violence (RWV): A treatment program for incarcerated male batterers*. Poster session presented at the Society for Psychotherapy Research, Amelia Island, FL.

Goldman, R., & Greenberg, L. S. (1995). A process-experiential approach to case formulation. *In Session: Psychotherapy in Practice*, 1, 35-51.

Goldman, R., & Greenberg, L. S. (1997). Case formulation in process-experiential therapy. In T. D. Eells (Ed.), *Handbook of psychotherapy case formulation* (pp.402-429). New York: Guilford Press.

Goleman, D. (1996). *Emotional intelligence*. New York: Bantam Books.

Goodman, G., &. Dooley, D. (1976). A framework for help-intended communication. *Psychotherapy: Theory, Research and Practice*, 13, 106-117.

Gottman, J. (1997). *The heart of parenting: How to raise an emotionally intelligent child*. New York: Simon & Schuster.

Greenberg, L. S. (1977). A task analytic approach to the events of psychotherapy. (Dissertation, York University.) *Dissertation Abstracts International*, 37B, 4647. (Available from National Library of Canada, Ottawa K1A ON4; order no.26,630.)

Greenberg, L. S. (1979). Resolving splits: The two-chair technique. *Psychotherapy: Theory, Research & Practice*, 16, 310-318.

Greenberg, L. S. (1980). An intensive analysis of recurring events from the practice of gestalt therapy. *Psychotherapy: Theory, Research and Practice*, 17, 143-152.

Greenberg, L. S. (1983). Toward a task analysis of conflict resolution in gestalt therapy. *Psychotherapy: Theory, Research and Practice*, 20, 190-201.

Greenberg, L. S. (1984a). A task analysis of intrapersonal conflict resolution. In L. Rice & L. Greenberg (Eds.), *Patterns of change* (pp.67-123). New York: Guilford Press.

Greenberg, L. S. (1984b). Task analysis: The general approach. In L. Rice & L. Greenberg (Eds.), *Patterns of change* (pp.124-148). New York: Guilford Press.

Greenberg, L. S. (2001). *Forgiveness in psychotherapy.* Campaign for Forgiveness Research.

Greenberg, L. S. (2002a). *Emotion-focused therapy: Coaching clients to work through their feelings.* Washington, DC: American Psychological Association.

Greenberg, L. S. (2002b). Termination in experiential psychotherapy. *Journal of Psychotherapy Integration*, 12, 248-257.

Greenberg, L. S., & Bolger, L. (2001). An emotion focused approach to the overregulation of emotion and emotional pain. *In Session*, 57, 197-212.

Greenberg, L. S., &. Elliott, R. (1997). Varieties of empathic responding. In A. Bohart &. L. S. Greenberg (Eds.), *Empathy reconsidered: New directions in psychotherapy* (pp.167-186). Washington, DC: American Psychological Association.

Greenberg, L. S., Elliott, R., & Foerster, F. (1990). Experiential processes in the psychotherapeutic treatment of depression. In N. Endler &. D. C. McCann (Eds.), *Contemporary perspectives on emotion* (pp.157-185). Toronto, Ontario, Canada: Wall & Emerson.

Greenberg, L. S., Elliott, R., & Lietaer, G. (1994). Research on humanistic and experiential psychotherapies. In A. E. Bergin & S. L. Garfield (Eds.), *Handbook of psychotherapy and behavior change* (4th ed., pp.509-539). New York: Wiley.

Greenberg, L. S., &. Foerster, F. (1996). Resolving unfinished business: The process of change. *Journal of Consulting and Clinical Psychology*, 64, 439-446.

Greenberg, L. S., &. Geller, S. (2002). Congruence and presence. In G.

Wyatt & P. Saunders (Eds.), *Congruence* (pp. 131-149). Ross-on-Wye, UK: PCCS Books.

Greenberg, L. S., & Goldman, R. L. (1988). Training in experiential therapy. *Journal of Consulting and Clinical Psychology*, 56, 696-702.

Greenberg, L. S., Goldman, R., & Angus, L. (2001). *The York II psychotherapy study on experiential therapy of depression*. Unpublished manuscript, York University.

Greenberg, L. S., &. Johnson, S. M. (1988). *Emotionaify focused therapy for couples*. New York: Guilford Press.

Greenberg, L. S., & Malcolm, W. (2002). Resolving unfinished business: Relating process to outcome. *Journal of Consulting & Clinical Psychology*, 70, 406-416.

Greenberg, L. S., & Paivio, S. (1997). *Working with emotions in psychotherapy*. New York: Guilford Press.

Greenberg, L. S., & Pascual-Leone, J. (1995). A dialectical constructivist approach to experiential change. In R. Neimeyer & M. Mahoney (Eds.), *Constructivism in psychotherapy* (pp. 169-191). Washington, DC: American Psychological Association.

Greenberg, L. S., & Pascual-Leone, J. (1997). Emotion in the creation of personal meaning. In M. Power & C. Brewin, *The transformation of meaning in psychological therapies* (pp. 157-174). Chichester, UK: John Wiley & Sons.

Greenberg, L. S., &. Pascual-Leone, J. (2001). A dialectical constructivist view of the creation of personal meaning. *Journal of Constructiwst Psychology*, 14, 165-186.

Greenberg, L. S., & Pedersen, R. (2001, November). *Relating the degree of resolution of in-session self criticism and dependence to outcome and follow-up in the treatment of depression*. Paper presented at conference of the North American Chapter of the Society for Psychotherapy Research, Puerto Vallarta, Mexico.

Greenberg, L. S., & Rice, L. N. (1997). Humanistic approaches to psychotherapy. In P. Wachtel & S. Messer (Eds.), *Theories of psychotherapy:*

Origins and evolution (pp. 97-129). Washington, DC: American Psychological Association.

Greenberg, L. S., Rice, L. N., & Elliott, R. (1993). *Facilitating emotional change*: *The moment-by-moment process*. New York: Guilford Press.

Greenberg, L. S., & Rushanski-Rosenberg, R. (2002). Therapist's experience of empathy. In J. C. Watson, R. N. Goldman, &. M. S. Warner (Eds.), *Client-centered and experiential psychotherapy in the 21st century*: *Advances in theory, research and practice* (pp. 204-220). Ross-on-Wye, UK: PCCS Books.

Greenberg, L. S., &. Safran, J. D. (1987). *Emotion in psychotherapy.* New York: Guilford Press.

Greenberg, L. S., &. Safran, J. D. (1989). Emotion in psychotherapy. *American Psychologist*, 44, 19-68.

Greenberg, L. S., & Van Balen, R. (1998). The theory of experience-centered therapies. In L. S. Greenberg, J. C. Watson, & G. Lietaer (Eds.), *Handbook of experiential psychotherapy* (pp. 28-57). New York: Guilford Press.

Greenberg, L. S., & Warwar, S. (in press). Homework in an emotion-focused approach to experiential therapy. *Journal of Psychotherapy Integration.*

Greenberg, L. S., & Watson, J. (1998). Experiential therapy of depression: Differential effects of client-centered relationship conditions and active experiential interventions. *Psychotherapy Research*, 8, 210-224.

Greenberg, L. S., & Watson, J. (2003). *Emotion-focused therapy of depression*. Manuscript in preparation.

Greenberg, L. S., Watson, J., & Lietaer, G. (Eds.). (1998). *Handbook of experiential psychotherapy.* New York: Guilford Press.

Greenberg, L. S., & Webster, M. (1982). Resolving decisional conflict by means of two-chair dialogue: Relating process to outcome. *Journal of Counseling Psychology*, 29, 468-477.

Grindler Katonah, D. (1999). Clearing a space with someone who has cancer. *Focusing Fofeo*, 18, 19-26.

Gross, J. J. (1999). Emotion and emotion regulation. In L. A. Pervin & O. P. John (Eds.), *Handbook of personality theory and research* (pp.525-552). New York: Guilford Press.

Gross, J. J., & Muñoz, R. F. (1995). Emotion regulation and mental health. *Clinical Psychology: Science and Practice*, 2, 151-164.

Hardy, G. E., Stiles, W. B., Barkham, M., & Startup, M. (1998). Therapist responsiveness to client interpersonal styles during time-limited treatments for depression. *Journal of Consulting & Clinical Psychology*, 66, 304-312.

Harman, J. I. (1990). Unconditional confidence as a facilitative precondition. In G. Lietaer, J. Rombauts, & R. Van Balen (Eds.), *Client-centered and experiential psychotherapy towards the nineties* (pp.251-268). Leuven, Belgium: Leuven University Press.

Harper, H., & Shapiro, D. A. (1994, June). *How are client confrontation challenges resolved? Task analysis of significant change events in a psychodynamic/interpersonal therapy*. Paper presented at the meeting of the Society for Psychotherapy Research, York, UK.

Hart, J. T., & Tomlinson, T. M. (Eds.). (1970). *New directions in client-centered therapy*. Boston: Houghton Mifflin.

Henry, W. P., Schacht, T. E., & Strupp, H. H. (1990). Patient and therapist introject, interpersonal process and differential psychotherapy outcome. *Journal of Consulting and Clinical Psychology*, 58, 768-774.

Henry, W. P., & Strupp, H. H. (1994). The therapeutic alliance as interpersonal process. In A. O. Horvath & L. S. Greenberg (Eds.), *The working alliance: Theory, research, and practice* (pp.51-84). New York: Wiley.

Herman, J. L. (1992). *Trauma and recovery: The aftermath of violence—from domestic abuse to political tenor*. New York: Basic Books.

Hill, C. E. (1986). An overview of the Hill Counselor and Client Verbal Response Modes Category Systems. In L. S. Greenberg & W. M. Pinsof (Eds.), *The psychotherapeutic process* (pp.131-159). New York: Guilford Press.

Hoffart, A. (1997). A schema model for examining the integrity of psychotherapy: A theoretical contribution. *Psychotherapy Research*, 7, 127-143.

Horowitz, M. J. (1986). *Stress response syndromes* (2nd ed.). Northvale, NJ: Jason Aronson.

Horowitz, M. J. (1987). *States of mind: Analysis of change in psychotherapy* (2nd ed.). New York: Plenum Press.

Horvath, A., & Greenberg, L. (Eds.). (1994). *The working alliance: Theory, research and practice*. New York: Wiley.

Horvath, A. O., & Luborsky, L. (1993). The role of the therapeutic alliance in psychotherapy. *Journal of Consulting & Clinical Psychology*, 61, 561-573.

Horvath, A. O., Marx, R. W., & Kamann, A. M. (1990). Thinking about thinking in therapy: An examination of clients' understanding of their therapists' intentions. *JournaJ of Consulting & Clinical Psychology*, 58, 614-621.

Howard, A. (2000). *Philosophy for counseling and psychotherapy: Pythagoras to postmodernism*. New York: Palgrave.

Howard, K. L, Kopta, M., Krause, M. S., & Orlinsky, D. E. (1986). The dose-effect relationship in psychotherapy. *American Psychologist*, 41, 159-164.

Howard, K. I., Lueger, R. J., Maling, M. S., & Martinovich, Z. (1993). A phase model of psychotherapy: Causal mediation of outcome. *Journal of Consulting and Clinical Psychology*, *61*, 678-685.

Hutterer, R., Pawlowsky, G., Schmid, P. F., & Stipsits, R. (Eds.). (1996). *Cfientcentered and experiential psychotherapy: A paradigm in motion*. Frankfurt am Main, Germany: Peter Lang.

Ickes, W. (Ed.). (1997). *Empathic accuracy*. New York: Guilford Press.

Itoh, K. (1988, September). *The "experiencing" in "tsubo" image therapy*. Paper presented at the First International Conference on Client-Centered and Experiential Psychotherapy, Leuven, Belgium.

Jackson, L., & Elliott, R. (1990, June). *Is experiential therapy effective in treating depres' sion? Initial outcome data.* Paper presented at Society for Psychotherapy Research, Wintergreen, VA.

Janoff-Bulman, R. (1992). *Shattered assumptions.* New York: Free Press.

Johnson, R. A. (1991). *Owning your own shadow.* Understanding the dark side of the psyche. San Francisco, CA: HarperCollins.

Johnson, S. M. (1996). *The practice of emotionally focused marital therapy: Creating connection.* Florence, KY: Brunner-Routledge.

Johnson, S. M., & Greenberg, L. S. (1985). The differential effects of experiential and problem-solving interventions in resolving marital conflict. *Journal of Con' suiting and Clinical Psychology,* 53, 313-317.

Jourard, S. M. (1971). *The transparent self.* Princeton, NJ: Van Nostrand Reinhold.

Kalfas, N. S. (1974). Client perceived therapist empathy as a correlate of outcome. *Dissertation Abstracts International,* 34, 5633A.

Keil, W. (1996). Hermeneutic empathy in client-centered therapy. In U. Esser, H. Pabst, & G. Speirer (Eds.), *The power of the person-centered approach: New challenges, perspectives and answers.* Köln, Germany: GwG.

Kennedy-Moore, E., & Watson, J. C. (1999). *Expressing emotion: Myths, realities, and therapeutic strategies.* New York: Guilford Press.

Kintsch, W. (in press). The psychology of expertise. In F. Caspar (Ed.), *The inner processes of psychotherapists: Innovations in clinical training.* Stanford, CA: Oxford University Press.

Klein, M. H., Mathieu, P. L, Gendlin, E. T., & Kiesler, D. J. (1969). *The Experiencing Scale: A research and training manual* (Vol 1). Madison, WI: Wisconsin Psychiatric Institute.

Klein, M. H., Mathieu-Coughlan, P., & Kiesler, D. J. (1986). The Experiencing Scales. In L. Greenberg & W. Pinsof (Eds.), *The psychotherapeutic process* (pp.21-71). New York: Guilford Press.

Knapp, M. L., & Hall, J. A. (1997). *Nonverbal communication in human interaction* (4th ed.). Fort Worth, TX: Harcourt Brace.

Kohut, H. (1971). *The analysis of self.* New York: International Universities Press.

Kohut, H. (1977). *The restoration of self*. New York: International Universities Press.

Kolb, B. (1995). *Brain plasticity and behavior*. Mahwah, NJ: Erlbaum.

Korman, L. M., & Bolger, E. A. (2000, June). *The promotion of self-caring in highly distressed clients*. Poster presented at the meeting of Society for Psychotherapy Research, Chicago.

Korzybski, A. (1948). S*cience and sanity: An introduction to non-Aristotelian systems and general semantics*. Lakeville, CT: International Non-Aristotelian Library.

Labott, S., Elliott, R., &. Eason, P. (1992). "If you love someone, you don't hurt them": A comprehensive process analysis of a weeping event in psychotherapy. *Psychiatry*, *55*, 49-62.

Labov, W., & Fanshel, D. (1977). *Therapeutic discourse*. New York: Academic Press.

Lawless, D. M., Rennie, D. L., & Toukmanian, S. G. (1997). *Learning psychotherapy: A matter of high risk*. Unpublished manuscript, Department of Psychology, York University.

Lazarus, R. S. (1991). *Emotion and adaptation*. New York: Oxford University Press.

Leijssen, M. (1990). On focusing and the necessary conditions of therapeutic personality change. In G. Lietaer, J. Rombauts, &. R. Van Balen (Eds.), *Clientcentered and experiential psychotherapy towards the nineties* (pp.225-250). Leuven, Belgium: Leuven University Press.

Leijssen, M. (1996). Characteristics of a healing inner relationship. In R. Hutterer, G. Pawlowsky, P. F. Schmid, & R. Stipsits (Eds.), *Client-centered and experiential psychotherapy: A paradigm in motion* (pp.427-438). Frankfurt am Main, Germany: Peter Lang.

Leijssen, M. (1998). Focusing microprocesses. In L. Greenberg, G. Lietaer, & J. Watson (Eds.), *Handbook of experiential psychotherapy* (pp.121-154). New York: Guilford Press.

Levant, R. F., & Shlien, J. M. (Eds.). (1984). *Client-centered therapy and the personcentered approach*. New York: Praeger.

Lietaer, G. (1984). Unconditional positive regard: A controversial basic attitude in client-centered therapy. In R. F. Levant & J. M. Shlien (Eds.), *Client-centered therapy and the person-centered approach*: N*ew directions in theory, research, and practice* (pp.41-58). Westport, CT: Praeger Publishers.

Lietaer, G. (1993). Authenticity, congruence and transparency. In D. Brzier (Ed.), *Beyond Carl Rogers*: *Towards a psychotherapy for the 21st century* (pp.17-46). London: Constable.

Lietaer, G. (1998). From non-directive to experiential: A paradigm unfolding. In B. Thorne & E. Lambers (Eds.), *Person-centred Therapy*: *European perspectives* (pp.62-72). London: Sage.

Lietaer, G., Rombauts, J., & Van Balen, R. (Eds.). (1990). *Client-centered and experiential psychotherapy towards the nineties*. Leuven, Belgium: Leuven University Press.

Linehan, M. M. (1993). *Cognitive-behavioral treatment of borderline personality disorder*. New York: Guilford Press.

Lou, N. (Producer), (n. d. a). *Coming home through focusing, Part 2* [Videotape]. Canada: Nada Lou Productions Canada.

Lou, N. (Producer), (n.d.b). *Focusing with Eugene T. Gendlin* [Videotape]. Canada: Nada Lou Productions Canada.

Lowenstein [Watson], J. (1985). *A test of a performance model of problematic reactions and an examination of differential client performances in therapy*. Unpublished thesis, Department of Psychology, York University.

Mahoney, M. J. (1991). *Human change processes*: *The scientific foundations of psychotherapy*. New York: Basic Books.

Mahrer, A. R. (1983). *Experiential psychotherapy*: *Basic practices*. New York: Brunner/Mazel.

Mahrer, A. R. (1989). *How to do experiential psychotherapy*: *A manual for practitioners*. Ottawa, Ontario, Canada: University of Ottawa Press.

Mahrer, A. R. (1997). Empathy as therapist-client alignment. In A. Bohart &

L. S. Greenberg (Eds.), *Empathy reconsidered: New directions in psychotherapy* (pp. 187-213). Washington, DC: American Psychological Association.

Margison, F., Guthrie, E., Barkham, M., Hardy, G., Shapiro, D., & Startup, M. (June, 1999). *Analysis of competencies required for effective delivery of PI therapy and development of measures*. Paper presented at meeting of Society for Psychotherapy Research, Braga, Portugal.

Mathieu-Coughlan, P., & Klein, M. H. (1984). Experiential psychotherapy: Key events in client-therapist interaction. In L. N. Rice & L. S. Greenberg (Eds.), *Patterns of change* (213-248). New York: Guilford Press.

May, R., & Yalom, I. (1989). Existential psychotherapy. In R. J. Corsini & D. Wedding (Eds.), *Current psychotherapies* (4th ed., pp.363-402). Itasca, IL: Peacock.

McCann, I. L., & Pearlman, L. A. (1990). *Psychological trauma and the adult survivor: Theory, therapy and transformation*. New York: Brunner/ Mazel.

McLeod, J. (1997). *Narrative and psychotherapy*. London: Sage.

McMain, S., Goldman, R., & Greenberg, L. (1996). Resolving unfinished business: A program of study. In W. Dryden (Ed.), *Research and practice in psychotherapy* (pp.211-232). Thousand Oaks, CA: Sage.

Mestel, R., & Votsmeier-Rohr, A. (2000, June). *Long-term follow-up study of depressive patients receiving experiential psychotherapy in an inpatient setting*. Paper presented at the meeting of the Society for Psychotherapy Research, Chicago, IL.

Miller, W. R., & Rollnick, S. (2002). *Motivational interviewing: Preparing people for change* (2nd ed.). New York: Guilford Press.

Mongrain, M., &. Zuroff, D. (1994). Ambivalence over emotional expression and negative life events: Mediators of depressive symptom in dependent and selfcritical individuals. *Personality and Individual Differences*, 16, 447-458.

Morris, G. H., & Chenail, R. J. (Eds.). (1995). *The talk of the clinic:*

Explorations in the analysis of medical and therapeutic discourse.
Hillsdale, NJ: Erlbaum.

Newell, A., & Simon, H. (1972). *Human problem solving.* New York:
Prentice Hall.

Nietzsche, F. (1980). Fourth part: Maxims and interludes, section 157.
InG. Colli & M. Montinari (Eds.), *Sämtliche Werke: Kritische
Studienausgabe: Vol. 5. Beyond good and evil.* Berlin: de Gruyter.
(Original work published in 1886)

Norcross, J. (Ed.). (2002). *Psychotherapy relationships that work.* New
York: Oxford University Press.

Orlinsky, D. E., Grawe, K., & Parks, B. K. (1994). Process and outcome
in psychotherapy—noch einmal. In A. E. Bergin & S. L. Garfield
(Eds.), *Handbook of psychotherapy and behavior change* (4th ed.,
pp.270-376). New York: Wiley.

Oxford English Dictionary. (Compact Edition). (1971). New York. Oxford
University Press.

Paivio, S. C., & Greenberg, L. S. (1995). Resolving "unfinished business":
Efficacy of experiential therapy using empty chair dialogue. *Journal
of Consulting and Clinical Psychology, 63,* 419-425.

Paivio, S. C., & Greenberg, L. S. (2001). Introduction to special issue on
treating emotion regulation problems in psychotherapy. *Journal of
Clinical Psychology, 57,* 153-155.

Paivio, S. C., Hall, I. E., Holowaty, K. A. M., Jellis, J. B., & Tran, N.
(2001). Imaginal confrontation for resolving child abuse issues.
Psychotherapy Research, 11, 433-453.

Paivio, S. C., &Nieuwenhuis, J. A. (2001). Efficacy of emotion focused
therapy for adult survivors of child abuse: A preliminary study.
Journal of Traumatic Stress, 14, 115-134.

Pascual-Leone, J. (1980). Constructive problems for constructive theories:
The current relevance of Piaget's work and a critique of information-
processing simulation psychology. In R. Kluwe and H. Spada (Eds.),
Developmental models of thinking (pp.263-296). New York: Aca-

demic Press.

Pascual-Leone, J. (1991). Emotions, development, and psychotherapy: A dialectical-constructivist perspective. In J. D. Safran & L.S. Greenberg (Eds.), *Emotion, psychotherapy, and change* (pp.302-335). New York: Guilford Press.

Perls, F. S. (1969). *Gestak therapy verbatim.* Moab, UT: Real People Press.

Perls, F. S., Hefferline, R. F., & Goodman, P. (1951). *Gestak therapy.* New York: Julian Press.

Peschken, W. E., & Johnson, M. E. (1997). Therapist and client trust in the therapeutic relationship. *Psychotherapy Research,* 7, 439-447.

Piaget, J. (1969). *The mechanisms of perception.* London: Routledge & Kegan Paul.

Polster, E., & Polster, M. (1973). *Gestolt therapy integrated.* New York: Brunner/Mazel.

Prigogine, I., & Stengers, I. (1984). *Order out of chaos: Man's new dialogue with nature.* New York: Bantam.

Prochaska, J. O., DiClemente, C. C., & Norcross, J. C. (1992). In search of how people change: Applications to addictive behaviors. *American Psychologist,* 47, 1102-1114.

Psychological & Education Films (Producer). (1965). *Carl Rogers (client centered Therapy)* (Three Approaches to Psychotherapy I, Part 1). [Video]. Corona Del Mar, CA: Psychological & Education Films.

Psychological & Education Films (Producer). (1989). *A demonstration with Dr. Leslie Greenberg* (Integrative Psychotherapy—A Six-Part Series, Part 5) [Video]. Corona Del Mar, CA: Psychological & Education Films.

Rennie, D. L. (1992). Qualitative analysis of the client's experience of psychotherapy: The unfolding of reflexivity. In S. Toukmanian & D. L. Rennie (Eds.), *Psycho' therapy process research: Paradigmatic and narrative approaches* (pp.211-233). Newbury Park, CA: Sage.

Rennie, D. L. (1994a). Client's deference in psychotherapy. *Journal of Counseling Psychology,* 41, 427-437.

Rennie, D. L. (1994b). Storytelling in psychotherapy: The client's subjective experience. *Psychotherapy*, 31, 234-243.

Rennie, D. L. (2000). Grounded theory methodology as methodical hermeneutics: Reconciling realism and relativism. *Theory & Psychology*, 10, 481-502.

Rhodes, R. H., Hill, C. E., Thompson, B. J., & Elliott, R. (1994). Client retrospective recall of resolved and unresolved misunderstanding events. *Journal of Counseling Psychology*, 41, 473-483.

Rice, L. N. (1965). Therapist's style of participation and case outcome. *Journal of Consulting Psychology*, 29, 155-160.

Rice, L. N. (1974). The evocative function of the therapist. In L. N. Rice &. D. A. Wexler (Eds.), *Innovations in client-centered therapy* (pp.289-311). New York: Wiley.

Rice, L. N. (1983). The relationship in client-centered therapy. In M. J. Lambert (Ed.), *Psychotherapy and patient relationships* (pp.36-60). Homewood, IL: Dow-Jones Irwin.

Rice, L. N. (1984). *Manual for systematic evocative unfolding*. Unpublished manuscript, York University.

Rice, L. N., & Greenberg, L. S. (Eds.)- (1984). *Patterns of change*. New York: Guilford Press.

Rice, L. N., & Greenberg, L. S. (1991). Two affective change events in clientcentered therapy. In J. Safran & L. S. Greenberg (Eds.), *Affective change events in psychotherapy* (pp.197-226). New York: Academic Press.

Rice, L. N., & Kerr, G. P. (1986). Measures of client and therapist vocal quality. In L. Greenberg & W. Pinsof (Eds.), *The psychotherapeutic process*: *A research handbook* (pp.73-105). New York: Guilford Press.

Rice, L. N., Koke, C. J., Greenberg, L. S., & Wagstaff, A. K. (1979). *Manual for client vocal quality* (Vols. I & II). Toronto, Ontario, Canada: Counseling Development Centre, York University.

Rice, L. N., & Saperia, E. P. (1984). Task analysis and the resolution of problematic reactions. In L. N. Rice & L. S. Greenberg (Eds.),

Patterns of change (pp.29-66). New York: Guilford Press.

Rice, L. N., & Wagstaff, A. K. (1967). Client voice quality and expressive style as indexes of productive psychotherapy. *Journal of Consulting Psychology*, 31, 557-563.

Rice, L. N., Watson, J., & Greenberg, L. S. (1993). *A measure of clients' expressive stance*. Toronto, Ontario, Canada: York University.

Rogers, C. R. (1951). *Client centered therapy*. Boston: Houghton Mifflin.

Rogers, C. R. (1957). The necessary and sufficient conditions of therapeutic personality change. *Journal of Consulting Psychology*, 21, 95-103.

Rogers, C. R. (1959). A theory of therapy, personality, and interpersonal relationships as developed in the client-centered framework. In S. Koch (Ed.), *Psychology: The study of a science* (Vol. 3, pp.184-256). New York: McGraw-Hill.

Rogers, C. R. (1961). *On becoming a person*. Boston: Houghton Mifflin.

Rogers, C. R. (1975). Empathic: An unappreciated way of being. *Counseling Psychologist*, 5(2), 2-10.

Rogers, C. R. (1983). *Miss Munn* (AAP Tape Library Catalog, Tape No.5). Salt Lake City, UT: American Academy of Psychotherapists.

Rohn, R. (1994, February). *Clients' experiences of finishing unfinished business with empty chair work*. Paper presented at the meeting of the North American chapter of the Society for Psychotherapy Research, Santa Fe, NM.

Sachse, R. (1992). Differential effects of processing proposals and content references on the explication process of clients with different starting conditions. *Psychotherapy Research*, 2, 235-251.

Sachse, R. (1993). The effects of intervention phrasing of therapist-client communication. *Psychotherapy Research*, 3, 260-277.

Sachse, R. (1995). Zielorientierte Gesprächspsychotherapie: Effektive psychotherapeutische Strategien bei Klienten und Klientinnen mit psychosomatischen Magen-Darm-Erkrankungen [Goal-oriented client-centered psychotherapy: Effective psychotherapeutic strategies with male and female clients with psychosomatic stomach and intestinal diseases]. In J. Eckert (Ed.), *Forschung rur KHentenzentrierten Psychotherapie* [*Investigation of client-centered psychotherapy*] (pp.27-49). Köln, Germany: GwG-Verlag.

Sachse, R. (1998). Goal-oriented client-centered therapy of psychosomatic disorders. In L. S. Greenberg, J. C. Watson, & G. Lietaer (Eds.), *Handbook of experiential psychotherapy* (pp.295-327). New York: Guilford Press.

Safran, J. D., & Muran, J. C. (2000). *Negotiating the therapeutic alliance: A relational treatment guide*. New York: Guilford Press.

Safran, J. D., Muran, J. C., & Samstag, L. W. (1994). Resolving therapeutic alliance ruptures: A task analytic investigation. In A. O. Horvath & L. S. Greenberg (Eds.), *The working alliance: Theory, research, and practice* (pp.225-255). New York: Wiley.

Salovey, P., & Mayer, J. D. (1990). Emotional intelligence. *Imagination, Cognition, and Personality*, 9, 185-211.

Santen, B. (1990). Beyond good and evil: Focusing with early traumatized children and adolescents. In G. Lietaer, J. Rombauts, & R. Van Balen (Eds.), *CJientcenteredand experiential psychotherapy in the nineties* (pp.779-796). Leuven, Belgium: Leuven University Press.

Scheff, T. J. (1981). The distancing of emotion in psychotherapy. *Psychotherapy: Theory, Research & Practice*, 18, 46-53.

Schmid, P. F. (2002). Knowledge or acknowledgement? Psychotherapy as "The Art of Not-knowing"—Prospects on further developments of a radical paradigm. *Person-Centered and Experiential Psychotherapies*, 1, 56-70.

Schore, A. N. (1994). *Affect regulation and the origin of the self: The neurobiology of emotional development*. Hillsdale, NJ: Erlbaum.

Segal, Z. V., Williams, J. M. G., &Teasdale, J. D. (2001). *Mindfulness-based cognitive therapy for depression: A new approach to preventing relapse*. New York: Guilford Press.

Semmer, M. (in press). In F. Caspar (Ed.), *The inner processes of psy-*

chotherapists: Innovations in dinicai training. Stanford, CA: Oxford University Press.

Sexton, T. L., & Whiston, S. C. (1994). The status of the counseling relationship: An empirical review, theoretical implications, and research directions. Counseling Psychologist, 22, 6-78.

Skovholt, T. M., & Ronnestad, M. H. (1992). The evolving professional self: Stages and themes in therapist and counselor development. New York: Wiley.

Souliere, M. (1995). The differential effects of the empty chair dialogue and cognitive restructuring on the resolution of lingering angry feelings. (Doctoral dissertation, University of Ottawa, 1994). Dissertation Abstracts International, 56, 2342B. (University Microfilms No. AAT NN95979)

Speierer, G. W. (1990). Toward a specific illness concept of client-centered therapy. In G. Lietaer, J. Rombauts, & R. Van Balen (Eds.), Client-centered and experiential psychotherapy in the nineties (pp.337-360). Leuven, Belgium: Leuven University Press.

Sroufe, L. A. (1996). Emotional development: The organization of emotional life in the early years. New York: Cambridge University Press.

Stiles, W. B. (1986). Development of a taxonomy of verbal response modes. In L. Greenberg& W. Pinsof (Eds.), Thepsychotherapeuticprocess (pp.161-199).New York: Guilford Press.

Stiles, W. B. (1999). Signs and voices in psychotherapy. Psychotherapy Research, 9, 1-21.

Striimpfel, U., &. Goldman, R. (2002). Contacting gestalt therapy. In D. Cain & J. Seeman (Eds.), Humanistic psychotherapies: Handbook of research and practice (pp.189-219). Washington, DC: American Psychological Association.

Swildens, J. C. A. G. (1990). Client-centered psychotherapy for patients with borderline symptoms. In G. Lietaer, J. Rombauts, & R. Van Balen (Eds.), Clientcentered and experiential psychotherapy in the nineties (pp.623-636). Leuven, Belgium: Leuven University Press.

Tageson, C. W. (1982). *Humanistic psychology*: *A synthesis*. Homewood, IL: Dorsey Press.

Task Force on Promotion and Dissemination of Psychological Procedures. (1995). Training in and dissemination of empirically-validated psychological treatments: Report and recommendations. *ClinicalPsychologist*, 48, 3-23.

Timulak, L., & Elliott, R. (in press). Empowerment events in process-experiential psychotherapy of depression: A qualitative analysis. Psychotherapy Research, Timulak, L., & Lietaer, G. (2001). Moments of empowerment: A qualitative analysis of positively experienced episodes in brief person-centred counselling. *Counseling and Psychotherapy Research*, 1, 62-73.

Tomkins, S. (1963). *Affect, imagery and consciousness*: *The negative affects* (Vol. 1). New York: Springer.

Toukmanian, S. G. (1992). Studying the client's perceptual process and their outcomes in psychotherapy. In S. G. Toukmanian & D. L. Rennie (Eds.), *Psychotherapy process research*: *Paradigmatic and narrative approaches* (pp.77-107). Newbury Park, CA: Sage.

Toukmanian, S. G., & Grech, T. (1991). *Changes in cognitive complexity in die context of perceptual-processing experiential therapy* (Department of Psychology Report No.194). Toronto, Ontario, Canada: York University.

Vanaerschot, G. (1990). The process of empathy: Holding and letting go. In G. Lietaer, J. Rombauts, & R. Van Balen (Eds.), *Client-centered and experiential psychotherapy in the nineties* (pp.269-294). Leuven, Belgium: Leuven University Press.

Van der Kolk, B. A. (1995). The body keeps the score: Memory and the evolving psychobiology of posttraumatic stress. *Harvard Review of Psychiatry*, 1, 253-265.

Van der Kolk, B. A., McFarlane, A., &. Weisath, L. (1996). *Traumatic stress*. New York: Guilford Press.

van Kessel, W., & Lietaer, G. (1998). Interpersonal processes. In L.

Greenberg, G. Lietaer, & J. Watson (Eds.), *Handbook of experiential psychotherapy* (pp.155-177). New York: Guilford Press.

Waldrop.M.M. (1992). *Complexity: The emerging science at the edge of order and chaos*. New York: Simon & Schuster.

Warner, M. S. (1998). A client-centered approach to therapeutic work with dissociated and fragile process. In L. S. Greenberg, J. C. Watson, & G. Lietaer (Eds.), *Handbook of experiential psychotherapy* (pp.368-387). New York: Guilford Press.

Warwar, N., & Greenberg, L. S. (2000, June). *Catharsis is not enough: Changes in emotional processing related to psychotherapy outcome.* Paper presented at the International Society for Psychotherapy Research Annual Meeting, Chicago, IL.

Watson, J. C. (1996). An examination of clients' cognitive-affective processes during the exploration of problematic reactions. *Journal of Consulting and Clinical Psychology*, 63, 459-464.

Watson, J. C. (1999). *Measure of expressed emotion.* Unpublished manual, Department of Adult Education, Community Development and Counselling Psychology, University of Toronto, Toronto, Ontario, Canada.

Watson, J. C. (2002). Re-visioning empathy. In D. Cain & J. Seeman (Eds.), *Handbook of research in humanistic therapies* (pp.445-471). Washington, DC: APA Books.

Watson, J. C., Goldman, R., & Vanaerschot, G. (1998). Empathic: A postmodern way of being. In L. S. Greenberg, J. C. Watson, & G. Lietaer (Eds.), *Handbook of experiential psychotherapy* (pp.61-81). New York: Guilford Press.

Watson, J. C., Goldman, R. N., & Warner, M. S. (Eds.). (2002). *Client-centered and experiential psychotherapy in the 21st century: Advances in theory, research and practice.* Ross-on-Wye, UK: PCCS Books.

Watson, J. C., Gordon, L. B., Stermac, L., Steckley, P., & Kalogerakos, F. (2003). Comparing the effectiveness of both process-experiential with cognitive-behavioral psychotherapy in the treatment of depression. *Journal of Consulting and Clinical Psychology*, 71, 773-781.

Watson, J., & Greenberg, L. S. (1994). The therapeutic alliance in experiential therapy. In A. Horvath & L. Greenberg (Eds.), *The working alliance*: *Theory, research & practice* (pp.153-172). New York: Wiley.

Watson, J. C., & Greenberg, L. S. (1995). Alliance ruptures and repairs in experiential therapy. *In Session*: *Psychotherapy in Practice*, 1, 19-31.

Watson, J. C., & Greenberg, L. S. (1996a). Emotion and cognition in experiential therapy: A dialectical-constructivist position. In H. Rosen &. K. Kuehlwein (Eds.), *Constructing realities*: *Meaning making perspectives for psychotherapists* (2nd ed., pp.253-276). San Francisco: Jossey-Bass.

Watson, J. C., & Greenberg, L. S. (1996b). Pathways to change in the psychotherapy of depression: Relating process to session change and outcome. *Psychotherapy*, 33, 262-274.

Watson, J. C., & Greenberg, L. S. (1998). The therapeutic alliance in short-term humanistic and experiential therapies. In J. D. Safran & J. C. Muran (Eds.), *The therapeutic alliance in brief psychotherapy* (pp.123-145). Washington, DC: American Psychological Association.

Watson, J. C., Greenberg, L. S., & Lietaer, G. (1998). The experiential paradigm unfolding: Relationship and experiencing in therapy. In L. S. Greenberg, J. C. Watson, & G. Lietaer (Eds.), *Handbook of experiential psychotherapy* (pp.3-27). New York: Guilford Press.

Watson, J. C., & Rennie, D. (1994). A qualitative analysis of clients' reports of their subjective experience while exploring problematic reactions in therapy. *Journal of Counseling Psychology*, 41, 500-509.

Weerasekera, P., Linder, B., Greenberg, L, & Watson, J. (2001). The development of the working alliance in the experiential therapy of depression. *Psychotherapy Research*, 11, 221-233.

Werner, H. (1948). *The comparative psychology of mental development*. New York: International Universities Press.

Wertz, F. J. (1983). From everyday to psychological description: Analyzing the moments of a qualitative data analysis. *Journal of Phenomenological Psychology*, 14, 197-241.

Wertz, F. J. (1985). Methods and findings in the study of a complex life event: Being criminally victimized. In A. Giorgi (Ed.), *Phenomenology and psychological research* (pp.272-294). Pittsburgh: Duquesne University Press.

Wexler, D. A., & Rice, L. N. (Eds.). (1974). *Innovations in client-centered therapy*. New York: Wiley.

Whelton, W., & Greenberg, L. (2001a, November). *Content analysis of self Criticism and self-response*. Paper presented at the conference of the North American Chapter of the Society for Psychotherapy Research, Puerto Vallarta, Mexico.

Whelton, W., & Greenberg, L. (2001b). The self as a singular multiplicity: A process experiential perspective. In J. Muran (Ed.), *Self-relations in the psychotherapy process* (pp.87-106). Washington, DC: American Psychological Association.

Whitman, W. (1892/1961). *Selections from leaves of grass*. New York: Crown. (Original work published in 1892)

Wigren, J. (1994). Narrative completion in the treatment of trauma. *Psychotherapy*, 31, 415-423.

Winn, L. (1994). *Post-traumatic stress disorder and drama therapy: Treatment and risk reduction*. London: Jessica Kingley.

Wiseman, H., & Rice, L. N. (1989). Sequential analyses of therapist-client interaction during change events: A task-focused approach. *Journal of Consulting and Clinical Psychology*, 57, 281-286.

Wolfe, B., & Sigl, P. (1998). Experiential psychotherapy of the anxiety disorders. In L. S. Greenberg, J. C. Watson, & G. Lietaer (Eds.), *Handbook of experiential psychotherapy* (pp.272-294). New York: Guilford.

Wolfus, B., & Bierman, R. (1996). An evaluation of a group treatment program for incarcerated male batterers. *International Journal of Offender Therapy and Comparative Criminology*, 40, 318-333.

Yalom, I. D. (1980). *Existential psychotherapy.* New York: Basic Books.

Yontef, G. (1998). Dialogic gestalt therapy. In L. S. Greenberg, J. C. Watson, & G. Lietaer (Eds.), *Handbook of experiential psycho-therapy* (pp.82-102). New York: Guilford Press.

Zajonc, R. B. (1980). Feeling and thinking: Preferences need no infer-ences. *American Psychologist*, 35, 151-175.

Zeigarnik, B. (1927). Über das Behalten von erledigten und unerledigten handlungen. [On the retention of finished and unfinished actions]. *Psychologische Forschung*, 9, 1-85.

致谢

　　本书主要缘于在培训学生过程体验疗法的时候，我们的一些亲身经历。学生在运用过程体验疗法治疗来访者上的成功、陷入僵局或失败，对治疗中重要而棘手问题的提问，在我们的指导下进行的改进，都促使、鞭策着我们把对来访者模糊的感受用清晰明了的语言表达出来。和他们一起工作让我们获益匪浅，将他们治疗中的一些个案纳入此书，我们倍感欣喜。

　　托莱多大学的罗伯特对提供案例的如下学生表示感谢：罗博·多卜棱斯基、米歇尔·乌尔曼·卡特勒、朱莉·德曼、克里斯蒂娜·马格纳、盖尔·马克布莱德、雷·帕蒂卡、约翰·瓦格纳、克里斯汀·温尔和已故的维维安·柯麦妮。罗伯特对为该书做过贡献的数届研究生深表感激。托莱多大学"抑郁症过程体验项目"小组的成员对过程体验疗法的发展曾给予帮助，他们是克劳迪娅·克拉克、约翰·布林克夫、肯·戴维斯、罗琳·杰克逊、贝弗利·马蒂内利、马克·韦克斯勒和已故的卡罗尔·麦基。"与犯罪相关的创伤后应激障碍"小组的成员也对过程体验疗法的发展给予帮助，他们是卡拉·吉普森、詹妮·曼福德、克里斯蒂娜·麦克卡伦、莱利·拉德坡-马柯尔特、罗宾·西格尔-欣森、帕齐·苏特、尼克尔·泰勒和莎伦·扬。最后，对"体验式心理疗法研究中心"小组的成员表示感谢：莫纳·阿默、厄林·古埃尔、詹妮弗·冈德森、罗伯塔·希特、海伦娜·杰泽克、莫里萨·克莱恩、克里斯汀·拉尔森、埃米尔·斯拉迪克和苏珊娜·史密斯。

多伦多大学的珍妮有幸和一个专注奉献、乐于挑战、全力支持的团队共事，他们强烈的求知欲望激励她更加清晰地阐述该理论和实践。她对以下成员的热情参与深表感谢："抑郁症小组"的琳达·韦伯、帕特里夏·斯戴克里、劳雷尔·戈登、佛莱达·卡劳杰拉克斯、茱莉·森、奥加·廷特、梅根·普索泽和肯·克旺。另外，对莎莉·盖勒、贝丝·戈德斯泰因、迈克尔·陈、萨比娜·汉克、詹妮弗·申、埃佛琳·麦克马伦、桑德拉·丽丝、奥利佛拉·博季奇和丹妮尔·贝德德表示感谢。最后，对导师劳拉·莱斯在整个研究中为她确定方向和范围给予的启发深表谢意。

约克大学的莱斯利感谢对此书做出贡献的所有学生，他的第一个学生凯西·克拉克，在1977年就开始学习过程体验疗法，并持续参与了本书中论及的意义创造的研究。珍妮·沃森和朗达·戈德曼通过他们的论文和研究，对在约克大学进行的对抑郁症的过程体验疗法给予了重要评估，在很大程度上有助于该疗法的发展。在过去5年中，莱斯利的研究生——利兹·博格、旺德·马尔科姆、比尔·威尔顿、赛琳·沃沃、阿尔伯特·珀斯、丽贝卡·皮特森、克里斯滕·亚当斯、丽萨·西克里、詹尼斯·韦斯顿、珍妮弗·艾莉森、安东尼·巴斯卡尔-里昂——他们的专题论文对过程体验疗法的发展很有裨益。最后，莱斯利还感谢罗伯特·埃利奥特的支持、启发和努力，他们对过程体验疗法的发展贡献极大。

芝加哥阿尔格西大学的伊利诺职业心理学院的朗达对于帮助她将该疗法进一步具体明确化的以下几位特表谢意：辛西娅·科尔内霍、艾伦·基汀、金伯利·萨科维奇、拉姆西·卡舍。

我们对参与过程体验疗法的来访者表示感谢，他们提出新的挑战，允许我们将他们在治疗中的所有痛苦感受记录下来，允许我们将治疗的片段编写于本书，用以培训新手治疗师，他们参与这个研究项目不仅是为了治疗，这也是生命工程的一部分，通过帮助别人，他们遭受的痛苦更加有意义。20多年以来，他们对心理疗法的发展所做出的奉献让我们感激不尽！

同行们对此书也贡献良多。拉迪斯拉夫·迪穆拉克以执业治疗师的身份从基于欧洲人和以来访者为中心的视角，认真阅读了书稿的大部分章节，提出了建设性意见。感谢阿尔特·巴哈尔给予的鼓励和反馈。美国心理学会的编辑琳达·麦克卡特就该书的流畅性和连续性提出了详细的建议。另外，我们要特别感谢肯·戴维斯，他既是同行，也是朋友和培训师，他的合作精神、沉着冷静以及对团队进程的密切关注对于在这本书中展示的过程体验疗法的训练极为有用。

此外，本书的写作过程得到了学校和同事们的支持，也对他们表示感谢，比如在初稿完成后，我们享受了各自所在学校给予的学术假期。

最后，我们对家人的支持和耐心表示感谢。相信当这本书最终出版后他们会和我们一样欣喜不已。

译后记

　　本书的四位作者均是该领域备受尊崇的领军人物，也是这一理论的主要倡导者和杰出实践者，他们对这一治疗理论取向的渊源及其依据做出了详细的阐述；对其治疗过程进行了详实展示；预见了可能遇到的问题和障碍，并提出相关的解决对策；对该疗法的疗效提出客观、科学的评估方法；另外，为学习者提供的具体而实用的学习方法和路径，有助于读者掌握这一复杂的疗法。本书所倡导的治疗方法和理念也越来越受到来访者群体和社会的认可和推崇。译者有机会将本书译为中文，甚为荣幸！

　　为辞达意尽、行文连贯，译者一概据原文忠实传达（除非出于特殊考虑）；为保证阅读流畅，在保留原文专业性和学术性特色的基础上，译者尽力在措辞表述上做到通俗易懂，为此特意增加了译者注，对个别不常见的术语做了注释，希望有助于读者的理解。对原文中个别的拼写错误，在翻译过程中，译者自行予以更正。

在着手翻译本书之前，译者阅读了重庆大学出版社2015年1月出版的图书《情绪聚焦疗法》；参阅了数十篇有关情绪聚焦理论的学术论文；也查阅了心理治疗学术界对这一理论的研究；以及参阅了对本书的主要作者莱斯利·S.格林伯格的访谈录。对经常提到的一些术语和概念，反复参较、比对不同的翻译，再结合原文，提出既贴合原文又容易为读者接受的翻译方式。翻译难免留有遗憾，希望拙译能在最大限度上保留原文的信息量，不至于影响原文的质量。再者，若读者发现翻译方面的疏漏，敬请谅解和赐教，我们不胜感激！

本书前十章的翻译由贾喜锋执笔，第十一章由万萍执笔，第十二章到第十五章由伍菱佳执笔，全书的校对和统稿由贾喜锋完成。对其他同事在本书翻译过程中的支持和鼓励，我们深表感谢！

贾喜锋

2023年6月16日

图书在版编目(CIP)数据

情绪聚焦的过程体验疗法 / (美) 罗伯特·埃利奥特
(Robert Elliot) 等著; 贾喜锋, 万萍, 伍菱佳译. --
重庆: 重庆大学出版社, 2023.12

(鹿鸣心理. 心理咨询师系列)

书名原文: Learning Emotion-Focused Therapy:
The Process-Experiential Approach to Change

ISBN 978-7-5689-4198-3

Ⅰ.①情… Ⅱ.①罗…②贾…③万…④伍… Ⅲ.
①精神疗法 Ⅳ.①R749.055

中国国家版本馆 CIP 数据核字(2023)第 214066 号

情绪聚焦的过程体验疗法

QINGXU JUJIAO DE GUOCHENG TIYAN LIAOFA

[美]罗伯特·埃利奥特(Robert Elliot)
[加]珍妮·C. 沃森(Jeanne C. Watson)　　　　　　著
[美]朗达·N. 戈德曼(Rhonda N. Goldman)
[加]莱斯利·S. 格林伯格(Leslie S.Greenberg)

贾喜锋　万　萍　伍菱佳　译
鹿鸣心理策划人:王　斌

责任编辑:赵艳君　杨　敬　　装帧设计:赵艳君
责任校对:关德强　　　　　　责任印制:赵　晟

＊

重庆大学出版社出版发行
出版人:陈晓阳
社址:重庆市沙坪坝区大学城西路 21 号
邮编:401331
电话:(023)88617190　88617185(中小学)
传真:(023)88617186　88617166
网址:http://www.cqup.com.cn
邮箱:fxk@cqup.com.cn(营销中心)
全国新华书店经销
重庆市正前方彩色印刷有限公司印刷

＊

开本:720mm×1020mm　1/16　印张:28.75　字数:401 千
2023 年 12 月第 1 版　　2023 年 12 月第 1 次印刷
ISBN 978-7-5689-4198-3　定价:98.00 元